U0309224

国家科学技术学术著作出版基金资助出版

空间流行病学

Spatial Epidemiology

张志杰　姜庆五　等著

高等教育出版社·北京

内容简介

流行病学资料超过80%与空间信息有关，然而利用这些空间信息的方法却没有得到很好的发展。随着地理信息系统、遥感、全球导航卫星系统等现代空间信息技术的发展，空间信息的存储、管理与处理变得非常便利，公共健康行业的研究者开始探索将空间信息技术与传统的流行病学方法进行融合，实现交叉学科研究，因此如何有效地将空间信息技术与流行病学进行结合成为关键问题。本书的特色是首次从空间数据不同类型的角度出发，立足于理论，着眼于实践，全面系统地对空间流行病学这一交叉学科进行详细介绍，并通过实际的研究案例，让读者从应用角度来理解其应用方法，结合10余个常用软件的具体操作，有助于读者真正地将技术与方法有效地应用于现实工作。

本书可供流行病学、地理学、统计学、生态学、环境科学、经济学等相关学科的高校师生及科研人员参考。

图书在版编目（CIP）数据

空间流行病学 / 张志杰等著 . —北京：高等教育出版社，2020. 7

ISBN 978-7-04-053949-3

Ⅰ.①空… Ⅱ.①张… Ⅲ.①流行病学 Ⅳ.①R18

中国版本图书馆 CIP 数据核字（2020）第 050155 号

| 策划编辑 | 关 焱 | 责任编辑 | 关 焱 | 封面设计 | 王 洋 | 版式设计 | 杜微言 |
| 插图绘制 | 于 博 | 责任校对 | 陈 杨 | 责任印制 | 赵义民 | | |

出版发行	高等教育出版社		咨询电话	400-810-0598	
社　　址	北京市西城区德外大街4号		网　　址	http://www.hep.edu.cn	
邮政编码	100120			http://www.hep.com.cn	
印　　刷	北京中科印刷有限公司		网上订购	http://www.hepmall.com.cn	
开　　本	787 mm×1092 mm　1/16			http://www.hepmall.com	
印　　张	27.5			http://www.hepmall.cn	
字　　数	500 千字		版　　次	2020年7月第 1 版	
插　　页	4		印　　次	2020年7月第 1 次印刷	
购书热线	010-58581118		定　　价	128.00 元	

本书如有缺页、倒页、脱页等质量问题，请到所购图书销售部门联系调换

KONGJIAN LIUXINGBINGXUE

序

疾病与健康的空间分布是流行病学研究的重要内容。1854 年，英国医生 John Snow 在伦敦宽街霍乱暴发事件的经典研究中，采用在地图上标注霍乱病例分布的方法开创了空间流行病学研究的先河。但是，该领域的研究进展非常缓慢，直到近年来，地理信息系统、遥感和全球导航卫星系统等空间信息技术的快速发展，使得空间数据的获取、编辑、处理、分析以及显示的操作越来越便捷，让传统流行病学工作者开始有机会结合空间信息科学的技术从宏观的地理空间角度来探讨流行病学研究面临的科学问题，推动了空间流行病学的发展。

作者所在团队是国内最早开展空间流行病学研究的团队，1998 年发表了地理信息系统用于我国血吸虫病控制研究的文章，1999 年获得国家自然科学基金面上项目资助开展"遥感技术测量长江水灾对血吸虫病传播影响的研究"，2000 年发表了遥感技术在血吸虫病研究中的应用文章，2005 年参与了我国第一个空间流行病学领域的国家自然科学基金重大项目"不同时空尺度的传染病流行规律研究及其模拟与分析"的研究，积累了丰富的空间流行病学研究经验。本书的内容立足于理论，着眼于实践，首先系统地阐述空间流行病学的相关理论，从核心技术、数据库构建、统计描述到疾病制图、聚集性探测以及空间统计建模分析，首次完整地覆盖了空间流行病学领域的全部内容，对于相关领域的读者具有很好的指导作用。在此基础上，本书精选了研究案例，基于不同的数据类型，以不同的疾病为例，通俗易懂地介绍了空间流行病学的应用思想与应用方法；同时，还对常用的空间流行病学分析软件的具体操作进行了讲解，为研究人员快速入门提供了应用指导。本书使用"理论原理—应用实践—软件操作"相结合的方法，不仅可以使读者全面地了解空间流行病学的学科体系与内容，而且可以让读者通过实际的研究案例从应用者角度思考现实工作中的内容，以真正地将技术与方法有效地应用起来，对于公共健康行业、地理学专业等研究人员具有参考价值和应用价值，既可以作为流行病学、健康地理学等专业的教学参考资料，也可以作为空间流行病学相关科研人员的参考书籍。

空间流行病学的基础理论需要完善，其应用领域还有待于挖掘拓展，很多核心的问题，如生态学谬误、可变面积单元问题、多尺度制图与建模、空间测量误差、带障碍物的建模、研究设计的理论等还没有得到很好的解决,很高兴看到作者能将 20 多年的学术心得结合国内外进展精心梳理撰写成书,我相信本书将推动空间流行病学知识的普及,促进空间流行病学技术的应用与发展。

2019 年 9 月 28 日

前　　言

近年来,随着 Ebola、Zika、COVID-19 等新发(再发)传染病的出现与传播,公共健康再次成为各界普遍关注的焦点,而疾病的跨地区传播特性对从事传统流行病学的研究者在研究方法与技术上提出了巨大的挑战,现代地理空间信息技术(geospatial information technique)因其便捷的数据管理为大范围的流行病学研究提供了可能,而地理空间信息技术与流行病学技术的结合成为当前国内外研究的热点,进而催生了新的流行病学分支学科的出现——空间流行病学(spatial epidemiology)。作为一门新兴的学科,空间流行病学的发展还处于起步阶段,理论还不十分完善,现有的书籍要么以地理学中的空间分析为主线或者以纯统计学的思路进行理论介绍,要么单纯从疾病应用角度进行讲解,缺乏理论支撑。为此,我们在参阅了国内外有关教材、专著的基础上,结合自身从事空间流行病学 20 多年的研究经验撰写了本书,旨在全面地从流行病学的角度将空间流行病学这一新兴分支学科进行详细介绍,并借鉴统计学思路,创新性地从数据类型的角度来介绍理论与方法,大大降低了使用者选择正确分析方法的难度,书中的实际研究案例和软件操作演示则给应用者提供了如何分析利用自己的真实数据的思路与参考,便于发挥各自数据的价值,以切实地帮助公共健康、地理学、生态学、环境工程等相关研究人员解决实际工作中的问题。

本书的第一部分,我们首次系统地研究总结了空间流行病学的发展历史与国内外研究进展,在引入“3S”技术(地理信息系统、遥感、全球导航卫星系统)的基础上,介绍了构建可用于流行病学分析的公共健康空间数据库和描述空间数据的基本方法;从空间流行病学的研究内容展开,按不同类型的空间数据类型,详细归纳了疾病制图、疾病聚集性探测和疾病统计建模的理论和方法。为了展现上述理论和方法在解决实际流行病学问题中的作用,本书的第二部分,我们以血吸虫病、禽流感、疟疾、结核、水碘、鼠疫等多个公共健康热点问题的流行病学真实案例具体展示理论与方法在现实工作中的应用,从疾病数据的特点出发,理论联系实践,并始终以解决实际问题为宗旨,总结了一套空间流行病学研究解决实际问题的流程。最后第三部分,我们精心选择了空间流行病学研究中常用的软件(QGIS、GeoDa、SaTScan、FleXScan、CrimeStat、SAM、BME、Fragstats、ENM、

GWR4、OpenBUGS 等），介绍它们的功能和特点，并以实际数据展示了每种软件基本功能的具体操作方法，为感兴趣的读者快速入门与掌握基本操作提供帮助。

本书的作者团队既有地理空间信息科学的背景，又具备流行病学知识，在交叉学科的研究上经验丰富，已经从事理论和应用研究多年，取得了很好的研究成果，是地理信息科学和流行病学在解决实际公共健康问题上真正交叉、融合和升华的应用实践者。本书可以让地理空间信息科学的学者掌握流行病学的知识，同时让研究流行病学的学者了解地理空间信息科学的方法。本书注重理论与实践相结合，反映了当前空间流行病学发展的最新方法和技术。但空间流行病学理论方法发展日新月异，由于作者水平有限，书中难免存在疏漏和不足之处，敬请各位专家和读者批评指正。我们也真诚地欢迎读者对本书内容的理论框架、组织形式、选题选材、技术方法等提出宝贵意见和建议，从而督促我们不断地完善提高书稿质量。同时我们还真诚地邀请对本领域有兴趣的专家学者加入我们再版书稿的撰写，共同为该分支学科的发展贡献力量（联系方式：spatepi@163.com）。

我们在本书的撰写过程中参考和吸取了近年来国内外诸多学者和专家的研究成果，也得到国内外众多优秀学者和前辈的大力支持，如中国人民解放军军事医学科学院曹务春研究员、中国疾病预防控制中心周晓农研究员、山东大学薛付忠教授和中国科学院地理科学与资源研究所王劲峰研究员等，在此我们再次表达我们的感谢。此外，本书的出版也离不开高等教育出版社关焱编辑的大力支持和 2018 年度国家科学技术学术著作出版基金的资助，在此一并表示衷心的感谢。

最后，感谢我们的家人、朋友、同事以及所有曾经、正在或者将来鼓励、帮助和支持我们的单位、机构和个人。

本书的相关数据在征得合作者以及相关人员和机构的同意后，将全部、部分或以修改模拟的方式供读者下载、学习和交流（网址：http://www.spatepi.org）。

张志杰　姜庆五

2018 年 12 月于上海

作 者 简 介

（按姓氏音序排列）

高 杰 山东省妇幼保健院副主任医师，主要从事妇幼健康领域的流行病学研究，尤其关注地理信息系统的应用。E-mail：agao1224@163.com

高孟绪 国家科技基础条件平台中心副研究员，主要从事科技资源管理与共享以及传染病时空传播遥感分析研究，尤其关注鼠疫疫源地的空间分布预测研究。E-mail：gaomx@most.cn

胡 艺 复旦大学公共卫生学院讲师，主要从事地理流行病学研究，尤其关注空间分析、时空动态建模以及传染病学模型。E-mail：huyi@fudan.edu.cn

姜庆五 复旦大学公共卫生学院教授，主要从事传染病流行病学的研究和教学，尤其关注地理信息系统和遥感在公共健康领域研究中的应用。E-mail：jiangqw@fudan.edu.cn

廖一兰 中国科学院地理科学与资源研究所副研究员，主要从事空间分析算法及其在环境健康方面应用的研究，尤其关注疾病时空制图和风险预测研究。E-mail：liaoyl@lreis.ac.cn

刘文宝 W. O. Stinson & S & Son Ltd. 石油商业大数据分析师，山东科技大学测绘学院地理系教授，主要从事地理信息系统与空间大数据的分析与信息挖掘。E-mail：gisliuwenbao@qq.com

罗 灿 长沙环境保护职业技术学院副教授，主要从事生态环境规划与保护的研究与教学工作，尤其关注黑臭水体和土壤污染修复。E-mail：34811773@qq.com

毛 亮 美国佛罗里达大学地理系副教授，从事医学地理学研究，主要关注空间流行病建模、网络分析和空间可达性等研究领域。E-mail：liangmao@ufl.edu

梅树江　深圳市疾病预防控制中心传染病预防控制所所长、主任医师,主要从事传染病预防控制工作,尤其关注 GIS 在传染病监测中的应用、传染病预测预警模型、疾病时空分布和传染病防控策略等方面的应用研究。E-mail:sjmei@ szcdc. net

夏光恺　山东科技大学测绘学院博士研究生,研究方向是地理加权回归。E-mail:871064569@ qq. com

夏　菁　湖北省疾病预防控制中心副主任医师,主要从事寄生虫病的防治与研究,尤其关注寄生虫病的流行病学研究。E-mail:xiaj0608@ 163. com

修瑛昌　聊城大学农学院讲师,主要从事空间统计分析方法在不同领域的应用研究,尤其关注在公共卫生、生态环境领域中的应用。E-mail:xiuyingchang@ lcu. edu. cn

徐　敏　中国科学院空天信息创新研究院副研究员,主要从事公共卫生领域空间信息技术应用研究,尤其关注霍乱、禽流感等传染病的时空传播分布与预警技术研究。E-mail:xumin@ radi. ac. cn

尹　凌　中国科学院深圳先进技术研究院副研究员,主要从事地理信息科学的研究,尤其关注 GIS 在人类时空行为、空间流行病、城市/交通规划与管理等领域的应用研究。E-mail:yinling@ siat. ac. cn

张志杰　复旦大学公共卫生学院副教授,主要从事流行病学与医学统计学的研究和教学,尤其关注空间流行病学的理论及其在公共健康领域的应用研究。E-mail:epistat@ gmail. com

赵　飞　北京医院临床试验研究中心副研究员,曾任职于中国疾病预防控制中心结核病预防控制中心,主要从事传染病预防控制和临床试验研究工作,尤其关注地理信息系统在传染病监测与控制中的应用、传染病预测预警模型、疾病时空分布模型、主动发现与预防性治疗等传染病防控策略等方面的应用研究。E-mail:zhaofei4814@ bjhmoh. cn

目 录

第一部分 理 论 原 理

第二部分　应　用　实　践

第三部分　软件操作

第一部分　理　论　原　理

第 1 章

空间流行病学概述

　　流行病学(epidemiology)是研究健康相关事件在人群中、时间和空间上的分布及其影响因素,并研究防治疾病、促进健康的策略和措施的科学(李立明,2007)。传统(经典)流行病学对于健康事件在人群中和时间上的分布以及相关影响因素的研究技术已经非常成熟,而对于健康事件在空间上的分布及影响因素的研究技术则还停留在健康事件分布信息的空间图形化展现上,未能充分利用和挖掘"空间"这一特殊地理信息所蕴含的对流行病学研究有用的新内容,而该方向研究的不足恰恰为流行病学带来了新的发展机遇。

　　众所周知,约 80% 的流行病学资料具有"空间"属性(徐德忠和张治英,2003),而多年来忽视该重要属性的最主要原因是理论发展的迟缓和针对"空间"属性进行操作的应用软件缺乏。近年来,地理信息系统(geographic information system, GIS)、遥感(remote sensing, RS)和全球导航卫星系统(global navigation satellite system, GNSS)等现代地理空间信息技术(geospatial information technique)的快速发展,特别是菜单式操作软件的出现,使得地理空间数据的采集、存储、处理以及管理等工作变得非常简单,让公共健康(public health)的研究者特别是流行病学家看到了"春天",为真正地从地理空间角度深入思考疾病的空间流行病学研究提供了契机,空间流行病学(spatial epidemiology)这一分支学科随之正在快速地发展与形成。从严格意义上讲,流行病学是隐含时间概念的,本书的定位是空间流行病学,因此暂未涉及时空流行病学(spatio-temporal epidemiology)的内容。

1.1   空间流行病学发展历史

1.1.1   学科无意识期

学科无意识期是指人类自有文明史以来至 18 世纪的一个漫长的历史时期，其间人类只是在实践中观察到了一些与空间流行病学有关的现象，描述了一些与空间流行病学有关的思想或理念，但当时对空间流行病学其实并没有任何概念，是空间流行病学的"无意识期"。例如，早在公元前 4 世纪，古希腊著名的医师希波克拉底（Hippocrates，约前 460—前 377 年）在其著作 *Airs, Waters and Places* 中便提到了"有些疾病只能在特定的地点发生，而在其他的地点则不会发生"的现象，描述了"位置能够影响健康"（location can influence health）的思想，这可能是最早的与空间流行病学有关的内容描述（Bergquist，2011）。

1.1.2   学科萌芽期

学科萌芽期是指 18 世纪末到 19 世纪末（1792—1899 年），大约 100 年的时间，人类开始"有意识"地使用与空间相关的技术进行研究，该时期主要是以手工绘制健康事件（主要是疾病）的分布地图为主要研究内容，仅用于疾病信息的空间呈现，还未涉及疾病空间分布的描述性研究甚至空间数据分析的推断性研究。

（1）1792 年：德国内科医生 Leonhard Ludwig Finke 被认为是医学地理学思想的开创者，在 1789 年首次提出了绘制一幅世界疾病地图的想法；1792 年 2 月，在他的专著 *Versuch einer allgemeinen medicinisch-praktischen Geographie/Attempt at a General Medical-Practical Geography* 第一卷的序中讲到他已经完成了世界地方病地图的绘制，但由于昂贵的出版费用没有出版。实际上，它是世界尺度的疾病分类图（nosological map of the world），参考的是 Eberhard August Wilhelm von Zimmermann 绘制的动物学地图，将其中动物名字替换为地方病的疾病名称，被认为是第一幅世界疾病地图。虽然他开创性地尝试从空间角度探讨关于疾病与地理之间的关系，但遗憾的是他之后的工作由于没有正式出版且没有被后人引用，因此并没有对医学制图或医学地理学产生重大影响。有研究者推测可能是由于他当时绘制的地图只有手绘稿，之后由于拿破仑战争而损毁/丢失导致后人并没有看到其地图所致（Barrett，2000），这从侧面强调了出版的重要性——出版或消亡（publish or perish）。

（2）1798 年：美国纽约医院的外科医生 Valentine Seaman 绘制了美国纽约港

湾区下东区街(现曼哈顿下东区)黄热病死亡病例的标点地图(spot map),图示化地标示了黄热病死亡病例与他认为的与黄热病传播有关的所谓腐烂的臭气(putrid effluvia)之间的分布关系(特别是他推测的潜在传染源,即罗斯福街下水道有关的黄热病死亡病例的标点分布图)。虽然结果证实他推测的黄热病传播理论是错误的(后人证实是蚊子导致了黄热病的传播),但他对于医学制图学(medical cartography)的贡献应该被我们记住,然而可惜的是流行病学家却大大忽视了他的贡献,可能是因为虽然他首次应用新颖的空间技术进行研究,但遗憾的是其研究结论却是错误的(Stevenson,1965)。

(3)1827年:德国内科医生 Friedrich Schnurrer 在德国慕尼黑的一个针对内科医生和自然学家的会议上,介绍了他基于 Eberhard Zimmermann、Carl Ritter 和 Joakim Frederik Schouw 三人地理学方面的工作尝试将他按年代整理的疾病信息(如黄热病、瘟疫和霍乱)在全球尺度上进行空间呈现的成果(*Charte über die Geographische Ausbreitung der Krankheiten/ Map of the Geographical Distribution of Diseases*),但直到1831年在他的第二版专著 *Die Cholera Morbus* 中才正式包括了当时霍乱流行的分布图。

(4)1848年:德国的地理学家 Heinrich Berghaus 从1837年开始绘制世界地图集,先后于1845年和1848年出版 *Physikalischer Handatlas/Physical Atlas* 的第一、二卷,前者包括气象学(13幅)、水文学(16幅)、地质学(15幅)、地磁学(5幅)和植物学(6幅)领域,后者涉及了动物学(12幅)、人类地理分布学(4幅)和人种学(19幅)领域,并在第二卷中首次完成了第一幅世界尺度的疾病专题地图(thematic map)的绘制。

(5)1854年:英国著名内科医生 John Snow 针对1854年的伦敦宽街霍乱事件通过标点地图法对霍乱病例和水井的分布进行绘制,在其1855年的专著 *On the Mode of Communication of Cholera* 中出版。他在不知道致病因素——霍乱弧菌(1883年才发现该菌)和霍乱传播方式的情况下,通过可视化地呈现病例的空间分布,结合对不同供水区居民霍乱死亡率进行的调查结果,分析了病例分布与水泵之间的关系,首次提出"霍乱是经水传播"的著名科学论断,并通过干预成功地控制了霍乱的进一步流行(图1.1)。研究中不仅有流行病学的现场调查,而且有病例定义、干预措施等流行病学的研究设计,因此被认为是现代流行病学的经典研究案例,同时由于其研究中应用了地理学的疾病制图技术,特别是能与传统流行病学进行有效结合进行科学研究,取得了重大成功,因此也是空间流行病学研究的最著名的经典研究案例,其技术属于空间点模式分析中的可疑污染源(即伦敦宽街中的水井)的分析内容。

(6)1890年:英国爱丁堡大学医学院毕业的 Theobald A. Palm 博士比较了北欧城市和日本以及其他热带地区国家的相似城市的佝偻病的患病率,发现在寒

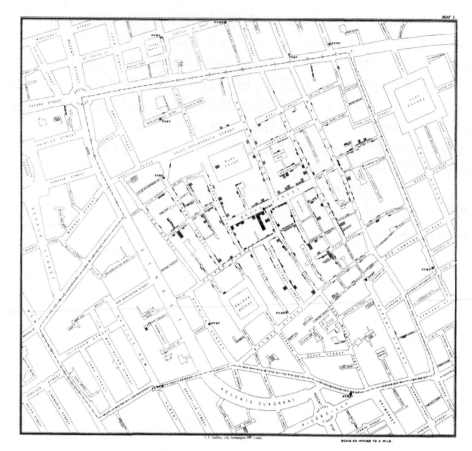

图 1.1   伦敦宽街霍乱分布图

资料来源:http://www.ph.ucla.edu/epi/snow/highressnowmap.html

冷潮湿环境的城市工业区的发病率最高,受"光化学"(chemistry of light)的启发,推断阳光是决定佝偻病地理分布的关键因素(Palm,1890)。现在,我们都知道佝偻病其实是由于维生素 D 缺乏所导致,而阳光中的紫外线照射皮肤后,会产生内源性维生素 D。虽然当时德国的内科医生 August Hirsch 和英国医学会的调查委员会都绘制了佝偻病易发地区的地图,但可惜的是他们都错误地强调人口拥挤、空气质量甚至是土壤的因素(Ekpe,2009)。由此可见,仅绘制疾病的空间分布地图对于科学地开展空间流行病学研究是远远不够的。

1.1.3   学科形成前期

学科形成前期是从 20 世纪初到 20 世纪 60 年代(1900—1969 年),医学地理学开始形成并得到了发展,随之而来的是疾病制图方法开始被广泛应用,不再简单地限于疾病信息的空间呈现,而是开始尝试探讨疾病空间分布的描述性研究甚至空间数据分析的推断性研究中的重要理论与方法,但医学与地理学的技术融合还属于比较初级的阶段,并未得到重视。

(1)1948 年:法国外科医生 Jacques M. May 加入美国地理学家协会负责医学地理学部门后,开始专注于医学地理学的研究,发表了一系列疾病世界分布图等医学地理学相关的文章,同时主编出版了地图集 *Atlas of the Distribution of Diseases*,并在 1954 年由 Preston E. James 和 Clarence F. Jones 主编的专著 *American Geography:Inventory and Prospect* 中专门撰写了医学地理(medical geography)的章节(第 21 章),对建立与推动医学地理学的发展做出了重大贡献(May,1954)。

(2)1950 年:Patrick A. P. Moran 提出了地理学上著名的测量面数据空间自相关的指标莫兰指数(Moran's I)(Moran,1950)。

(3)1951 年:南非采矿工程师 Daniel G. Krige 提出了地统计学的核心方法——Kriging 插值技术(Krige,1951)。

(4)1954 年:Philip J. Clark 和 Francis C. Evans 提出了空间点模式的聚集性分析指标——R(Clark and Evans,1954);Robert C. Geary 提出了数据空间自相关的测量指标 Geary's C(Geary,1954)。

(5)1963 年:英国地理学家 George M. Howe 出版了英国疾病死亡率地图集 *National Atlas of Disease Mortality in the United Kingdom*(Howe,1963)。

(6)1964 年:英国地理学家 Laurence D. Stamp 出版了专著 *The Geography of Life and Death*(Stamp,1964),进一步突出了地理学在健康研究中的重要性。

(7)1967 年:Nathan Mantel 回顾了统计学家建立的疾病聚集性探测的方法,并发展了一个广义的回归模型框架用于不同情况下的疾病聚集性探测研究(Mantel,1967)。

1.1.4 学科形成期

1970 年,Waldo R. Tobler 博士首次提出了著名的地理学第一定律(First Law of Geography),即所有事物都与其他事物相关,但近的事物比远的事物更相关(Tobler,1970),它是空间依赖(spatial dependence)和空间自相关(spatial autocorrelation)概念的基础,也是空间统计学的核心理论之一,之后发展的很多方法如 Kriging 插值等技术都是以该理论为基础的,该理论标志着从 20 世纪 70 年代学科形成期的开始,一直发展到 20 世纪末(1970—2000 年),大致经历了两个不同的阶段。

1.1.4.1   空间统计学各个分支方向的理论与方法的广泛探讨

学科形成期的第一阶段主要是基于空间点模式分析、地统计学和格数据分析三个方向开展了广泛的探讨,新的理论与方法层出不穷,其间一些重要的空间统计学概念等理论被提出,为空间统计学的学科发展提供了重要的内容,更为空间流行病学的学科发展提供了丰富的技术与方法储备,各种相关专著陆续出版(1970—1989 年)。

(1)1972 年:Neil D. McGlashan 出版了第一本医学地理学专著 *Medical Geography:Techniques and Field Studies*(McGlashan,1972)。

(2)1973 年:Andrew D. Cliff 和 J. K. Ord 首次针对空间统计学的核心概念——空间自相关出版了专门的著作 *Spatial Autocorrelation*(Cliff and Ord,1973),后来 Daniel A. Griffith 和 John Odland 分别于 1987 年、1988 年再次以专著的形式对空间自相关的内容进行了详细阐述(Griffith,1987;Odland,1988)。

(3)1974 年:Srinivasan 首次出版了空间点模式分析的理论和应用书籍 *Stochastic Point Processes and Their Applications*(Srinivasan,1974),随后 Andrew D. Cliff / John K. Ord、Peter J. Diggle 和 Brian D. Ripley 分别于 1981 年、1983 年和 1988 年对相关理论再次以专著的形式进行了系统研究(Cliff and Ord,1981;Diggle,1983;Ripley,1988)。

(4)1978 年:Andre G. Journel 和 Charles J. Huijbregts 首次出版了地统计学专著 *Mining Geostatistics*(Journel and Huijbregts,1978),之后 Edward H. Isaaks 和 Mohan R. Srivastava 在 1989 年从应用的角度再次以专著的形式系统阐述了地统计学(Issaks and Srivastava,1989)。

(5)1981 年:Brian D. Ripley 首次出版了统计学专门分支学科——空间统计学的专著 *Spatial Statistics*(Ripley,1981),同年 David J. Unwin 出版了空间分析的入门性专著 *Introductory Spatial Analysis*(Unwin,1981)。

(6)1984 年:Stan Openshaw 专门针对可变面积单元问题(MAUP)进行了著述 *The Modifiable Areal Unit Problem*(Openshaw,1984)。

(7)1985 年:Graham J. G. Upton 和 Bernard Fingleton 从空间统计学的应用角度通过丰富的案例展示了空间数据分析的内容:*Spatial Data Analysis by Example. Vol. 1. Point Pattern and Quantitative Data*(Upton and Fingleton,1985),并于 1989 年出版了第二卷专著 *Spatial Data Analysis by Example*(*Vol.*2):*Categorical and Directional Data*(Upton and Fingleton,1989)。

(8)1988 年:Luc Anselin 从经济学角度首次出版了格数据分析相关的专著 *Spatial Econometrics:Methods and Models*(Anselin,1988)。

该时期除了重要专著出版外,比较重要的研究是集中在疾病聚集性的分析

方法上,例如:

- 1975 年:David J. Strauss 提出了针对点模式数据的疾病聚集性分析的 Strauss 点过程模型(Strauss,1975)。
- 1976 年:Brian D. Ripley 提出了点模式数据聚集性分析的多尺度指标——Ripley's K 函数(Ripley,1976)。
- 1978 年:David Binder 则将贝叶斯(Bayesian)技术引入疾病的聚集性分析(Binder,1978)。
- 1987 年:Stan Openshaw 等提出了地理分析机器方法以期更好地解决聚集性分析中存在的多重比较问题(Openshaw et al. ,1987)。
- 1988 年:Richard A. Stone 提出了可疑风险源的聚集性分析的 Stone 方法(Stone,1988)。

空间统计学各种相关专著的出现一方面很好地总结了该时期研究工作的成果,另一方面为后续的深入研究提供了理论基础,然而该时期的研究还未能与流行病学很好地结合,如 1970 年 Barnett Cline 博士首次提出了遥感技术在流行病学领域具有很好应用前景的远见性观点(Cline,1970),然后直到 10 多年以后研究者们才开始探讨该内容,现已证实该技术对于病毒、细菌和寄生虫感染非常有用,因为它们依赖于中间宿主完成疾病的生活史或者依赖于媒介进行疾病的传播,而这些中间宿主或媒介则与温度、湿度、植被、水体等因素密切相关,这些因素都是可以通过遥感技术进行识别确定的。

1.1.4.2 空间统计学与流行病学尝试结合的理论联系实践

虽然前期已经有研究者指出地理信息系统、遥感技术、空间统计学等对流行病学新的发展可能产生的重要意义,但绝大多数还是限于空间数据分析为主的空间统计学的理论研究上,空间信息技术之间的结合较少,应用也比较局限。空间统计学自该时期开始与流行病学结合,各种有关的学科概念开始出现,如空间流行病学、环境流行病学、地理流行病学等,研究者们同时认识到由于缺乏简单实用的空间数据分析软件而无法有效推广其应用,因此该时期的另一特点是开始不断探讨空间统计学分析的相关软件,并开发提供相应的软件工具,理论研究的成果开始被广大研究者应用到各自领域的实践工作中(1990—2000 年)。

(1) 1990 年:Richard W. Thomas 以论文集的形式出版了名为 *Spatial Epidemiology* 一书,首次正式提出了空间流行病学的名词(Thomas,1990)。

(2)1991 年:著名的 GIS 软件 ArcView 1.0 发布;同年,Noel Cressie 出版了空间统计学领域的重要奠基式专著 *Statistics for Spatial Data*(Cressie,1991),同在这一年,以疾病为基础的地理流行病学、环境流行病学专著相继出版。

(3)1992 年:Clayton V. Deutsch 和 Andre G. Journel 开发了地统计学软件

GSLIB，Luc Anselin 开发了面数据分析的 SpaceStat 软件（Deutsch and Journel，1992；Anselin，1992）。

（4）1993 年：Stewart Fotheringham 和 Peter Rogerson 出版了 *Spatial Analysis and GIS* 专著，不再单纯孤立地看待各个空间信息技术，而是要将空间分析和地理信息系统的技术进行结合（Fotheringham and Rogerson，1994）。

（5）1995 年：地理信息系统对健康研究的重要价值再次被 Marion J. C. De Lepper、Henk J. Scholten 和 Richard M. Stern 以专著的形式进行讨论：*The Added Value of Geographic Information Systems in Public and Environmental Health*（de Lepper et al.，1995）。

（6）1998 年：著名的 S-PLUS 软件开发了空间分析模块 S+SpatialStats，并以专著的形式进行了介绍（Kaluzny et al.，1998）；Martin Kulldorff 主导开发了现在被广泛应用的针对疾病聚集性分析的 SatScan 软件（Kulldorff et al.，1998）。

（7）1999 年：ESRI 公司发布 ArcGIS 8.0，对地理信息系统行业发展做出了重要贡献，被广泛使用。

（8）2000 年：Donald P. Albert 等以专著形式在综合探讨了健康科学领域中地理信息系统、遥感和空间统计学不同学科的技术与方法的应用，新增了遥感介绍，为研究者从交叉学科的角度思考空间流行病学的内容提供了借鉴（Albert et al.，2000）。

当然，该时期的理论方法仍然继续被不断地探讨，例如：

- 1990 年：Jack Cuzick 和 Robert Edwards 提出了针对点数据聚集性分析的 Cuzick-Edwards k 阶邻近分析方法（Cuzick and Edwards，1990）；Toshiro Tango 提出了疾病聚集性分析的 Tango 指数（Tango，1990a，b）；John F. Bithell 提出了用于疾病聚集性分析的非参数核密度估计方法（Bithell，1990）。

- 1991 年：Julian Besag 和 James Newell 提出了用于面数据聚集性分析的 Besag-Newell R 统计量（Besag and Newell，1991）；Julian Besag、Jeremy York、Annie Mollié 提出了著名用于面数据聚集性分析的 BYM 模型（Besag et al.，1991）。

- 1992 年：Arthur Getis 和 Keith Ord 提出了用于局部聚集性分析的 Getis-Ord Gi* 统计量（Getis and Ord，1992）。

- 1993 年：*Statistics in Medicine* 以专刊（第 12 卷 19、20 期）形式发表了疾病聚集性分析的系列方法文章。

- 1995 年：Martin Kulldorff 和 Neville Nagarwalla 提出了 Kulldorff-Nagarwalla 统计量分析点模式数据的聚集性分析伯努利（Bernoulli）模型，即后来的空间动态窗口扫描统计量（Kulldorff and Nagarwalla，1995）；Luc Anselin 提

出了面数据的局部空间自相关分析指标——LISA,即局部莫兰指数
(Anselin,1995)。

- 1997 年:Martin Kulldorff 正式提出用于疾病聚集性分析的空间动态窗口
扫描统计量的概念,并对相关理论进行了详细阐述(Kulldorff,1997)。
- 2000 年:Toshiro Tango 提出可以校正聚集性分析中多重比较问题的方
法——最大化超额事件检验(maximized excess events test, MEET)
(Tango,2000)。

1.1.5　学科发展期

该时期从 2001 年开始(2001—今),一方面开始真正地将空间信息技术与流
行病学结合进行研究,专著越来越多,并且空间流行病学的细分研究方向的专著
也不断出版,方法的实现软件已经基本可以满足应用者的不同需求,专业的学术
期刊也通过专刊的形式不断地发表系列成果,另一方面遗憾的是专著和专刊均
是以空间统计学/空间数据分析为主的内容,均没有真正地从流行病学角度进行
阐述(如空间病例对照、空间队列研究等的设计、理论等极少有涉及),表明空间
流行病学的学科还远未成熟,目前仍在快速发展期。

(1)2001 年:Paul Elliott 和 Andrew Lawson 等分别主编出版了空间流行病学
的经典专著 *Spatial Epidemiology: Methods and Applications* 和 *Statistical Methods in
Spatial Epidemiology*,前者开始融入流行病学学科的一些思想(Elliott et al.,
2001),而后者仍然是以空间统计学为主的内容(Lawson,2001),两者的结合为
空间流行病学的发展提供了重要内容参考,极大地推动了该分支学科的发展;同
年,*Journal of the Royal Statistical Society*, *Series A* 第 164 卷第 1 期专刊发表了空
间流行病学中疾病聚集性分析和生态学研究的系列文章。

(2)2002 年:Andrew Lawson 和 David G. T. Denison 等将空间流行病学研究
内容之一——聚集性分析进行整理,编写出版了该方向的研究专著 *Spatial
Cluster Modelling*(Lawson and Denison,2002)。

(3)2003 年:Peter J. Diggle 将空间流行病学研究内容之一——空间点模式
分析进行整理,编写出版了该方向的研究专著 *Statistical Analysis of Spatial Point
Patterns*(Diggle, 2003)。

(4)2004 年:Ravi Maheswaran 和 Massimo Craglia、Lance A. Waller 和 Carol
A. Gotway 等分别出版了公共健康行业的地理信息系统和空间统计学的应用专
著 *GIS in Public Health Practice* 和 *Applied Spatial Statistics for Public Health Data*
(Maheswaran and Craglia,2004;Waller and Gotway,2004)。

(5)2005 年: *Environmental and Ecological Statistics* 杂志第 12 卷第 3、4 期专

刊分别发表了空间流行病学中疾病聚集性和面数据分析的系列研究,同年第 14 卷第 1 期专刊发表了关于疾病制图的系列研究。

(6)2006 年:*Statistical Methods in Medical Research* 杂志第 15 卷第 4、5 期专刊分别发表了空间和时空疾病制图以及公共健康行业中疾病监测的系列文章;同年,*Statistics in Medicine* 杂志第 25 卷第 5 期再次以专刊的形式发表了疾病聚集性分析研究进展的系列文章。

(7)2008 年:Dirk U. Pfeiffer 等出版了 *Spatial Analysis in Epidemiology*,但仍然是以空间统计学为主的内容介绍(Pfeiffer et al. , 2008),而 Andrew Lawson 等将贝叶斯思想引入空间流行病学领域,介绍了贝叶斯统计学在空间流行病学中的应用专著 *Bayesian Disease Mapping*:*Hierarchical Modeling in Spatial Epidemiology*(Lawson,2008)。

(8)2010 年:Alan E. Gelfand 等出版了 *Handbook of Spatial Statistics*(Gelfand et al. 2010);

(9)2011 年:Noel Cressie 和 Christopher K. Wikle 等出版了关于时空数据分析的方法专著 *Statistics for Spatio-Temporal Data*,预示着空间统计学的研究已经开始向时空统计学发展(Cressie and Wikle,2011)。

(10)2013 年:Peter J. Diggle 将空间点模式分析的内容推广到时空点模式分析(Diggle,2013)。

(11)2016 年:Andrew Lawson 等编辑出版了 *Handbook of Spatial Epidemiology*,但仍然是以空间统计学为主进行介绍,依然未能很好地与流行病学的思想进行结合(Lawson et al. ,2016)。

1.2 空间流行病学的定义

空间流行病学(spatial epidemiology)还有很多其他的类似叫法,如地理流行病学(geographical epidemiology)、生态流行病学(ecological epidemiology)、环境流行病学(environmental epidemiology)、景观流行病学(landscape epidemiology)、医学地理学(medical geography)、健康地理学(health geography)等。研究者的专业不同,看待这一研究领域的角度就有所差异,因此结合各自的专业特点给出了符合专业特色的术语和定义,但它们的基本内涵是一致的,只是研究的侧重点不同,我们将从公共健康的流行病学角度对空间流行病学的定义进行阐述。

从"spatial epidemiology"的英文单词上可拆分为几个部分:"spatial"即空间,它与地理学(geography)密切相关,核心技术是现代地理空间信息技术,包括地理信息系统、遥感和全球导航卫星系统,即我们常说的"3S"技术;"epi"希腊字意为"在……之中、之上";"demi/demo"意为人群;"ology"指学科之意。因此从其英文的字面翻译看,空间流行病学是"从地理学的空间角度对发生在人群中的疾病或健康事件进行研究的学科"。然而空间流行病学的学科定义目前还没有一个统一的认识,如:Paul Elliott 等认为,"空间流行病学关注的是描述和理解疾病风险的空间变异"(Elliott et al., 2001);Richard S. Ostfeld 等认为,"空间流行病学是关于疾病风险或发病率空间变异的研究,主要是为了理解传染性疾病,特别是动物传染性疾病(如从非人类的脊椎动物传播给人的疾病)空间异质性的原因及其导致的后果"(Ostfeld et al.,2005);Andrew Lawson 认为,"空间流行病学是关于疾病率的空间/地理分布及其影响因素的研究。通常情况下,研究的疾病投影在一幅地图上,而疾病数据则通过疾病个体发生点的位置或者地图上某种特定分区的疾病个体数据的汇总数据表示"(Lawson et al., 2006);Dirk U. Pfeiffer 等从空间流行病学分析目的地角度认为"空间流行病学分析的目的是描述疾病风险的空间模式、识别疾病的聚集簇以及解释或者预测疾病的风险"(Pfeiffer et al., 2008)。

我们结合多年的研究经验以及对该领域的理解,认为空间流行病学可定义为:以经典流行病学的研究设计与学科思想为核心,融入地理学的现代空间信息技术与思维方式,基于空间统计学的方法消除或利用数据的空间自相关性,从地理学的空间角度研究人群中公共健康事件发生风险的空间分布变异与变化规律(如描述公共健康事件风险的分布模式、识别公共健康事件的聚集区域),分析主导公共健康事件空间异质性分布的影响因素,预测公共健康事件的发生风险,最终从空间角度提出防治疾病、促进健康、优化卫生服务的策略和措施的一门流行病学分支学科。

它具有如下几个方面的特点:

(1)具交叉学科特点:空间流行病学非常清晰地体现了地理学与流行病学两大主要学科交叉的特点,此外,空间统计学、空间信息科学、计算机编程、生态学、数学、经济学等学科的知识与技能都有不同程度涉及,由于其学科交叉的跨度较大,对研究者从事该方向的研究提出了较大的挑战;

(2)空间属性为主导:空间流行病学中数据的收集、处理与整理、数据的分析、结果的图形化呈现以及最终的意义讨论等都是以空间属性为主从地理空间的角度进行,以非空间属性的内容为辅,服务于空间属性的内容;

(3)研究区域覆盖面广:空间流行病学的研究可以是针对一个村的以家庭为单位的研究、针对一个乡镇的以村为单位的研究,也可以是针对县、市、省、国家乃至全球尺度的研究,对于研究区域较大的研究,相对于经典流行病学具有很大的优势;

(4)数据信息内涵丰富:空间流行病学由于具有地理坐标指示的空间位置,

因此对于同样的数据,相对于经典流行病学,在数据的分布上能呈现出更加丰富的信息,例如,一个针对 4 个行政单元的某项研究,假设它们的风险人口数相同,感兴趣疾病的病人数分别为 1,2,3,4,那么经典流行病学则只是得到了四个数字而已,但空间流行病学则不同,具有 4×3×2×1 = 24 种结果(图 1.2),数据排列分布的不同,结果的意义就不同,需要相应采取的疾病防控策略就不同,可见空间流行病学可提供更加丰富的信息,结果更加有针对性。

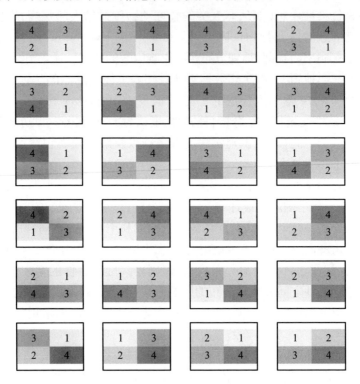

图 1.2　4 个行政单元调查数据的不同空间分布图

1.3　空间流行病学的研究内容

　　空间流行病学的研究内容非常丰富,既可以进行比较简单的描述性空间分析,也可以进行比较复杂的推断性空间分析,由于当前该分支学科正处于快速发展期,理论体系还不成熟,多是数据驱动的研究(data-driven research),这主要是由于数据获取的便利性所导致,而以不同研究设计为指导(design-driven research)的空间流行病学研究相对较少,像经典流行病学那样的理论体系构建还未完成,因此目前国外的空间流行病学家主要是从研究目的角度,将研究内容大致分为疾病制图(disease mapping)、聚集性分析或聚集簇探测(cluster detection or disease clustering)、疑源风险评估(assessment of risk in relation to a point or line-source)和地理相关分析(geographical correlation studies)四个部分。

(1)疾病制图:描述性研究,可用来呈现疾病风险的空间和时空变异,帮助人们初步了解疾病的时空分布规律,为进一步研究提供人群的健康相关信息等背景知识。通过比较估计的风险地图与暴露地图,据此提供一些关于疾病病因的研究假设以供进一步的深入研究。

(2)聚集性分析或聚集簇探测:研究相对于对照的分布而言,从全局看疾病的分布是否是聚集的,从局部看疾病的聚集簇(聚集区域)在哪里,这通常是推断性研究的第一步,然而很多情况下,该类研究都是在没有相关研究假设的基础上开展的,研究中并没有收集可能导致疾病聚集的潜在危险因素,因此难以全面解释疾病聚集的原因,但它至少可以提供一些关于病因方面的研究假设,为后续的深入研究提供线索。在实践工作中,如果跟疾病监测数据进行有效结合,那么即使没有特定的病因假设,也可以做到早期发现疾病风险升高的信号,从而达到预测预警的目的。

(3)疑源风险评估:如果某个"点"源(如垃圾焚烧站、烟囱)或"线"源(如高压线、河流、道路)暴露可能对健康产生危害时,那么很可能距离该"点"/"线"源越近,风险越高,随着距离的增加,风险也逐渐降低,要评估这种风险就需要采用针对"点"或"线"源的焦点聚集性分析(focused clustering analysis)的方法。由于这种疑源导致的暴露范围通常局限于一个比较小的区域,因此对于此类研究就需要较高的空间分辨率以便能有效估计暴露导致的相关疾病风险,它可看作是研究内容(4)的一种特殊类型。

(4)地理相关分析:分析性研究,探讨在生态尺度上测量的公共健康事件与暴露因素(如大气、水、土壤等环境因素,吸烟、饮食等生活方式以及国内生产总值等社会经济学因素)的地理变异间的宏观关系,相关的方法可能与疾病制图类似,区别在于,疾病制图的分析中不考虑协变量的问题,是简单的描述,而地理相关分析则考虑了协变量的作用,其重点在分析公共健康事件与影响因素之间的关系上,致力于病因探索。

然而,正如前述定义所述,空间流行病学是以流行病学为主导的一个学科,如果能以流行病学的研究设计为主线来思考空间流行病学的研究内容,或许更加有意义,例如,参考经典流行病学的理论将空间流行病学的研究内容分为:

- 观察性研究:①描述性空间流行病学:包括横断面/现况调查、监测研究、生态学研究;②分析性空间流行病学:包括病例对照研究和队列研究。

- 实验性研究:指实验性空间流行病学,包括现场试验、社区干预试验。
- 理论性研究:指理论空间流行病学,也称数学空间流行病学。

当然,这种思路只是一个提示,还不成熟,仅供读者思考。

1.4　应用领域及与其他学科的关系

空间流行病学的方法和技术具有非常广泛的应用,例如,公共健康领域[如流行病学、职业健康、环境健康、卫生政策、卫生(应急)管理、监测预警等]、地理学领域(如自然地理学、人文地理学、景观地理学、测量与地图学等)、其他领域[如生态学、社会学、地质学、环境科学(大气、土壤、水等)、政治学、天文学],这主要是由于其融入了众多学科的技术或思想,具有明显的交叉学科特点,它与流行病学、地理学和统计学是最密切相关的学科。

(1)流行病学:定义为研究人群中公共健康事件的分布及其影响因素,探索危险因素与发生规律,进而制定相应的防治措施,以促进人群健康的一门学科,包括分子流行病学、遗传流行病学、社会流行病学、行为流行病学、数学流行病学等多个成熟的分支学科,它是空间流行病学的理论核心,主导空间流行病学的学科理论,提供的是研究设计和分析思想。

(2)地理学:定义为研究地球表层自然要素与人文要素相互作用及其形成演化的特征、结构、格局、过程、地域分异与人地关系等的具有一定工程技术性的跨自然科学和人文科学的复杂学科体系的总称,具有综合性、PRED 性(population、resources、environment、development,即人口、资源、环境、发展)和软科学性(潘玉君,2001),包括自然地理学、人文地理学、景观地理学等多个成熟的分支学科,它是空间流行病学的思维核心,主导空间流行病学的思维方式,提供的是获取、处理、存储以及呈现地理空间数据的工具与手段。

(3)统计学:定义为研究数据收集、整理、分析、推断、结果解释与呈现/表达等的原理和方法的学科,包括数理统计学、生物统计学、经济统计学等多个成熟的分支学科,核心是研究数据中变异性的问题,它是空间流行病学的统计核心,主导空间流行病学的数据分析,提供的是地理空间数据分析的方法与技术。

(4)计算机科学:定义为研究计算理论、计算系统(软硬件系统)和计算应用的学科。它是一门包含各种各样与计算和信息处理相关主题的系统学科,从抽象的算法分析、形式化语法等,到更具体的如编程语言、程序设计、软件和硬件等内容,可分为理论计算机科学和应用计算机科学两个部分。计算机程序编写技术对空间流行病学很有帮助,它是空间流行病学的外围技术,与统计学密切相关,因为空间流行病学的数据具有空间自相关性的特点,因此常常需要使用一些新的统计学方法来进行数据的分析,而实现这些新的分析方法便需要一定的计算机程序编写技术。

(5)拓扑学:定义为研究几何图形或空间在连续改变形状后还能保持不变的一些性质的学科,只考虑物体间的位置关系而不考虑它们的形状和大小,包括点集拓扑学(一般拓扑学)、代数拓扑学、微分拓扑学、几何拓扑学等成熟的分支学科,它是空间流行病学的外围技术,与数学密切相关,对于正确理解和使用地理学中的技术(如地理信息系统、遥感)、培养空间思维有很大帮助。

(6)图论:以图为研究对象,图论中的图是由若干给定的点及连接两点的线所构成的图形,通常用来描述某些事物之间的某种特定关系,用点代表事物,用连接两点的线表示相应两个事物间具有某种关系。同拓扑学一样,它是空间流行病学的外围技术,与数学密切相关,对于正确理解和使用地理学中的技术(如地理信息系统、遥感)、培养空间思维有很大帮助。

1.5　面临的挑战和未来展望

作为一门极具交叉学科特点的流行病学分支学科,空间流行病学现在仍处于学科发展期,目前仍然是以空间统计学为主导的应用阶段,还没有从流行病学的角度形成完整的成熟学科体系,其发展面临着众多挑战:

(1)地理信息系统作为空间流行病学的重要技术之一,其功能被过分夸大,导致很多空间流行病学的宣传、培训与教材仅仅是地理信息系统相关的内容,误导了研究者的思维,无法全面地正确认识空间流行病学这一学科,主要原因是其交叉学科的特点使得很多研究者只能精通其中一个方面的内容,无法融会贯通不同学科的理论与知识,如何能整合交叉学科的技术与方法,融入跨学科研究的思维方式,建立正确地空间流行病学理论是一大挑战。

(2)研究者缺乏空间意识与空间思维,导致流行病学的资料很多缺乏可匹配的空间信息,加上行政区划经常变动,导致开展空间流行病学研究所必需的基础资料的不足,如何有效地改善这一状况是面临的一大难题。

(3)人才培养是空间流行病学发展的另一大挑战。经典流行病学的学生缺乏地理学的知识与培训、地理学的学生缺乏流行病学的知识、统计学的学生对于流行病学和地理学的知识均相对缺乏等各方面问题导致培养跨学科知识结构的学生较难,而且空间流行病学不是仅跨两个学科,而是跨多个学科,这就更加大了空间流行病学人才培养上的困难,这也是阻碍该学科发展的最大障碍。

正是因为空间流行病学还远未成熟,还有诸多挑战需要解决,这对于研究者而言恰恰也预示着较大的机遇。我们认为其未来的发展应该主要集中在下面几

个方面(周晓农等,2011):

(1)应用层面:空间流行病学的应用上应从传染病向慢性病、环境科学以及卫生管理与卫生政策等多病种、多领域、多尺度拓展,建立针对不同空间数据类型、不同资料类型的规范化的空间流行病学经典应用案例,进而让更多的公共卫生人员能够将空间流行病学研究的思维应用到日常工作中,从而推动空间流行病学的发展。

(2)技术层面:空间流行病学研究中存在数据来源渠道不权威、数据采集方式不透明、数据处理技术不规范、数据整合手段不清楚以及数据空间分析模型较复杂等问题,急需从技术层面建立一整套权威、透明、规范、标准化的覆盖空间流行病学研究整个流程的指南文档以及开发一套简单易用的空间流行病学分析软件工具。

(3)理论层面:空间流行病学的理论还不成熟,如何以经典流行病学的研究设计等思维方式主导未来交叉学科的空间流行病学研究,真正地从流行病学的角度建立空间流行病学这一分支学科的理论是今后的重要研究工作。

参 考 文 献

李立明. 流行病学.第六版[M]. 北京:人民卫生出版社,2007.

潘玉君. 地理学基础[M].北京:科学出版社,2001.

徐德忠, 张治英. 地理信息系统和遥感技术与流行病学[J].中华流行病学杂志,2003(04):5-6.

周晓农,杨国静,杨坤,等. 中国空间流行病学的发展历程与发展趋势[J].中华流行病学杂志,2011,32(9):854-858.

Albert DP, Gesler WM, Levergood B. Spatial Analysis, GIS, and Remote Sensing Applications in the Health Sciences[M].Chelsea:MI:Ann Arbor Press, 2000.

Anselin L. Local indicators of spatial association:LISA[J].Geographical Analysis, 1995,27(2):93-115.

Anselin L. SpaceStat tutorial. Regional Research Institute [M]. Morgantown:West Virginia University, 1992.

Anselin L. Spatial Econometrics:Methods and Models [M]. Dordrecht:Kluwer Academic Publishers, 1988.

Barrett FA. Finke's 1792 map of human diseases:the first world disease map? [J].Soc Sci Med, 2000,50(7-8):915-921.

Bergquist R. New tools for epidemiology:a space odyssey[J].Memorias Do Instituto Oswaldo Cruz, 2011,106(7):892-900.

Besag J, Newell J. The detection of clusters in rare disease[J].Journal of the Royal Statistical

Society Series a-Statistics in Society, 1991,154:143-155.

Besag J,York J,Mollied A.Bayesian image restoration with two applications in spatial statistics.Ann Inst Stat Math,1991,43:1-20.

Binder DA. Bayesian cluster analysis[J].Biometrika, 1978,65(1):31-38.

Bithell JF. An application of density estimation to geographical epidemiology [J]. Statistics in Medicine, 1990,9(6):691-701.

Chliff AD, Ord JK. Spatial Processes: Models and Applications[M].London: Pion, 1981.

Chliff AD, Ord JK. Spatial Autocorrelation[M].London: Pion, 1973.

Clark PJ, Evans FC. Distance to the nearest neighbor as a measure of a spatial relationships in population[J].Ecology, 1954,35(4):445-453.

Cline BL. New eyes for epidemiologists: aerial photography and other remote sensing techniques[J]. Am J Epidemiol, 1970,92(2):85-89.

Cressie N, Wikle CK. Statistics for Spatial-Temporal Data [M]. New York: John Wiley & Sons, 2011.

Cressie N. Spatial for Spatial Data[M].London: Pion, 1991.

Cuzick J, Edwards R. Spatial clustering for inhomogeneous populations [J]. Journal of the Royal Statistical Society Series B-Methodological, 1990,52(1):73-104.

de Lepper MJC, Scholten HJ, Stern R M. The Added Value of Geographic Information Systems in Public and Environmental Health[M].Dordrecht,Netherlands:Kluwer Academic Publishers,1995.

Deutsch CV, Journel AG. GSLIB: Geostatistical Software Library and User's Guide[M].New York: Oxford University Press, 1992.

Diggle PJ. Statistical Analysis of Spatial Point Patterns[M].London: Academic Press, 1983.

Diggle PJ. Statisitcal Analysis of Spatial Point Patterns[M].London: Arnold Publishers, 2003.

Diggle PJ. Statistical Analysis of Spatial and Spatio-Temporal Point Patterns [M]. New York: Chapman & Hall/CRC, 2013.

Ekpe J. The chemistry of light: the life and work of Theobald Adrian Palm (1848-1928)[J].J Med Biogr, 2009,17(3):155-160.

Elliott P, Wakefield J, Best N, et al. Spatial Epidemiology: Methods and Application[M].New York: Oxford University Press, 2001.

Fotheringham S, Rogerson P. Spatial Analysis and GIS[M].London: Taylor & Francis, 1994.

Geary RC. The contiguity ratio and statistical mapping[J].The Incorporated Statistician, 1954,5: 115-145.

Gelfand AE, Diggle PJ, Fuentes M, et al. Handbook of Spatial Statistics[M].New York: Chapman & Hall/CRC, 2010.

Getis A, Ord JK. The Analysis of Spatial Association by Use of Distance Statistics. Geogr Anal, 1992,24(3):189-206.

Griffith D. Spatial Autocorrelation: A Primer [M]. Washington, DC: Association of American Geographers, 1987.

Howe GM. National Atlas of Disease Mortality in the United Kingdom[M].London: Nelson, 1963.

Issaks EH, Srivastava RM. An Introduction to Applied Geostatistics [M]. New York: Oxford University Press, 1989.

Journel AG, Huijbregts CJ. Mining Geostatistics[M].New York: Academic Press, 1978.

Kaluzny SP, Vega SC, Cardoso T P, et al. S+SpatialStats[M].New York: Springer-Verlag, 1998.

Krige DG. A statistical approach to some basic mine valuation problems on the Witwatersrand[J]. J. of the Chem. , Metal. and Mining Soc. of South Africa, 1951,52(6):119-139.

Kulldorff M, Nagarwalla N. Spatial disease clusters: detection and inference[J].Stat Med, 1995,14 (8):799-810.

Kulldorff M, Rand K, Gherman G, et al. SatScan: Software for the Spatial and Space-Time Scan Statistics[M].Bethesda, MD: National Cancer Institute, 1998.

Kulldorff M. A spatial scan statistic[J].Communications in Statistics-Theory and Methods, 1997,26 (6):1481-1496.

Lawson AB, Banerjee S, Haining RP, et al. Handbook of Spatial Epidemiology[M].New York: Chapman and Hall/CR, 2006.

Lawson AB, Denison DGT. Spatial Cluster Modelling [M]. Boca Raton: Chapman & Hall/ CRC, 2002.

Lawson AB. Bayesian Disease Mapping: Hierarchical Modeling in Spatial Epidemiology (1st ed.) [M].New York: CRC Press, 2008.

Lawson AB. Statistical Methods in Spatial Epidemiology[M].New York: John Wiley & Sons, 2001.

Maheswaran R, Craglia M. GIS in Public Health Practice[M].Boca Raton: CRC Press, 2004.

Mantel N. The detection of disease clustering and a generalized regression approach[J].Cancer Res, 1967,27(2):209-220.

May JM. American Geography: Inventory and Prospect [M]. New York: Syracuse University Press, 1954.

McGlashan ND. Medical Geography: Techniques and Field Studies[M].London: Methuen, 1972.

Moran PA. Notes on continuous stochastic phenomena[J].Biometrika, 1950,37(1-2):17-23.

Odland J. Spatial Autocorrelation[M].Newbury Park, Calif: Sage Publications, 1988.

Openshaw S, Charlton M, Wymer C, et al. A mark I geographical analysis machine for the automated analysis of point data sets [J]. International Journal of Geographical Information Systems, 1987,1:335-358.

Openshaw S. The Modifiable Areal Unit Problem[M].Norwich: Geo Books, 1984.

Ostfeld RS, Glass GE, Keesing F. Spatial epidemiology: an emerging (or re-emerging) discipline [J].Trends Ecol Evol, 2005,20(6):328-336.

Palm T. The geographical distribution and etiology of rickets[J].Practitioner 45, 1890:270-279, 321-342.

Pfeiffer DU, Robinson TP, Stevenson M, et al. Spatial Analysis in Epidemiology [J]. Spatial Analysis in Epidemiology, 2008.

Ripley BD. Statistical Inference for Spatial Processes [M]. Cambridge: Cambridge University Press, 1988.

Ripley BD. The second – order analysis of stationary point processes [J]. Journal of Applied Probability, 1976,13(2):255–266.

Ripley BD. Spatial Statistics[M].New York: John Wiley & Sons, 1981.

Srinvasan SK. Stochastic Point Processes and Their Applications[M].London: Griffin, 1974.

Stamp LD. The Geography of Life and Death[M].New York: Cornell University Press, 1964.

Stevenson LG. Putting disease on the map: the early use of spot maps in the study of yellow fever [J].J Hist Med Allied Sci, 1965,20:226–261.

Stone RA. Investigations of excess environmental risks around putative sources: statistical problems and a proposed test[J].Stat Med, 1988,7(6):649–660.

Strauss DJ. A model for clustering[J].Biometrika, 1975,62(2):467–475.

Tango T. A test for spatial disease clustering adjusted for multiple testing[J].Stat Med, 2000,19 (2):191–204.

Tango T. An index for cancer clustering [J]. Environmental Health Perspectives, 1990b, 87: 157–162.

Tango T. Asumptotic distribution of an index for disease clustering[J].Biometrics, 1990a,46(2): 351–357.

Thomas RW. Spatial epidemiology[M].London: Pion, 1990.

Tobler WR. Computer movie simulating urban growth in detroit region[J].Economic Geography, 1970,46(2):234–240.

Unwin D. Introductory Spatial Analysis[M].London and New York: Methuen, 1981.

Uption GJG, Fingleton B. Spatial Data Analysis by Example. Vol. 1: Point Pattern and Quantitative Data[M].New York: John Wiley & Sons,1985.

Uption GJG, Fingleton B. Spatial Data Analysis by Example. Vol. 2: Categorical and Directional Data [M].New York: John Wiley & Sons, 1989.

Waller LA, Gotway CA. Applied Spatial Statistics for Public Health Data[M].Hoboken: John Wiley & Sons, 2004.

第 2 章

"3S" 技 术

　　空间流行病学是一门多学科相互融合、渗透的交叉学科,空间分析新理论、新方法和新手段的融入,能够从更多的角度和更深的层面去揭示疾病流行过程中隐含的空间信息,用更精准和更便捷的手段去描述疾病空间分布规律,从而准确把握疾病发展态势,达到控制疾病促进健康的目的。一个优秀的空间流行病学研究,通常需要用到不同学科的工具才能完成,其中与空间属性的获取、编辑、存储、管理与处理、结果呈现等密切相关的内容对于经典流行病学研究者而言较为陌生,本章重点介绍其核心的三个内容——"3S"技术。

　　"3S"技术也称"3S"技术集成,是遥感(remote sensing,RS)、地理信息系统(geographical information system,GIS)和全球导航卫星系统(global navigation satellite system,GNSS)三项技术的统称,能方便快捷地实现对空间数据有效输入、存储、更新、加工、查询、检索、运算、分析和输出等功能(图 2.1)。在 RS、GIS、GNSS 基础上,将三者独立技术领域中的有关部分,及与其他高新技术领域有关部分有机结合起来,构成一个整体从而形成一项新的综合技术领域,其通畅的信息流贯穿于信息获取、信息处理和信息应用的全过程。"3S"技术集成注重研究时空特征的兼容性、技术方法的互补性、应用目标的一致性、软件集成的可行性、数据结构的兼容性以及数据库技术的支撑性等方面,拥有快速、实时的空间信息获取与分析能力,在全球气候变化研究、资源与环境动态监测、灾害监测与防治等国际关注的热点问题研究中越来越受到重视。

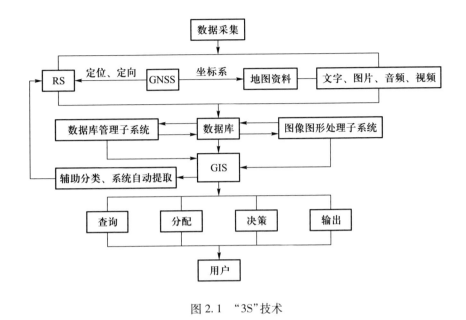

图 2.1 "3S"技术

2.1 地理信息系统

2.1.1 概念

地理信息系统是在计算机软、硬件系统支持下,以地理空间数据库为基础,以空间位置信息为主线,对地理空间数据进行采集、输入、编辑、存储、管理、运算、模拟、分析、显示和描述,生成并输出各种空间(以及动态的)地理信息,从而为地理研究和地理决策服务的技术系统。

GIS 处理与管理的对象是多种地理实体、地理现象数据及其空间关系数据,包括空间定位数据、图形数据、遥感图像数据、属性数据等,用于分析和处理在一定地理区域内分布的地理实体、现象及过程,解决复杂的规划、决策和管理问题,它具有以下三个主要特征与能力。

2.1.1.1 数据空间位置的定位特征

地理信息具有空间定位的特点,这些空间位置数据是 GIS 区别于其他数据库系统的本质特征,传统流行病学所使用的数据库系统仅包括属性和时间特征。

2.1.1.2 复杂空间关系的处理能力

GIS 不仅要处理空间位置以及位置之间的空间关系,同时还要保证与相应的属性数据对应处理,并且在处理过程中,新的空间数据及其之间的关系不断产生,如何有效地处理、存储和管理空间数据以及它们之间的关系是一个难点。

2.1.1.3 海量数据的管理能力

地理信息既有空间特征,又有属性特征,并可能包括一个较长的发展时段(时间特征),因此其数据量通常会比较大,特别是随着全球对地观测计划的不断发展,每天可获得上万亿兆字节的关于地球资源、环境特征的数据,而且在空间分析过程中,又会不断地产生新的空间数据,因此就要求 GIS 必须具有海量数据处理与管理的能力。

2.1.2 GIS 的组成

地理信息系统包括计算机系统(硬件、软件)、地理/空间数据、管理与应用人员三个基本部分,其核心是计算机系统,地理/空间数据反映了 GIS 的地理内容,而管理与应用人员则决定系统的工作方式和信息表示方式(图 2.2)。

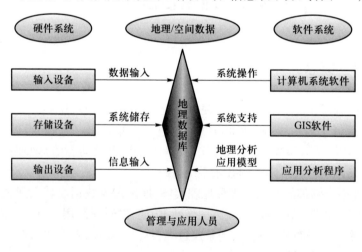

图 2.2 GIS 的组成

2.1.2.1 硬件系统

GIS 硬件系统包括输入设备、处理设备、存储设备和输出设备四部分,其中处理设备、存储设备和输出设备与一般信息系统并无差别,但由于 GIS 处理的是空间数据,其数据输入设备除常规的设备外,还包括空间数据采集的专用设备,如数字化仪、全球定位系统、全站仪、数字摄影测量仪等(图 2.3)。

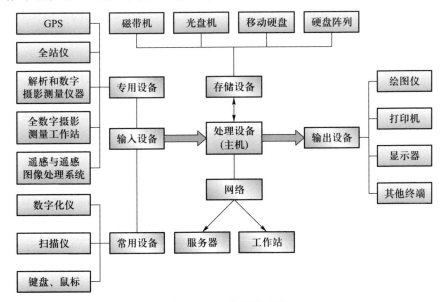

图 2.3 GIS 的硬件系统

2.1.2.2 软件系统

GIS 软件系统指 GIS 运行所必需的各种程序,通常包括:
- GIS 支撑软件:GIS 运行所必需的各种软件环境,如操作系统、数据库管理系统、图形处理系统等;
- GIS 平台软件:GIS 功能所必需的各种处理软件,一般包括空间数据输入与转换、空间数据编辑、空间数据管理、空间查询与空间分析、制图与输出等;
- GIS 应用软件:在 GIS 平台软件基础上,通过二次开发所形成的具体的应用软件,一般是面向应用部门的。

2.1.2.3 地理空间数据

地理空间数据指以地球表面空间位置作为参照的各种数据,可以是图形、图像、文字、表格和数字等,是系统程序作用的对象,是 GIS,所表达的现实世界经过模型抽象的实质性内容。不同用途的 GIS,其地理空间数据的种类、精度不同,但基本上都包括三种相互联系的数据类型:
- 某个已知坐标系中的位置:即几何坐标,指标识地理实体和地理现象在某个已知坐标系(如大地坐标系、直角坐标系、极坐标系、自定义坐标系)中的空间位置,可以是经纬度、平面直角坐标、极坐标,也可以是矩阵的行、列数等。

- 实体间的空间相关性:即拓扑关系,表示点、线、面实体之间的空间联系,如网络节点与网格线之间的枢纽关系、边界线与面实体间的构成关系、面实体与岛或内部点的包含关系等。空间拓扑关系对于地理空间数据的编码、录入、格式转换、存储管理、查询检索和模型分析都有重要意义,是 GIS 的特色之一。

- 与几何位置无关的属性数据:是与地理实体和地理现象相联系的地理变量或地理意义,即通常的非空间的数据。

2.1.2.4　管理与应用人员

人是 GIS 中的重要构成要素。GIS 从其设计、建立、运行到维护的整个生命周期,处处都离不开人的作用。仅有系统软硬件和数据还构不成完整的地理信息系统,需要人进行系统组织、管理、维护以及数据更新、系统扩充完善、应用程序开发,并灵活采用地理分析模型提取多种信息,为研究和决策服务(图 2.4)。

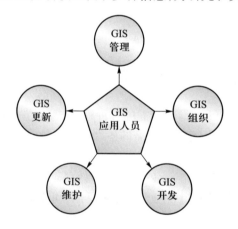

图 2.4　GIS 开发、管理与应用人员

2.1.3　GIS 的分类

GIS 的分类无一定的标准,可根据功能、用户、系统结构、数据结构、数据维数以及研究对象的分布范围进行类型划分。

(1)从功能角度可分为:

- 空间管理型 GIS:具有 GIS 的基础功能,注重管理空间数据;

- 空间分析型 GIS：具有 GIS 的分析功能，注重空间数据分析功能；
- 空间决策型 GIS：具有辅助决策功能，注重知识库。

（2）从用户角度可分为：

- 最终用户用 GIS：这种系统被用户用作处理工具，注重处理结果，不考虑过程；
- 专业人士用 GIS：这种系统通常有较强的空间分析功能；
- 软件开发者/系统集成者用 GIS：主要是用组件开发各种 GIS。

（3）从系统结构角度可分为：

- 单机结构 GIS：依靠单独的计算机来完成各种功能；
- 网络结构 GIS：依靠联网的多台计算机完成 GIS 的各种功能。

（4）从研究对象的分布范围可分为：

- 全球性 GIS：它的研究范围通常是全球性的；
- 区域性 GIS：它的研究范围通常是区域性的，如上海市 GIS。

另外，从数据结构的角度可分为矢量 GIS、栅格 GIS 和矢量–栅格 GIS；也可以从数据维数的角度分为二维 GIS、三维 GIS 和时态 GIS。

2.1.4　GIS 的功能

作为地理数据的处理与分析系统，GIS 的目的是获取有用的地理信息和知识，并回答下面几个问题：

（1）位置问题：即回答"某个地方有什么"的问题，是地理学最基本的问题，反映在 GIS 中，则是空间查询技术。一般可通过对地理对象的位置（坐标、街道编码等）进行定位，利用查询获取其属性信息，如公园的名称、地点、绿化面积等。

（2）条件问题：即"符合某些条件的地理对象在哪里"的问题，可通过地理对象的属性信息列出条件表达式，进而找到满足条件的地理对象的空间分布位置。在 GIS 中，条件问题也是空间查询技术的一种，但特指较为复杂的查询问题。

（3）趋势问题：即某个地方发生的某个事件及其随时间的变化过程，它要求 GIS 根据已有的数据（现况数据、历史数据等），能够对现象的变化过程做出分析判断，并能对未来做出预测，例如，在疾病疫情研究中，可以利用现有的和历史的疫情数据，对未来疾病的疫情做出分析预测。

（4）模式问题：即"地理对象实体和现象的分布之间的空间关系"问题，如城市中不同功能区的分布与居住人口分布的关系模式、地面气温随海拔升高而降低导致山地自然景观呈现垂直地带分异的模式等。

（5）模拟问题：即"某个地方如果具备某种条件会发生什么"的问题，是在模式分析和趋势分析的基础上，建立现象和因素之间的量化模型关系，从而发现具有普遍意义的规律,例如,对某一城市的犯罪率和酒吧、交通、照明、警力分布等关系研究的基础上,对其他城市进行相关问题的研究,一旦发现带有普遍意义的规律,即可将研究推向更高层次,建立通用的分析模型,并进行相应的预测和决策。

为了回答上面的问题,GIS 首先要重建真实地理环境,而地理环境的重建需要获取各类空间数据(数据采集与获取)、这些数据必须准确可靠(数据编辑与处理),并按照一定的结构进行存储、组织和管理(空间数据库),能够进行各种问题的求解(空间分析),以及对分析结果的表达(数据输出),具体包括下面几个方面的功能:

(1) 数据采集与获取:通过各种数据采集设备(如数字化仪、全站仪等)获取现实世界的描述数据(如文本数据、地图、野外测量数据、航空影像、遥感图像等),并输入 GIS。GIS 应尽可能提供与各种数据采集设备的通信接口。

(2) 数据的编辑与处理:通过数据采集获取的数据称为原始数据,原始数据不可避免地含有误差。为保证数据在内容、逻辑、数值上的一致性和完整性,需要对数据进行编辑、格式转换、拼接等一系列处理工作。GIS 应提供强大的、交互式的编辑功能,包括图形编辑、数据变换、数据重构、拓扑建立、数据压缩、图形数据与属性数据的关联等内容。

(3) 数据整理与操作:包括数据的格式化、数据转换以及数据概化。数据的格式化是指不同数据结构的空间数据间的变换,包括数据格式的转化和数据比例尺的变换,前者指矢量到栅格和栅格到矢量的转化,后者指数据比例尺缩放、平移、旋转、投影变换等。数据转换指属性数据的变量变换,如对数变换、平方根变换等。数据概化是指数据平滑等空间数据再处理技术。

(4) 数据的存储、组织与管理:指数据集成,包括空间数据和属性数据的存储、组织与管理。由于空间数据本身的特点,一般信息系统中的数据结构和数据库管理系统并不适合管理空间数据,GIS 有自身特有的数据存储、组织和管理的模式,如文件-关系型混合管理模式、全关系型数据管理模式、面向对象数据管理模式等。

(5) 空间查询、检索与计算:空间检索、查询、计算是地理信息系统最基本的分析功能。对于 GIS 而言,需要对通用数据库的 SQL 查询语言进行补充或重新设计,使之支持空间查询,例如,查询与某个乡相邻的乡镇、某铁路周围 5 千米的居民点等,这些查询是 GIS 所特有的空间查询语言。

(6) 空间分析:GIS 的核心功能,也是与其他计算机系统的根本区别,它是比空间查询更深层次的应用,内容更加广泛,包括地形分析、环境适应性分析、网络分析、叠置分析、缓冲区分析、决策分析等。

(7) 输出与显示:通过地图、表格和统计图显示空间数据及分析结果。作为可视化工具,不论是强调空间数据的位置,还是分布模式乃至分析结果的表达,地图是传递空间数据信息最有效的工具,因此 GIS 的一个主要功能就是计算机地图制图,包括地图符号的设计、配置与符号化、地图标记、图幅整饰、统计图表的制作、图例与布局等内容。此外,对属性数据也要设计报表输出,并且这些输出结果需要在显示器、打印机、绘图仪或数据文件输出。一个好的 GIS 应具备良好的、交互式的制图环境,让 GIS 的使用者能够设计出具有高品质的地图。

2.1.5　GIS 发展历史

GIS 萌芽于 20 世纪 60 年代初,加拿大 Roger F. Tomlinson 和美国 Duane F. Marble 在不同地方、从不同角度提出了地理信息系统。1962 年,Roger F. Tomlinson 提出利用数字计算机处理和分析大量的土地利用地图数据,并建议加拿大土地调查局建立加拿大地理信息系统(CGIS),以实现专题地图的叠加、面积量算等。到 1972 年,CGIS 全面投入运行与使用,成为世界上第一个运行型的地理信息系统。与此同时,Duane F. Marble 在美国西北大学研究利用数字计算机研制数据处理软件系统,以支持大规模城市交通研究,并提出建立 GIS 软件系统的思想。随着地理空间信息的表示、处理、分析和应用手段的发展而不断发展,GIS 的发展大致分为四个阶段。

2.1.5.1　60 年代开拓阶段

20 世纪 60 年代为 GIS 的开拓期,注重于空间数据的地学处理。
- 60 年代初:人们开始应用计算机技术对地图进行量算和分析。
- 60 年代中期:专业人员致力于研究地图的综合分析和如何输出更多的信息。
- 60 年代中后期:与 GIS 有关的组织和机构的数量大量增长,出现了许多针对应用的 GIS 软件。
- 60 年代后期:越来越多的工作放在了开发具体功能的 GIS 软件,例如,来自美国西北技术研究所的 Howard Fisher 教授在福特基金会的资助下,建立了哈佛计算机图形与空间分析实验室,开发了 SYMAP、ODYSSEY 软件包,SYMAP 对当今栅格 GIS 有着一定影响,ODYSSEY 则被认为是当代矢量 GIS 的原型。

2.1.5.2　70 年代巩固发展阶段

20 世纪 70 年代为 GIS 的巩固发展期,注重于空间地理信息的管理。计算机软硬件技术得到快速发展,数据处理速度加快、内存容量增大、输入/输出设备相对齐全,特别是磁盘的出现,为空间数据的存储、输出提供了便利。图形、图像卡等技术的发展使得高质量的图形能够有效显示,增强了人机对话和图形的显示功能,人机图形交互技术取得了很大进展,但数据分析能力仍然较弱。

2.1.5.3　80 年代大发展阶段

20 世纪 80 年代为 GIS 的大发展期,随着大规模和超大规模集成电路的问世,推出了第四代计算机,特别是微型计算机和远程通信传输设备的出现,以及计算机网络的建立,使得地理信息的传输时效得到极大提高。

在系统软件方面,完全面向数据管理的数据库管理系统通过操作系统管理数据,系统工具和应用软件工具开始应用,数据处理开始和数学模型、模拟等决策工具结合。

GIS 的应用领域迅速扩大,从资源管理、环境规划到应急反应,从商业服务区域划分到政治选举分区等,涉及许多学科与领域,如古人类学、景观生态规划、森林管理、土木工程以及计算机科学等。这一时期,许多国家制定了本国的 GIS 发展规划,启动了若干科研项目,建立了一些政府性、学术性机构,例如,美国于 1987 年成立了国家地理信息与分析中心(NCGIA)、英国于 1987 年成立了地理信息协会。同时,商业性的咨询公司和软件制造商大量涌现,提供系列专业化的服务。GIS 不仅引起工业化国家的普遍兴趣(如英、法、德),而且突破了国家界线的限制,开始应用于解决全球性的问题。

这个时期,GIS 发展的总体特点为:

(1)栅格-矢量转换技术、自动拓扑编码以及多边形中拓扑误差检测等方法得以发展,开辟了处理图形和属性数据的途径;

(2)具有属性数据的单张或部分图幅可以与其他图幅或部分进行图形自动拼接,从而构成一幅更大的图件,使小型计算机能够分块处理较大空间范围(或图幅)的数据文件;

(3)采用命令语言建立空间数据管理系统,对属性再分类、分解线段、合并多边形、改变比例尺、测量面积、产生图和新的多边形,按属性搜索、输出表格和报告以及多边形的叠加处理等。

2.1.5.4　90 年代应用普及阶段

20 世纪 90 年代至今是 GIS 的应用普及阶段,即社会化阶段,GIS 已经成为许多机构必备的工作系统。随着各个领域对 GIS 系统认识程度和认可程度的提高,应用需求大幅度增加,导致 GIS 正向更深的应用层次发展,表现出从地理信息系统走向地理信息服务的趋势。该时期 GIS 的发展呈现出以下特点:多源数据信息共享、数据实现跨平台操作、平衡计算负荷和网络流量负载、操作及管理简单化、应用普及化与大众化。国家级乃至全球性的 GIS 已成为公众关注的问题,例如,1998 年美国副总统戈尔提出的"数字地球"战略。

2.1.6　GIS 应用领域

许多与空间信息相关的部门都在应用 GIS 管理空间数据,不同领域、不同部门与 GIS 的结合程度不同,应用 GIS 的方式也不一样,如城市规划和环境领域应用 GIS 比较多。

2.1.6.1　城市规划、建设管理

城市的很多方面都可以用 GIS 来管理,如城市的土地、人口、管网等,在一些专门领域也形成了专门的系统,如土地信息系统,它主要用来管理土地的位置、面积等自然属性和土地的权属以及权属的变更等人文属性。

2.1.6.2　农业气候区划

在农业发展的过程中,保护和开发气候资源起到的作用越来越重要,这对气象部门提出了更高的要求,需要气象部门提高技术满足当前需要,GIS 与网络技术在气候预测和保护方面有很大的潜力,例如,气象部门可建立一个气候资源区划信息系统,这对于提升气象服务质量有很大的帮助。

2.1.6.3　大气污染监测管理

GIS 不仅可以管理点源或者线源污染的空间分布以及属性,也可以把污染扩散的影响因子的空间分布作为 GIS 的空间数据组成部分进行管理,因此,在 GIS 中能够建立大气污染扩散模型,进而可以丰富地表现出污染物强度的空间分布,方便查询强度分布情况,也能够结合其他社会经济数据,获得更多信息和更加详细的分析。

2.1.6.4　道路交通管理

为了满足交通运输的管理要求,专业人员建立了专门的交通地理信息 GIS-T。

2.1.6.5　地震灾害和损失估计

GIS 无论是在紧急救援、资源分配,还是降低地震造成风险以及危险,对地震造成损失的评估都可起到重要作用,通过搜集地质构造信息来构造场景,然后利用 GIS 预测发生地震后造成的损失,以及分析和显示地震灾害严重程度的空间分布,可为政府部门提供决策支持。

2.1.6.6 地貌

地貌学理论的发展离不开计量地貌学的研究。由于地貌现象具有复杂性、数据量大等特征,将 GIS 应用到计量地貌学中是一个有效的途径,例如,分析地貌数据信息特点,建立专门的地貌信息分析系统,建立能够实现地貌制图自动化以及输出平面或者立体图件的地貌制图系统,在已经建立的地貌分析系统基础上对地貌现象数据进行分析综合,建立地貌定量分析模型,通过大量的数据得到地貌的形成规律、空间分布、物质特征和对人类生活的影响。

2.1.6.7 公共健康领域

GIS 在公共健康的多个领域有着广泛的应用,例如,流行病学领域通过 GIS 显示各种疾病(如血吸虫病、疟疾、流感、结核、肿瘤等)的发病率或患病率的可视化地图、空间自相关的分析以及热点分析等,环境健康学领域利用 GIS 分析 PM2.5 的空间分布与动态变化情况,医疗卫生资源的优化配置及最佳选址分析,医疗设施的可达性分析以辅助规划医疗设施的配置等。

此外,GIS 在环境保护、电子商务、电子政务、人口管理、国防、军事、公安、急救等领域也有着广泛应用。

2.1.7 GIS 发展趋势

GIS 在未来十年内的发展趋势可以概括为以下几个方面。

2.1.7.1 GIS 网络化

由于 GIS 的数据量往往较大,在中远距离的 GIS 数据传输中,网络宽带的数据传输速度不能够总是让人满意,这也是 GIS 网络化中发展的重点。同时,网络技术的不断发展促进了 GIS 技术的发展,但是还没有把网络给 GIS 带来的潜力全部挖掘出来,许多在网络中的应用和技术还处于研究和试验阶段,达到实用化和商业化还有很长的路要走。

2.1.7.2 GIS 标准化

GIS 在各行各业都取得了广泛应用,人们逐渐意识到软件、硬件和数据的标准化对更好地使用 GIS 起到重要的作用。未来的十年将是 GIS 标准制定的重要时期,无论是国际还是国家内部都会进行 GIS 标准化,标准化的内容可能包括 GIS 的所有组成部分。GIS 标准化会使 GIS 的使用更有效,有利于资源共享和节省成本。

2.1.7.3　数据商业化

地理数据的生命周期很长,是计算机软件的生命周期的数倍,不仅如此,GIS数据的造价大约是软件的十倍,获得、更新和维护地理数据需要耗费巨大的物力、人力。所以,地理数据的生产和维护是GIS发展面临的重要挑战之一。GIS的一个重要功能是通过对现有的数据分析得到隐含的信息,数据是GIS的根本,信息系统有了数据的支持才能够实现价值。

2.1.7.4　系统专门化

目前,GIS被作为一个独立的软件使用,可以在任何一个专业或者领域使用,但是许多部门需要的是GIS软件的一部分内容,很多功能都被闲置,这增加了成本,造成软件功能的浪费。所以,GIS用户希望GIS软件能够跟相关部门或者领域的系统结合在一起,作为整个管理和运作系统的一部分。GIS软件的部件化是GIS工业发展的一个趋势,同时推动了GIS的专门化,在将来开发的GIS应用系统中,GIS可能将作为一个必需的部分存在于各个领域。

2.1.7.5　GIS企业化

GIS网络化的发展使企业不同的部门进行各种GIS资源的共享和更好的配合交流。同时企业可以统筹安排GIS在企业中的使用和计划资源的搭配,这种方式叫作“企业化GIS”。企业化GIS对企业提出了更高的要求,需要不断地进行专业人员技术培训和管理人员管理培训。

2.1.7.6　GIS全球化

网络技术的发展使人们之间的联系越来越密切,使人们之间的距离越来越短;世界经济的发展是建立在和谐稳定的大环境基础之上的。GIS使人们对生活的环境和社会有了更深刻的认识。现在各个国家都在GIS的发展上投入了更多的精力,比如设立GIS项目和成立GIS组织等。GIS的标准化对GIS在全球范围内的发展有重要作用,国际标准组织在不断推行地理信息技术的标准化。

2.1.7.7　GIS大众化

GIS不但在国际大舞台上得到越来越多的应用,而且也在慢慢地改变人们的生活方式。以前人们用纸质地图来指引行程,现在把地图数据存储在数据库中,应用GIS系统可以方便地得到从出发地到目的地之间的最短路线或者最佳路线,还能够快速寻找附近的饭店、超市、银行、旅游景点等。

2.2 遥 感

2.2.1 概念

遥感一词来源于英语 "remote sensing"，字面翻译过来就是 "遥远的感知"，指从远距离而不直接接触被探测目标而获得其特征信息，通过传感器 "遥远" 地采集目标对象的数据，并通过对数据的分析来获取有关地物目标、地区和现象特征信息的一门科学和技术（叶成名，2007），可用于科学试验、资源普查、农作物估产、防灾减灾、疾病防控和军事等用途，有广义和狭义两种理解。

2.2.1.1 广义遥感

广义上的遥感泛指一切无接触的远距离探测，包括利用地面、航空、航天和航宇等各种平台，既包括对地物、地貌等可见目标，也包括对电磁场、重力场、机械波（声波、地震波）等隐形对象的探测。但在实际工作中，只有电磁波探测属于遥感的范畴（王志辉，2007）。

2.2.1.2 狭义遥感

狭义上的遥感是指利用飞机、卫星等空间平台上的传感器，不与探测目标相接触，利用电磁波从远距离对地面进行观测，根据目标反射或辐射的电磁波特性，经过校正、变换、图像增强和识别分类等处理，快速地获取大范围地物特征和周边环境信息的一种先进的综合性空间探测技术。

2.2.2 遥感系统

从遥感的定义可以看出，完整的遥感系统应该包括信息源、信息获取、信息记录与传输、信息处理、信息应用五个方面（图 2.5）。

（1）信息源：任何目标地物都具有发射、反射和吸收电磁波的性质，这就是遥感的信息源。目标地物与电磁波的相互作用，构成了目标地物的电磁波特性，它是遥感探测的依据。

（2）信息获取：即接收、记录目标物的电磁波特征，相关的仪器称为传感器或遥感器（如扫描仪、雷达、摄影机、摄像机、辐射计等），而装载传感器的平台称为遥感平台，主要有地面平台（如遥感车、地面观测台等）、空中平台（如飞机、气球等）、空间平台（如人造卫星、宇宙飞船、空间实验室、航天飞机等）。

（3）信息记录与传输：传感器将接收到的目标地物的电磁波信息记录在数字磁介质或胶片上，胶片由人或回收舱送至地面回收，而数字磁介质上记录的信息则可通过卫星上的微波天线传输给地面的卫星接收站。

（4）信息处理：上面收到的信息，需要经过一系列的处理，如信息恢复、辐射校正、卫星姿态校正、投影变换等，再转换为通用数据格式，或转换成模拟信号（记录在胶片上），才能被用户使用。

（5）信息应用：不同专业的人员应用遥感信息的目的不同，在应用过程中，需要大量的信息处理和分析，如不同遥感信息的融合及遥感与非遥感信息的复合等。

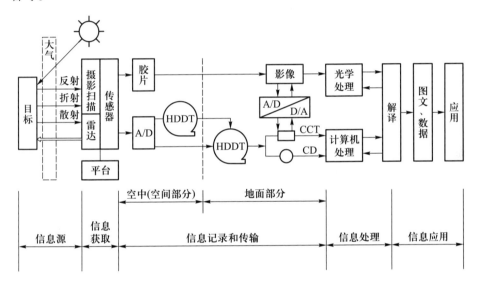

图 2.5　遥感系统（梅安新等，2004）

2.2.3　遥感原理

任何被探测目标都具有独特的光谱特性，即具有不同的发射、反射、散射和吸收电磁波的性能（王宋辉，2005）。在同一波谱区各种物体反映的情况不同，同一物体对不同波谱的反映也有明显差别。即使是同一物体，在不同的时间和地点，由于入射角度不同，它们反射和吸收的波谱也各不相同，传感器根据接收到电磁波的差异来获取不同地物的特性，这就是遥感技术的物理基础。

在应用中常将电磁波按照波长或频率的顺序排列起来绘制成电磁波谱（图 2.6），但并非所有的电磁波都适用于遥感观测，通常将通过大气层时较少被反射和散射的、透射率较高的波段称为大气窗口（张勇，2014）。$0.3 \sim 1.3 \mu m$ 即紫外、可见光和近红外波段是摄影成像的最佳波段,也是许多卫星扫描成像的常用波段。此外微波遥感因其不受时间段和云、雾霾的影响,应用也十分广泛。

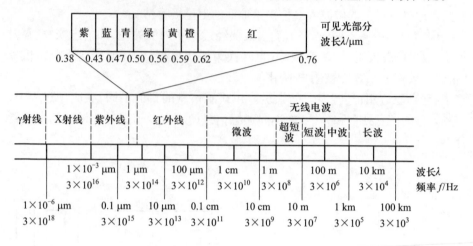

图 2.6   电磁波谱(梅安新等,2004)

2.2.4   遥感特点

2.2.4.1   覆盖面广

传统地面调查受地形复杂、山川阻隔等因素限制,实施起来困难重重。不仅工作难以开展,并且费时费力,工作量相当大。而遥感平台越高,视角越宽,视域越广,所覆盖面积越大,越容易发现研究目标在空间分布上的宏观规律,在资源与环境宏观调查方面拥有无法比拟的优势。目前,一帧地球同步气象卫星图像可以覆盖近三分之一的地球表面,可以实现足够宽广的同步观测。

2.2.4.2   时效性强

利用遥感技术可在短时间内对同一目标进行多次重复探测,可发现研究目标的时空动态变化规律,这对于资源环境、天气预报、防灾减灾以及军事行动等方面的动态监测有着十分重要的意义。不同高度的遥感平台的重复观测周期不同,如地球同步轨道卫星可以半小时对地观测一次,大大提高了观测的时效性。

2.2.4.3   信息量大

根据不同的任务,可以选用不同波段和传感器来获取信息,例如,利用不同波段对物体不同的穿透性,不仅可以获取地表地物信息,还可获取地物内部特征信息。微波波段还可以全天候地工作,信息量更加丰富,在矿产开发、考古发现、军事侦察等领域应用前景广阔。

2.2.4.4 用途广

由于遥感的探测波段、成像方式、成像时间、数据记录方式都可以按照要求进行专门设计,且可以不受地面条件限制,在人类难以到达的地区,遥感特别是航天遥感可以方便、及时地获取宝贵资料,显示出很强的适应性和广泛的用途。遥感技术逐渐成为与国计民生息息相关的重要技术之一。

2.2.4.5 效益高

遥感在时间和范围上所拥有的明显优势,使其在地质勘探、地貌、土壤、植被、水文、气象、国土普查等方面得到广泛的应用。遥感的费用投入与取得的效益,跟传统方法相比,可以大大节省人力、物力和财力,并且耗费时间少,生产周期短,具有很高的经济效益和社会效益。

2.2.4.6 客观性好

利用遥感技术对地面要素进行观测,可以最大限度地排除人为干扰,取得的数据客观、公正。随着遥感技术所利用的电磁波段的拓展和成像的空间分辨率、光谱分辨率的进一步提高,感测的目标更广,地物特征更清晰,对地球上资源和环境的调查、监测将起到越来越重要的作用。

2.2.4.7 局限性

遥感技术所利用的电磁波还很有限,仅仅是其中的几个波段范围,在电磁波谱中,尚有许多谱段的资源有待进一步开发。即使是已经被利用的电磁波谱段,对许多地物的某些特征也不能准确反映,还需要发展高光谱分辨率遥感以及与遥感以外的其他手段相配合,特别是地面调查和验证不可缺少。

2.2.5 遥感的分类

常用的遥感分类有以下几种方式(贺威,2005)。

2.2.5.1 按遥感平台划分

- 地面遥感:传感器设置在地面平台上,常见的有车载、船载、手持或高架台等,包括固定式和可活动式;
- 航空遥感:传感器设置在航空器上,如飞机(包括无人机)、飞艇、气球等;

- 航天遥感:传感器设置于环地航天器上,如人造地球卫星、空间站、航天飞机等;
- 航宇遥感:传感器设置于星际飞行器上,主要用于地月系统外的目标探测。

2.2.5.2　按传感器的探测波段划分

- 紫外遥感:探测波段集中在 $0.05 \sim 0.38 \mu m$;
- 可见光遥感:探测波段集中在 $0.38 \sim 0.76 \mu m$;
- 红外遥感:探测波段集中在 $0.76 \sim 1000 \mu m$;
- 微波遥感:探测波段集中在 $1mm \sim 10m$;
- 多波段遥感:探测波段在可见光波段和红外波段范围内,再分成若干窄波段来探测目标。

2.2.5.3　按工作方式划分

按工作方式可分为主动遥感和被动遥感:
- 主动遥感:指探测器主动发射一定电磁波能量并接收目标的后向散射信号;
- 被动遥感:指传感器不主动向目标发射电磁波能量,仅被动接收目标物的自身反射和对自然辐射源的反射能量。

也可以分为成像遥感和非成像遥感:
- 成像遥感:指传感器接收的目标电磁辐射信号可以转换成数字或模拟图像;
- 非成像遥感:指传感器接收的目标电磁辐射信号不能形成图像。

2.2.5.4　按应用领域划分

从大的研究领域可分为外层空间遥感、大气层遥感、陆地遥感和海洋遥感等。

从具体应用领域可分为资源遥感、环境遥感、农业遥感、林业遥感、渔业遥感、地质遥感、气象遥感、水文遥感、城市遥感、工程遥感、灾害遥感及军事遥感等。也可以根据研究对象进一步细分为各种专题应用的遥感。

2.2.6　遥感传感器

遥感传感器是用来远距离检测地物和环境辐射或反射的电磁波的仪器。利用各种不同波段的遥感传感器可以接收这种辐射或反射的电磁波,经过处理和分析,可以反映出物体的某些特征,借以识别物体。传感器所获取的信息中最重要的特性为光谱特性、辐射度量特性和空间特性,这些特性决定了传感器的性能。传感器基本都是由收集系统、探测系统、信息转换系统和记录系统四部分组成。

按设计时选用的频率或波段来划分,常用的遥感器可以划分为紫外遥感器、可见光遥感器、红外遥感器和微波遥感器等。

按记录数据的形式不同可以划分为成像传感器和非成像传感器两类。成像传感器又细分为摄影式成像传感器和扫描式成像传感器两种。当前,主流扫描式传感器有两大类:光机扫描仪和刷式扫描仪。

(1)光机扫描仪:是对地表的辐射分光后进行观测的机械扫描型辐射计,它利用旋转镜摆动对垂直飞行方向一个像元一个像元地进行采光扫描,再与卫星的飞行方向结合起来就可以得到地物二维信息。这种遥感器基本由采光、分光、扫描、探测元件和参照信号等部分构成。这种扫描仪具有扫描条带较宽、采光部分的视角小、波长间的位置偏差小、分辨率高等特点,但在信噪比方面处于劣势。

(2)刷式扫描仪:它采用线列或面阵探测器作为敏感元件,线列探测器在光学焦面上垂直于飞行方向作横向排列,当飞行器向前飞行完成纵向扫描时,横向排列的探测器就好像刷子一样扫出一条带状轨迹,从而得到目标物的纵横二维信息。它代表了新一代传感器的扫描方式,由于不需要像光机扫描仪那样频繁做机械运动,所以结构上可靠性高。但是由于使用了多个感光元件把光同时转换成电信号,所以当感光元件之间存在灵敏度差异时,往往会产生带状噪声。

各类传感器都有各自的特点和应用范围,可以互相补充。例如,光机扫描仪空间几何分辨力高,解译较易,但它只能在有光照和晴朗的天气条件下使用,在黑夜和云雾雨天时不能使用。多光谱扫描仪工作波段宽,光谱信息丰富,各波段图像容易配准,但它也只能在天气状况较好时使用。热红外遥感器和微波辐射计的特点是能昼夜使用,温度分辨力高,但也常受气候条件的影响,特别是微波辐射计的空间分辨力低,使它在应用上受到限制。侧视雷达一类有源微波遥感器的特点是能昼夜使用,基本上能适应各种气候条件(特别恶劣的天气除外),在使用波长较长的微波时,它还能检测植被掩盖下的地理和地质特征,在干燥地区,它能穿透地表层到一定深度。合成孔径侧视雷达的空间分辨力很高,分辨力不会因遥感平台飞行高度增加而降低,在国防和国民经济中都有许多重要用途。

2.2.7　遥感发展历史

"遥感"一词最早由美国海军研究局的艾弗林·普鲁伊特(Evelyn L. Pruitt,1960)提出(任云霞,2011)。1961年,"环境遥感国际讨论会"于美国密歇根大学召开,此后在全世界范围内,遥感作为一门新兴的独立学科,获得了飞速的发展。

从遥感学科的技术积累、酝酿到萌芽、发展经历了数百年的时间,大致可以分为下面几个阶段:

2.2.7.1　无记录的地面遥感阶段(1608—1838 年)

1608 年,汉斯・李波尔赛(Hans Lippershey)制造了世界上第一架望远镜。1609 年,伽利略(Galileo Galilei)制作了能放大 3 倍的科学望远镜,从而为远距离目标观测打下了基础。但受当时科技的限制,望远镜观测无法将观测到的目标用图像的方式记录下来。

2.2.7.2　有记录的地面遥感阶段(1839—1857 年)

1839 年,达盖尔((Daguarre L. J. Mand)发表了他和约瑟夫・尼瑟福・尼埃普斯(Joseph N. Niepce)拍摄的照片,第一次成功地将对探测目标的观测结果记录在胶片上,这得益于摄影技术的发明,它与望远镜结合发展成为远距离摄影。1849 年,法国人艾米・劳塞达特(Aime Laussedat)制定了摄影测量计划,成为有目的有记录的地面遥感发展阶段的标志。

2.2.7.3　空中摄影遥感阶段(1858—1956 年)

1858 年,贾斯伯・菲利克斯・图纳松(Gaspard F. Tournachon)用系留气球拍摄了法国巴黎的"鸟瞰"像片,开创了空中摄影遥感的先河。

第一次世界大战期间,航空摄影遥感成为军事侦察的重要手段,并形成相当规模。

1924 年,彩色胶片的问世,使得航空摄影记录地面目标更加丰富,为后来航空遥感打下了基础。第二次世界大战及其以后,微波雷达的出现及红外技术应用于军事侦察,使得遥感探测的电磁波谱得到拓展。与此同时,科学界也对航空遥感的方法和理论进行了总结,这些都为遥感发展成为独立的学科在理论方法上作了充分的准备,奠定了厚实的基础。

2.2.7.4　航天遥感阶段(1957 年—今)

1957 年 10 月 4 日,苏联第一颗人造地球卫星成功发射,标志着人类从空间观测地球和探索宇宙奥秘进入了一个全新的历史时期。从此,航天遥感进入突飞猛进的发展期,在遥感平台方面,不同高度、不同用途的卫星构成了对地球和宇宙的多角度和多周期的观测;传感器方面,各种传感器的出现,特别是空间和光谱分辨率的进一步提高,有些已经达到亚米级,使航天遥感与航空遥感的界限变得模糊;数字成像技术的发展,打破了传统摄影与扫描成像的界线;遥感信息处理方面,大容量、高速度的计算机与功能强大的专业图像处理软件的结合成为主流,在信息提取、模式识别等方面不断引入邻近学科的信息处理方法,进一步丰富了遥感图像处理的内容。随着分形理论、小波变换和人工智能等方法的引入,遥感信息的处理更加智能化,逐步形成了一个从地面到空中乃至空间,从信息数据收集、处理到判读分析和应用,对全球进行探测和监测的多层次、多视角、多领域的立体观测体系,遥感成为获取地球资源与环境信息的重要手段。

2.2.7.5 我国遥感发展历程

我国的遥感事业起步于 20 世纪 30 年代,但还只是处于试验性阶段。

直到 20 世纪 70 年代,我国遥感事业才取得较快发展,在航空摄影测量的基础上开展了不同目标的航空专题遥感试验及应用研究,特别是在利用航空平台进行各种新型传感器试验和系统集成实验研究方面取得了卓越的成就。

1970 年 4 月 24 日我国发射"东方红 1 号"人造卫星后,相继发射了数十颗不同类型的人造地球卫星。太阳同步的"风云 1 号"和地球同步轨道的"风云 2 号"的发射,返回式遥感卫星的发射与回收,使我国开展宇宙探测、通信、科学实验、气象观测等研究有了自己的信息源。

1999 年 10 月 14 日,中国-巴西地球资源遥感卫星(CBERS-1)的成功发射,使我国拥有了自己的资源卫星;"北斗"系列定位导航卫星及"清华 1 号"小卫星的成功发射,进一步丰富了我国卫星的类型。2015 年 11 月 27 日,我国使用长征四号丙运载火箭从太原卫星发射中心将遥感二十九号卫星成功送入预定轨道。遥感二十九号卫星是一颗公开报道分辨率达到 0.5m 的国土资源普查卫星,它的传输带宽也因此较其他卫星提升约 6 倍,这是我国遥感卫星技术发展的一个重要里程碑。加上高分一号、高分二号、高分八号和高分九号等新的高分系列卫星,我国的遥感卫星星座已经成为规模上仅次于美国侦察卫星系统的庞大天基侦察卫星体系,并进入世界先进水平的行列。

2.2.8 遥感应用领域

2.2.8.1 传统领域

在遥感应用方面,我国自 20 世纪 70 年代中后期开始,在遥感应用领域进行了广泛探索和应用试验研究,并取得了一批具有世界先进水平且有自己特色的应用成果。这些试验研究都紧密地结合遥感技术的发展和应用,为大规模、多领域的应用打下基础并起到了示范作用。遥感应用研究涉及的领域广、类型多,既有专题性的,也有综合性的,不同领域对遥感应用提出不同要求,因而推动了我国遥感应用的全面发展(连尉平等,2009)。

遥感技术应用在资源调查和科学研究方面:全国国土面积量算和土地资源调查、"三北"防护林遥感综合调查研究、山西省农业遥感、内蒙古自治区草场资源遥感、黄土高原水土流失与土壤侵蚀遥感、长江三峡工程遥感、洞庭湖和鄱阳湖综合遥感研究等大型综合遥感,其规模、综合程度及专业应用深度均具有国际先进水平,为国家、有关部门和地方政府的决策提供了科学依据(王海花等,2009)。

遥感技术应用在防灾减灾方面:我国在长江流域水灾监测中,使用了航空侧视雷达,能够全天时、全天候成像,通过微波站或通信卫星实时传输至国家防洪指挥中心,及时提供洪水的淹没范围情况,从而获得了准确的灾情数据,为抗洪救灾决策和灾情评估作出了重要贡献(卢洁,2011)。

遥感应用于天气预报尤其是灾害性天气预报:如热带强风暴、台风、霜冻、干旱等预报中,对减少国民经济损失、保障人民生活起到了非常大的作用。

2.2.8.2　公共健康领域

(1)流行病学:在媒介传播疾病的流行病学研究中,一旦明确与疾病传播和媒介生物有关的环境因素,通过遥感手段获取这些环境因素的空间分布和动态变化规律,进一步揭示传播风险和爆发规模并阻断途径,为高危区识别、风险管控提供数据支持,是疾病监测和控制的有力工具(林涛等,2002),例如,Kitron 和 Kazmierczak 利用关联植被覆盖遥感数据分析美国威斯康星州莱姆病空间分布情况,为确定疾病高危区及疾病防控提供科学依据(Kitron and Kazmierczak,1997;罗珍眉,2010)。Omumbo 等利用高分辨力扫描辐射计获得的遥感资料,成功预测肯尼亚疟疾集中爆发和传播的季节,为制定全国性疾病干预措施提供了依据(Omumbo et al.,2005;王增亮,2013)。此外遥感技术还被广泛应用于血吸虫病、登革热、锥虫病、虫媒病毒性脑炎以及一些呼吸系统疾病和外伤的流行病的研究,例如,王增亮等(2012)应用 RS 和 GIS 技术,结合 TM 影像和高分辨率中巴资源卫星影像探测血吸虫病流行区潜在的钉螺孳生地,提取调查结果的灵敏度和特异度,了解其流行病学特征,并在实践中发挥了重要的作用。张志杰等综合分析了 RS 技术在多种细菌性、病毒性流行病防控中的应用,认为 RS 技术及与其他信息技术的结合可以有效预测流行病的传播时间和范围,为控制疾病传播提供了有力支持,具有广阔前景(Zhang et al.,2013)。

(2)环境健康与职业健康:人的生存离不开周边环境,人类疾病也与其所处的生活环境有密切关系。遥感技术可以对地表环境进行大范围的同步动态监测,突破以往常规研究的局限,对于揭示环境条件变化、环境污染性质与特征、污染物扩散规律等有显著优势,如 PM2.5 监测、城市热岛效应监测、水体污染监测等。Chwastek 和 Dworak(1990)利用遥感资料监测 Cracow 地区的空气污染,为研究城市工业区大气污染物播散途径和方式提供了有效手段。Valjus 等应用遥感摄影测量芬兰居民住宅与高压电线之间的距离,研究居民暴露在超高压电线下产生的磁场与罹患癌症之间的相关性,以更好地认识环境危害因素带来的潜在健康威胁(Valjus et al. , 1995;张健钦,2006)。

（3）营养健康:遥感技术在营养健康研究中也得到充分利用。与传统的通过测量人体指标来确定营养状况相比,通过遥感观测资料分析可以更为快捷、简便地获取参考数据。例如,Kusumayati 和 Cross 利用遥感资料研究苏门答腊西部社区人群营养状况与社区生态学特征之间的联系,发现从遥感影像上解译的 4 个地理与生态指标,即与最近的市场之间的距离、主要土地类型、稻田面积和常年耕作面积,就可以较准确地反映社区的贫困程度和居民的营养状况(Kusumayati and Cross,1998;林涛,2001)。

（4）医疗卫生管理:医疗卫生服务的供给具有一定的空间分布特征。人口分散于各地且分布不均,不同地区对卫生资源及卫生需求也不一样。如何根据卫生需求的紧迫程度及产出效益按优先次序分配有限的卫生资源,实现资源的有效配置,是摆在决策者面前的一个重大问题。利用遥感资料分析人群数量、密度、健康状况和疾病分布区,为最大限度利用有限资源提供科学依据。Bullen 等应用遥感在西苏黎世地区参与卫生医疗机构选址和分布决策,并建立医疗卫生信息系统,为有效利用医疗卫生资源提供了一种有效模式(Bullen et al. , 1996;牛建军,2007)。

（5）突发公共卫生事件:重症急性呼吸综合征(SARS)是一种新发传染病,其潜伏期短,人群普遍易感,传播迅速且致死率高,对人群健康和社会稳定造成严重威胁。2002 年 11 月,自广东省发现首例 SARS 病例,短短数周有 26 个省(区、市)报告了 SARS 病例,中山市医务工作人员利用遥感影像分析等确定疫区分布和人群数量,划定隔离区和缓冲带,对确诊病人、疑似病人和密切接触者按照空间位置的不同进行分类汇总和统计分析,根据情况采取不同的干预措施(如隔离、消毒、检疫等)或启动相应预警方案,有针对性地防止疫情进一步扩散,为阻断疫情扩散和有效干预提供了有力支持(姜俊,2003)。

2.2.9　遥感发展趋势

随着科学技术的进步,光谱信息图像化、雷达成像多极化、光学探测多向化、地学分析智能化、环境研究动态化以及资源研究定量化,大大提高了遥感技术的实时性和运行性,使其向多尺度、多频率、全天候、高精度和高效快速的方向发展

（朱京海等,2013）。

2.2.9.1   高清化

随着高性能新型传感器研制开发水平的提高,以及用户对高精度遥感数据的客观要求,高空间分辨率和高光谱分辨率已是卫星遥感影像获取技术的总发展趋势。

2.2.9.2   定量化

定量化包括空间位置定量化和空间地物识别定量化。遥感信息定量化,建立地球科学信息系统,实现全球观测海量数据的定量管理、分析与预测、模拟是遥感当前重要的发展方向之一。

2.2.9.3   智能化

智能化的遥感传感器可以获得多角度、高时间密度的数据。影像识别和数据挖掘的智能化是遥感数据自动处理的突破口,在此基础上的遥感数据自动配准为数据定位提供了一种高精度的生产工具。

2.2.9.4   动态化

随着空间探测技术的发展,组建卫星网络变得越来越容易,使得传感器在获取高空间分辨率的同时,也可以获得更高时间密度的遥感数据,从而为四维[空间维(x,y,z)三维和时间维]遥感探测,实现数据动态化铺平了道路。

2.2.9.5   网络化

计算机和网络技术为远程数据交流和共享提供了一种快速、简便的途径。如果把 RS 和互联网连接起来,遥感信息的大数据处理、网络浏览、在线传输、人机交互等得到完善和提高,世界各地的人们都可以享受到快速、可靠和安全的RS 服务。

2.2.9.6   产业化

遥感技术通过多年的研究和发展,特别是无人机技术和大数据处理技术的迅猛发展,遥感数据的获取、分析和处理能力大幅提升,大量有实力的商业公司加入遥感开发和应用领域。它们不仅为遥感行业带入了大量资金,引进了大批优秀的人才,而且使得应用成本快速下降,使遥感成为一项磅礴的"朝阳"产业。

2.3　全球导航卫星系统

2.3.1　概念

　　1957 年,苏联发射第一颗人造地球卫星,人类开启了星基导航时代。随后美国提出"反向观测"设想并付诸实践,为现代全球卫星定位奠定了基础。1973年,美国国防部牵头开始着手研发能够满足陆海空三军需要的"导航卫星定时和测距全球定位系统"(navigation satellite timing and ranging global positioning system),简称全球定位系统(Global Positioning System,GPS),它是能进行海、陆、空全方位、高准确度地授时、实时定位、导航和测速的综合性卫星导航定位系统,而且具有良好的抗干扰性和保密性,是人类历史上第一个真正意义上的全球导航卫星系统(global navigation satellite system,GNSS)。GNSS 的主要功能集中在三个方面:授时、定位和导航,其中授时是基础,定位是前提,导航是核心,但凡能在广大范围内实现精确定位和科学导航功能的设备和技术系统都应该纳入GNSS 的范畴,但实际应用中考虑到覆盖范围,往往指的是星基定位导航系统,其内涵远超早期单一的定位系统 GPS,因此对于"3S"中的"GPS"也慢慢地被"GNSS"代替,本节将对 GNSS 进行简要概述。

2.3.2　系统组成

　　一个完整的全球导航卫星系统由地面支撑系统、空间系统和用户设备三个部分组成(图 2.7)。

　　(1)地面支撑系统:包括主控制站和监测站,用于跟踪、测量、计算及预报卫星轨道并对星上设备及整个系统的工作进行控制、监测、管理和维护;

　　(2)空间系统:指发射到太空中的运行卫星和备用卫星,由多颗卫星构成空间导航网;

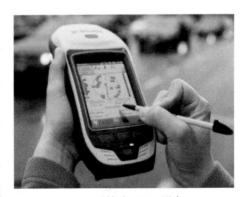

图 2.7　手持式 GNSS 设备

　　(3)用户设备:GNSS 的用户虽然有民用客户和军用客户之分,但用户设备通常是由接收机、定时器、数据预处理机、计算机和显示器等组成。它接收卫星发来的微弱信号,从中解译出卫星轨道参数和定时信息等,同时测出导航参数,再由计算机算出用户的位置坐标和速度矢量分量以实现实时导航和定位。用户定位设备分为单人(如手持式 GPS 接收机)、车载、舰载、机载、弹载和星载等多种类型,空间流行病学研究者主要是使用手持式设备进行定位采集空间位置信息。

2.3.3 定位原理

在 GNSS 所有功能中,授时是基础,定位是前提,卫星系统内部使用高精度的原子钟和星历,保证同步的精确时间。多颗卫星与地面点位之间采用三角定位,通过记录信号传输时间来量测距离,以距离判定目标相对卫星的位置(图 2.8)。

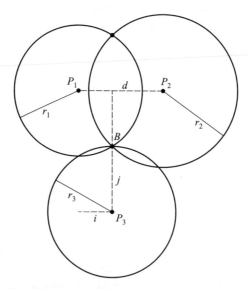

图 2.8 GNSS 定位原理

P_1、P_2、P_3 分别表示三颗卫星所在位置,以它们为球心,各自到目标点的距离为半径绘制球面,三球相交的地方就是目标地,从而确定位置坐标。理论上讲三颗卫星就可以定位,如果要获得更精确的定位,则必定要再测量第四颗卫星。由于一般 GNSS 接收机端并未安装精密的原子钟,接收到的时间存在误差,故测算出来的距离就存在误差(也称为伪距),因此需要引进第四颗卫星进行时间纠偏,保证时间上的同步(图 2.9),因此为了实现高精度的定位,要求至少接收到四颗卫星的信号(樊华,2012)。

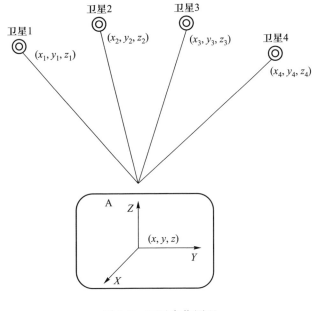

图 2.9   四星定位原理

2.3.4   系统特点

2.3.4.1   覆盖面广

GNSS 卫星在离地面数千千米的高空上,以数小时的周期在各自轨道上环绕地球运行,使得在任意时刻,在地面上的任意位置都可以同时观测到四颗以上的卫星,从而实现全地表四星覆盖,可以保证定位和导航的精度。

2.3.4.2   时效性强

随着 GNSS 系统的不断完善和软件的不断更新,目前,20 km 以内相对静态定位,仅需 15~20 分钟;快速静态相对定位测量时,当每个流动站与基准站相距在 15 km 以内时,流动站观测时间只需 1~2 分钟,可实现随时定位,耗时 1 s以内。

2.3.4.3   适应性好

利用 GNSS 进行观测测量可在一天 24 小时内的任何时间进行,不受阴天黑夜、起雾刮风、雨雪等任何气候因素的影响,测站间无须通视,可以全天候工作。

2.3.4.4 精度高

三维定向、定点、定速、定时精度高,单机定位精度优于 10 m,采用差分定位,精度可达厘米级和毫米级,速度误差小于 0.0 1m/s,授时精度达到 20 ns。GNSS 测量可同时精确测定测站平面位置和大地高程,目前已经超过四等水准测量的精度,且直接采用全球统一的 WGS-84 坐标系统,不同测点之间的测量成果相互关联,不需要进行坐标转换。

2.3.4.5 应用广

GNSS 可用于与定向、定位、导航、授时有关的所有应用,已经作为一种先进的技术手段融入国民经济建设、国防建设、公共卫生和社会发展的各个应用领域,是继通信、互联网之后的第三大高科技应用技术。

2.3.4.6 操作简便

GNSS 只要能接收到信号就可进行定向、定位和导航,操作简便,速度快捷。随着计算机技术的发展,接收机的自动化程度越来越高,极大地减轻了测量的工作量和劳动强度。

2.3.5 GNSS 的分类

广义上的 GNSS 分类方法有以下几种。

2.3.5.1 按服务区域划分

- 全球 GNSS:信号覆盖全球,可以为全球用户提供服务,如美国的 GPS 系统,俄罗斯的 GLONASS 系统。
- 区域 GNSS:信号不覆盖全球,只针对特定区域用户提供服务,如我国的北斗卫星导航系统。

2.3.5.2 按应用领域划分

从大的应用领域可分为军用 GNSS 和民用 GNSS;从具体应用领域可分为军事制导、交通导航、大地测量、工程测试和空间监测等;也可以根据研究对象进一步细分为各种专题 GNSS。

2.3.6　GNSS 的功能

作为一种实时、动态、高精度地对地观测技术,GNSS 主要实现以下功能:

(1)准确授时:利用 GNSS 卫星上携带的原子钟传送和播报精确的时间与频率信息,服务于整个生产和生活过程;

(2)实时定位:主要是为船舶、汽车、飞机等运动物体进行定位导航,为跟踪锁定目标、提前规划选线、信息查询、远程指挥、精细操作、应急救援和智慧城市等提供服务,在空间流行病学中往往用于定位、疫区范围划定、传播路线等与空间相关的问题分析;

(3)精确制导:主要应用在导弹、无人机和卫星等军事领域;

(4)动态监测:大地测量、控制测量、道路和各种线路放样等,特别是水下、地下地形测量及变形监测。

2.3.7　GNSS 发展历史

GNSS 是利用人造地球卫星为大地测量服务的一门技术,它主要是在地面上观测人造地球卫星,通过测定卫星位置的方法,来解决诸如地面点位相对位置、地球形状和大小等一系列大地测量问题。

人造地球卫星早期仅仅作为一种空间观测目标,由地面上的观测站对卫星的瞬间位置进行摄影测量,测定测站点至卫星的方向,建立卫星三角网。同时也利用激光技术测定观测站至卫星的距离,建立卫星测距三角网。通过这两种观测方法,均可以实现地面点的定位,也能进行大陆同海岛的联测定位,解决了常规大地测量难以实现的远距离联测定位问题,这是常规定位技术望尘莫及的。

2.3.7.1　苏联第一颗人造地球卫星

1957 年 10 月 4 日,苏联成功发射了世界上第一颗人造地球卫星,这是人类在空间技术领域取得的重大突破(刘美生,2006),它被用于科学研究和空间考察,包括空间各类信息的采集、跟踪、定轨、通信、卫星性能考查等实验性研究,但当它作为一个已知的空间信号源成功播发信号时,就意味着一个可以用于测距、定位和导航的共享技术平台的诞生,标志着一个星基导航时代的到来。

2.3.7.2　卫星多普勒导航系统

在苏美争霸年代,苏联卫星的升空迅速引起了美国的注意。美国霍普金斯大学应用物理实验室的研究人员提出一个"反向观测"设想:有了地面已知点可求得在轨卫星的空间坐标,反过来如果知道卫星的轨道参数也能求解出地面观测者的点位坐标。这个设想奠定了GNSS的理论基础,即把在轨卫星作为空间的动态已知点,通过测量卫星的多普勒频移,解算出观测者的坐标数据,进而实现运动目标的定位和导航功能,并直接催生了世界上第一代卫星导航系统——美国海军卫星导航系统(Navy Navigation Satellite System, NNSS),卫星是沿地球的子午圈轨道运行,即通过地球的南北两极上空,所以又称为子午卫星导航系统(Transit Navigation Satellite System, TRANSIT)。自1963年12月开始,陆续发射了6颗工作卫星,组建起分布在6个轨道的子午卫星星座,轨道离地高1070 km,卫星运行周期约为107分钟,接近2小时(刘美生,2006)。

在美国TRANSIT系统的启迪下,苏联于1965年推出12颗卫星构成星座,轨高1000千米,卫星运行周期约为10分钟,采用双频率播发信号的奇卡达系统(CICADA)。法国于20世纪80年代建立起基于多普勒定位原理的星载多普勒定轨定位系统(Doppler Orbitography and Radio-positioning Integrated by Satellite, DORIS),采用子午卫星导航系统导航定位的"反向"工作模式,5天测量的定位精度可达到数十厘米。

后来的研究者将基于测量多普勒频移的TRANSIT、CICADA和DORIS系统称作卫星多普勒导航技术。因为它们"全球性""动态性""全天候"属性,更是因为其单机定位精度可达米级,多机联测定位精度可达亚米级,多普勒导航技术在世界范围内得到了广泛的应用,为卫星定位、导航技术的发展积累了实践经验,也为各国积极参与GNSS研发提供了持续的动力。

2.3.7.3 美国的GPS

美国的TRANSIT尽管出尽了风头,但在实际应用中仍然存在观测时间长、定位速度慢、制导精度低,不能满足连续实时三维导航的要求,尤其不能满足军方对高速动态目标(如飞机、导弹)的精确制导,1973年12月,美国空军牵头研制满足各军种使用要求的全球定位系统,直至1994年3月10日,24颗工作卫星全部进入预定轨道,GPS全面投入正常运行。通过实践检验各项技术性能均达到了预期指标,其中粗码(CA码)的定位精度高达20 m,远远超过设计指标(刘美生,2006)。

2.3.7.4 俄罗斯的GLONASS

俄罗斯的GLONASS是对苏联全球导航卫星系统的继承和发展。1982年10月12日,第一颗GLONASS卫星成功发射,1996年1月18日完成24颗卫星在轨,空间星座由24颗卫星组成,其中21颗工作卫星,3颗在轨备用卫星,分布在3个近似为圆的轨道面上,每个轨道上均匀分布8颗卫星,卫星运行周期11小时 15 分,轨道面互成 120° 夹角,这样的分布可以保证地球上任何地方任一时刻都能收到至少 4 颗卫星的导航信号,从而保证连续性和高精度。GLONASS 的主要作用是实现全球、全天候实时导航与定位以及各种等级和种类的测量,单点定位精度水平方向为 16 m,垂直方向为 25 m。苏联解体后,俄罗斯通过了 GLONASS 渐进增强计划并付诸实施,将定位精度提高到 10~15 m,授时精度提高到 20~30 ns,速度精度达到 0.01 m/s(刘美生,2006)。

2.3.7.5　我国北斗卫星导航系统

北斗卫星导航系统(Beidou Navigation Satellite System, BDS)于 2004 年开始启动建设,到 2012 年完成了对亚太大部分地区的覆盖并正式提供定位、测速、授时服务,定位精度为 10 m,测速精度 0.2 m/s,授时精度 10 ns,在 2019 年完成了对全球的覆盖,为全球用户提供高精度的服务。北斗卫星导航系统与 GPS 和 GLONASS 类似,由星座(两颗地球同步卫星、一颗在轨备份卫星)、地面控制系统(控制中心和标校系统)和用户设备三部分组成。卫星定点于东经 80° 和 140° 的离地高 36000 km 的地球同步轨道上,覆盖范围为北纬 5°~55°,东经 70°~140°,采用主动式有源双向询问–应答方式定位。北斗卫星导航系统和 GPS 的主要区别是技术体制,GPS 是一个接收型的定位系统,用户只要接收就可以进行定位,不受容量的限制,而北斗系统的最大优势是在导航定位增加了通信功能。

2.3.7.6　欧盟的伽利略系统

1999 年,欧盟 15 国伽利略卫星导航系统(Galileo Positioning System, GALILEO)计划出台,星座由均匀分布在 3 个轨道中的 30 颗卫星组成,每个轨道上有 9 颗工作卫星和 1 颗备用卫星,轨道离地高约 24000 km,可提供 3 种服务信号:对普通用户提供免费的基本服务;对特定用户提供加密且需注册付费的服务;对盟友国家的防务提供高精度加密服务,其提供数据的精度依次提高,用户可根据需要进行选择。2016 年 12 月 15 日,欧洲空间局(European Space Agency, ESA)宣布伽利略卫星导航系统正式提供服务。

目前,美国 GPS、俄罗斯 GLONASS 和我国 BDS 覆盖全球。欧盟 GALILEO 则为在初期部署阶段,刚刚开始提供初级服务,预计最早到 2020 年才能够充分运作。其他一些国家(如日本和印度),都在发展区域卫星导航系统。

2.3.8　GNSS 应用领域

2.3.8.1　传统领域

全球定位导航技术从一开始便打上深深的军事烙印,各国研制建造庞大的

GNSS 的根本目的是为了满足各军种的军事需要,掌握在世界范围内实施精确、快速定位和导航的高端技术,进而掌握制空权。GNSS 技术广泛应用于飞机导航、导弹制导、导弹拦截及目标精准打击、作战指挥、发射阵地快速定位和外弹道测量等军事领域。随着部分军事功能的解禁和军转民用的推广,GNSS 技术也在个人位置服务、气象应用、道路交通管理、应急救援、地球物理、大地测量、水土保持、地质灾害监测、工程建设、资源勘探、海洋渔业和交通运输等领域得到广泛应用,并正在引发一场新的技术革命。

2.3.8.2　公共健康领域

GNSS 在公共健康领域的应用多是获取疾病或其他事件的位置坐标,因此较少单独使用该技术,多是与 GIS、RS 等技术一起使用。

(1)流行病学:田文强(2001)利用 GNSS 技术采集疟疾传播地理空间数据,根据气候因素与疟疾传播的相关分析,建立气候因素多元回归方程模型预测疟疾发病率,实现定量预测全球气候变暖对当地疟疾传播的影响。闫东等(2009)将 GNSS 引入到河北省鼠疫防治工作中,利用 GNSS 采集鼠疫监测和疫区处理过程中的各种数据,更加准确地确定所抽样方的具体位置,卫星导航功能可以快速地找到布夹位置、曾调查过的样方、历史疫点,以提高鼠疫监测数据的准确性、科学性和可靠性(蔡黎,2009)。

(2)环境健康与职业健康:吕尚标等(2009)在鄱阳湖区应用 GNSS 等技术提高该地区查灭螺方案的科学性、规范性,带来可观的经济、社会和环境效益。吴晓军等(2013)按水系调查丘陵山区历史有螺环境和当前有螺环境,并应用 GNSS 现场采集历史有螺环境和当前螺环境的地理坐标数据定位分析钉螺孳生环境特点及分布规律,结果显示当前有螺环境和历史有螺环境均沿水系聚集性分布。毛亚青等(2016)设计了一种基于车载 GNSS 终端的城市环境健康监测平台,准确地监测环境质量状况,弥补了当前宏观环境监测的不足,为有效控制环境污染及解决职业病问题提供了有力参考。

(3)医疗卫生管理:唐继海等(2008)将 GNSS 测定的经纬度坐标值录入对应的各预防接种门诊数据库中,建立预防接种门诊基础数据库。将各预防接种门诊的地点、覆盖范围及其利用情况与地图信息相结合,从而建立预防接种门诊空间信息管理数据库,实现对预防接种门诊的管理和合理配置。

(4)突发公共卫生事件:徐敏等(2010)对 2009 年深圳市的甲型 H1N1 流感疫情开展了基于 3S 的时空聚集性分析,结果显示深圳市流感疫情的时空聚集性重点表现在 9 月上旬与香港相接的南部地区,为及时采取防控措施提供有力支持。

2.3.9 GNSS 发展趋势

GNSS 的发展主要呈现出下面几大趋势（陈淋汐，2008）。

（1）智能化：GNSS 应用终端将向智能化和自动化方向发展，硬件、应用技术和数据处理等方面会继续不断地改善和提高，价格更便宜，硬件更小更轻，应用功能更多，使用更方便。

（2）民用化：随着和平与发展成为当今世界的主题，GNSS 技术民用化的趋势越来越明显。全球定位和导航技术在民用领域发展潜力巨大，伴随着智能手机的全面普及，GNSS 走入我们的生活并深刻地影响和改变着我们的生活，为购物、出行提供更多的便利。

（3）兼容化：在将来较长一段时期内，用户将面对四大系统（GPS、GLONASS、BDS、GALILEO）近百颗导航卫星同时并存、互相兼容的局面，各系统民用部分也将呈现彼此补充、共享的态势。

（4）产业化：当前，GNSS 产业已经成为国际上八大无线产业［无线本地环路、蓝牙、直播卫星（DBS）、全球导航卫星系统、个人通信系统（PCS）、将来卫星计划、小孔径天线地面接收站（VSATs）和 Wi-Fi］之一，也是目前世界上发展最快的三大信息产业（信息传输、计算机服务和软件开发）之一。世界各国都在瞄准这一巨大市场，积极投入，不断加快 GNSS 产业化的步伐。

参 考 文 献

蔡黎．湖北省农村社区疟疾干预策略与效果评价［D］.华中科技大学硕士研究生学位论文，2009.

陈淋汐．现代信息服务业区域发展水平评估研究［D］.对外经济贸易大学硕士研究生学位论文，2008.

陈述彭．地理信息系统导论［M］.北京：科学出版社，1999.

樊华．基于 GPS/GLONASS 组合定位算法研究［D］.华东交通大学硕士研究生学位论文，2012.

贺威．传感器与遥感影像的辐射校正方法探索［D］.燕山大学硕士研究生学位论文，2005.

黄杏元．GIS 概论［M］.北京：高等教育出版社，2001.

姜俊，杨瑞霞．ComGIS 在突发性传染病防治中的应用研究［J］.河南科学，2003（6）：831-834.

李杰.GPS 潮汐测量及应用［D］.国家海洋局第一海洋研究所硕士研究生学位论文，2009.

连尉平，卢大伟，邹锐，等.遥感卫星的防震减灾应用研究［J］.国际地震动态，2009（11）：21-28.

林涛，姜庆五．地理信息系统与遥感遥测技术在公共卫生领域的应用［J］.中华预防医学杂志,2002,36(6):424-426.

林涛.遥感图像用于日本血吸虫中间宿主——钉螺生态的研究[D].复旦大学硕士研究生学位论文,2001.

刘美生.全球定位系统及其应用综述(一)——导航定位技术发展的沿革[J].中国测试技术,2006(5):1-7.

卢洁.基于区域聚类的SAR图像分割方法研究[D].合肥工业大学硕士研究生学位论文,2011.

陆守一,陈飞翔.地理信息系统[M].北京:高等教育出版社,2017.

罗珍胄.空间统计学方法在某市淋病疫情时空聚集性特征研究中的应用[D].中南大学硕士研究生学位论文,2010.

吕尚标,陈红根,徐邦和,等.全球定位仪在鄱阳湖区查螺中的应用[J].中国血吸虫病防治杂志,2009,21(6):538-539.

毛亚青,胡展鹏,俞啸,等.基于车载GPS终端的城市环境健康监测平台设计[J].电子技术应用,2016(5):68-70.

梅安新,彭望琭,秦其明,等.遥感导论[M].北京:高等教育出版社,2001.

梅安新,彭望琭,秦其明,等.遥感导论[M].北京:高等教育出版社,2004.

牛建军.地理信息系统(GIS)及其在公共卫生领域中的应用[J].海峡预防医学杂志,2007(1):25-27.

任云霞.基于RS/GIS的绿洲土壤盐渍化特征分析——以开都河流域下游绿洲为例[D].新疆师范大学硕士研究生学位论文,2011.

汤国安,刘学军,闾国年,等.地理信息系统教程[M].北京:高等教育出版社,2007.

唐继海,陆志坚,刘丹青.地理信息系统和全球卫星定位系统在预防接种门诊空间管理中的应用[J].中国疫苗与免疫,2008,14(4):162-164.

田文强.气候因素对疟疾传播影响的建模研究[D].中国预防医学科学院中国疾病预防控制中心研究生学位,2001.

王海花,刘耀龙,阎成赟.遥感技术在全球变化研究中的应用[J].环境科学与管理,2009(1):156-161.

王宋辉.基于GIS与RS的矿区土地利用动态变化研究[D].合肥工业大学硕士研究生学位论文,2005.

王增亮.高分辨率遥感影像在探测湖沼地区钉螺孳生地中的应用[D].复旦大学硕士研究生学位论文,2013.

王增亮,高杰,陶波,等.应用高分辨率中巴资源卫星遥感图像探测湖沼地区钉螺孳生地的初步研究.中国血吸虫病防治杂志,2012,24(6):640-644.

王志辉.基于MODIS的淡水湖泊富营养化状况遥感监测[D].华中科技大学硕士研究生学位论文,2007.

邬伦.地理信息系统原理方法和应用[M].北京:科学出版社,2001.

吴晓军,陈世军,李水明,等.句容市丘陵山区钉螺孳生环境特点及定位分析[J].中国血吸虫病防治杂志,2013,25(1):59-60.

徐敏,曹春香,程锦泉,等.甲流感疫情时空聚集性的GIS分析[J].地球信息科学学报,2010,12(5):707-712.

闫东,史献明,崔耀仁,等.GPS 在河北省鼠疫防治中的应用探讨[J].中国地方病防治杂志,2009(1):62-64.

叶成名.基于数字地球平台的地学信息资源整合初步研究[D].成都理工大学硕士研究生学位论文,2007.

于厚钢.高动态 GPS 卫星信号模拟器的基带数字信号处理实现[D].北京邮电大学硕士研究生学位论文,2009.

张健钦.基于遥感和智能体的鄱阳湖区血吸虫病监测和模拟研究[D].中国科学院遥感应用研究所博士研究生学位论文,2006.

张勇.基于 6S 辐射传输模型的大气校正研究与应用[D].中南大学硕士研究生学位论文,2014.

赵楠.基于 DSP 的卫星定位信号处理算法的研究[D].西北工业大学硕士研究生学位论文,2006.

赵胜林.一种 GPS 导航定位仪设计与应用研究[D].哈尔滨工业大学硕士研究生学位论文,2005.

朱京海,梁婷,徐光,等.问鼎:无人机遥感技术在环境保护领域中的应用进展[J].环境保护科学,2013(4):97-100.

Bullen N, Moon G, Jones K. Defining localities for health planning: a GIS approach[J]. Soc Sci Med,1996,42(6):801-16.

Chwastek J, Dworak TZ. Satellite remote sensing of industrial air pollution in the Cracow special protected area[J]. J Environ Pathol Toxicol Oncol,1990,10(6):288-9.

Kitron U, Kazmierczak JJ. Spatial analysis of the distribution of Lyme disease in Wisconsin[J]. Am J Epidemiol,1997, 145 (6):558-566.

Kusumayati A, Gross R. Ecological and geographic characteristics predict nutritional status of communities: rapid assessment for poor villages[J]. Health Policy Plan,1998,13(4):408-16.

Omumbo JA1, Hay SI, Snow RW, Tatem AJ, Rogers DJ. Modelling malaria risk in East Africa at high-spatial resolution. Trop Med Int Health,2005,10(6):557-66.

Valjus J, Hongisto M, Verkasalo P, et al.Residential exposure to magnetic fields generated by 110-400 kV power lines in Finland. Bioelectromagnetics,1995,16(6):365-76.

Zhang ZJ, Ward MP, Gao J, et al.Remote sensing and disease control in China: past, present and future [J].Parasites & Vectors, 2013, 6:11.

第3章

公共健康空间数据库的构建

3.1 空 间 数 据

3.1.1 空间数据的概念

现实世界中地理现象异常复杂,有自然地物、人文地物等,各种地物形状各异、关系复杂,在空间分析中人们常将它们抽象为空间对象,或称空间目标、空间实体(龚健雅,2001)。空间对象指具有特定的位置和形态特征并具有地理意义的地理空间的物体,是数字表示的物体,它不仅反映事物和现象的本质内容,而且反映它们在地理空间中的位置、分布状况以及它们之间的相互关系,具有定位、定性、时间和空间关系等特征:

- 定位特征:空间目标所在的地理位置或在已知坐标系里唯一的空间位置;
- 定性特征:空间目标的实际现象或属性特征,它伴随着目标的地理位置;
- 时间特征:空间目标或现象随时间的变换而发生相应变化;
- 空间关系:空间目标之间的位置关系,包括拓扑空间关系、顺序空间关系和度量空间关系,最常用的是空间拓扑关系。

而与空间对象的空间地理分布有关的信息即空间数据,也称为地理数据,它是表示地理系统诸要素的数量、质量、分布特征、相互联系和变化规律等信息以及相关的图、文、声、像等的总称(邬伦,2004)。空间数据作为数据的一种特殊形式,自身具备一些特性,主要概括为以下几个方面(郭仁忠,2005;王远飞,2007;吴秀琴,2011)。

(1)空间性:是空间对象的位置、形态以及由此产生的系列特性,是空间数据的最基本特性。空间性导致其分析更为复杂,不仅要对空间对象的位置和形态进行分析处理,还要处理空间对象之间的相互关系,这也是空间数据库的组织比非空间数据库复杂得多的原因之一。

(2)抽样性:为了能以数字的方式对其进行描述,必须对连续空间对象进行离散化处理,即以有限的抽样数据表达无限的连续物体。抽样方法根据研究目的与空间实体的形态特征的不同而不同;抽样的基本准则是力求准确地描述空间对象的全局和局部的形态特征。

(3)概括性:指对物体形态的简化综合以及对物体的取舍,主要针对空间对象的详细程度,在一个空间数据库中,由于主题不同,可能需要舍去次要的地物,或者对一些地物的形态在抽样的基础上进行进一步简化。

(4)多态性:空间数据的多态性包括两方面含义,一方面是指同样地物在不同情况下的形态差异,另一方面是不同地物占据同样的空间位置。例如,医院一般是面状地物,但是比例尺变小后,医院作为一个医疗点存储于空间数据库中。道路本身是具有一定宽度的条带状的面状地物,但是在空间数据库中可能表示为一条线或者双向线。不同地物处于相同的空间位置,主要表现为不同主题数据在空间位置上的重叠。例如,一条高速公路不仅是线要素,在不同的线段上又与省界、县界重叠。

(5)多时空性:空间数据具有很强的时空特性。空间数据库存储的数据源既有同一时间不同空间的数据系列,也有同一空间不同时间序列的数据。

3.1.2　空间数据的类型

在空间分析中,按照其特征,空间数据可分为空间特征数据(定位数据)、专题属性数据(非定位数据)和时间属性数据(尺度数据)(图3.1)(邬伦,2004)。在绝大多数应用中,时间属性数据和专题属性数据结合在一起共同作为属性特征数据,而空间特征数据和属性特征数据结合,统称为空间数据(或地理数据),其中空间特征数据占主导地位。

3.1.2.1　空间特征数据

空间特征数据记录空间实体的位置、几何特征和拓扑关系。

(1)空间位置:可以由不同的坐标系统来描述,如经纬度坐标、一些标准的地图投影坐标或是任意的直角坐标等。

(2)几何特征:指空间物体的形状和大小等。

(3)拓扑关系:是空间信息系统所独有的。人类对空间目标的定位不是通过记忆其空间坐标,而是确定某一目标与其他更熟悉的目标间的空间位置关系,

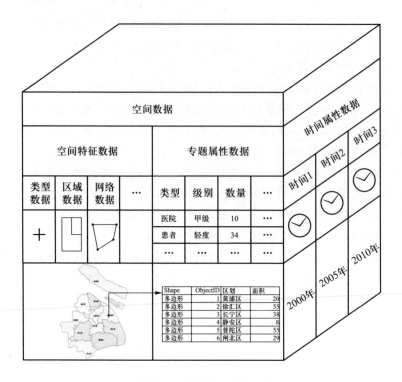

图 3.1   空间数据的构成

而这种关系往往也是拓扑关系(如某个医院位于哪个街道或路口)。

空间特征数据按空间实体的几何形状可以抽象为点、线、面、体四种类型(龚健雅,2001),由于体是从三维角度进行观测,在流行病研究中应用较少,在本章中不做介绍。点、线、面三种空间特征数据按其表示地理现象的不同又可以细分为 7 种类型(图 3.2)(邬伦,2004):

- 类型数据:如医院地点、道路线和有毒物质扩散分布等。
- 区域数据:如发病区域的中心点、行政区域界线和行政单元等。
- 网络数据:如道路交点、街道和街区等。
- 样本数据:如气象站、航线和室外样方的分布区等。
- 曲面数据:如高程点、等高线和等值区域。
- 文本数据:如地名、道路名称和区域名称。
- 符号数据:如点状符号、线状符号和面状符号等。

由此可以看出,对于点实体,它有可能是点状地物、面状地物的中心点、线状地物的交点、定位点、注记、点状符号等;对于线实体和面实体,也可按照上面的 7 种类型得出其描述内容,因此,空间特征数据的分类是相对的,不同类型的空间特征数据之间是可以相互转换的。

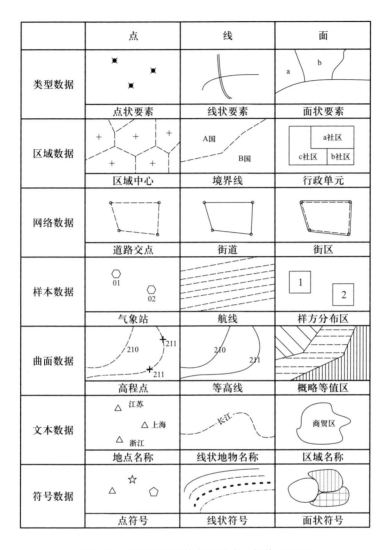

图 3.2　空间数据及其表现形式（邬伦,2004）

3.1.2.2　专题属性数据

专题属性数据是指侧重于描述某一专题的属性数据,针对不同的专题应用,需要根据对数据的需求,确定数据项,进行数据采集,例如,公共健康专题数据包括某医疗点的病例统计数据、某一行政区的人口密度、社会经济指标、空气污染程度、动物疫病状况(发生数、死亡数等)、疫病风险因素(如昆虫媒介、动物移动等)等数据项,这类特征数据通常以数字、符号、文本等形式组织,在其他信息系统中均可存储和处理。

根据计量尺度(由低级到高级、由粗略到精确)的不同,专题属性数据分为以下四种类型:

(1)定类数据:也称为无序分类数据或名义类别数据,说明的是事物的品质特征,不能用数值表示,表现为类别,并且不能区分顺序,没有大小的比较。例如,血型、性别、宗教类型、种族划分、地理区域及出生地等都属于此类数据。

(2)定序数据:也称为有序分类数据或顺序数据或序数类别数据,说明的也是事物的品质特征,基于它可为事物排序,同样不能用数值表示,其结果表现为类别,但能区分顺序,可以进行大小比较。例如,在居民健康分析中使用定序数据为各个区县的卫生环境排序。

(3)定距数据:也称为区间类别数据,说明的是事物的数量特征,能够用数值表示,其结果表现为数值,可进行加、减运算,但不能进行乘除运算,它没有绝对的零点,如温度的"0",不表示没有温度。

(4)定比数据:也称为比率类别数据,说明的也是事物的数量特征,能够用数值表示,其结果表现为数值,可进行加、减、乘、除运算,并且它有绝对零点,如长度的"0",就表示没有长度。

定距数据和定比数据也称为定量数据或连续型数据,在统计分析中两者通常不需要区分,而定类数据和定序数据也称为定性数据或分类型数据,它们在统计分析中则需要明确区分,见表 3.1 对四种类型的专题属性数据的举例说明。

表 3.1　四种类型的专题属性数据的举例说明

专题属性数据	甲、乙二人的生命现象	记录精度	计算方法	信息数量
定类数据	甲、乙有生命	很低	不能计算,只能判断	①甲、乙有生命
定序数据	甲为中年人,乙为少年人	较低	=、≠、>、<	①甲、乙有生命; ②甲生命时间较乙长
定距数据	甲生于 1983 年,乙生于 2002 年	较高	=、≠、>、<、+、-	①甲、乙有生命; ②甲生命时间较乙长; ③甲比乙大 20 岁
定比数据	甲为 34 岁,乙为 17 岁	很高	=、≠、>、<、+、-、×、÷	①甲、乙有生命; ②甲生命时间较乙长; ③甲比乙大 20 岁; ④甲年龄为乙的 2 倍

3.1.2.3　时间属性数据

时间属性是指空间目标或采集的数据随时间变化而变化。空间数据总是在某一特定时间点或时段采集得到或计算产生的,由于有些空间数据随时间变化相对较慢,因而容易被忽略;有时时间可以被看作一个专题特征。本书中将专题属性数据和时间属性数据统称为属性特征数据。

3.1.3　空间数据的结构

空间数据的结构是指空间数据适合于计算机存储、管理、处理的逻辑结构,换句话说,是指在计算机中空间数据以什么形式存储和处理(胡鹏,2002;秦昆,2010;杨慧,2013),主要指空间特征数据的结构。空间数据库中最常用的空间数据结构有两种:矢量数据结构和栅格数据结构,它们都可用来描述地理实体的点、线、面、体四种基本类型,现实世界中的所有地理实体都可以通过这两种数据结构来表示(图3.3)。

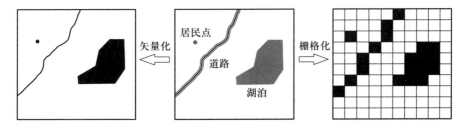

图 3.3　矢量和栅格数据结构表达

3.1.3.1　栅格数据结构

栅格数据结构,又称为网格结构(raster 或 grid cell)或像元结构(pixel),是最简单、最直观的空间数据结构,该结构将空间分割成大小规则、紧密相邻、均匀分布的网格阵列,网格单元称为像元或像素,每个网格给出相应的属性值来表示空间实体的特征,其坐标位置可以用行号和列号确定,像元大小决定栅格数据点的精确程度(图3.4):点实体在栅格数据结构中由一个像元表示,线实体由一系列相互连接的像元串的集合组成,面实体则由聚集在一起的相邻像元团块表示(图3.3),它们实际上在计算机中以栅格矩阵表示。

栅格阵列类似于数学中的矩阵,在计算机中容易存储、操作和显示,因此这种数据结构算法简单,容易实现,且易于扩充和修改,给空间数据处理带来了极大的方便,遥感影像数据通常以栅格结构组织。二维表示的栅格数据结构有栅

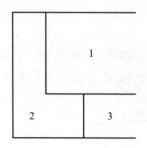

图 3.4　栅格矩阵结构示意图

格矩阵结构、游程编码结构和四叉树结构。

栅格数据的数据量与格网间距的平方成反比,空间目标的几何精度越高,栅格数据量越大。由于栅格数据只使用行和列作为空间实体的位置标识,因此难以对空间实体的拓扑信息进行表示,限制了网络分析等操作在栅格数据上的应用。栅格数据结构不是面向实体的,要想得到各种实体信息,需要进一步识别和分离,例如,对点实体的识别需要采用匹配技术,对线实体的识别需采用边缘检测技术,对面实体的识别则需采用影像分类技术,这些技术还不是十分完善,不能保证完全正确,对提取的结果还需要人工检查。

3.1.3.2　矢量数据结构

矢量数据结构利用欧几里得几何学中的点、线、面及其组合体表示目标实体的空间分布,它直观地表达地理空间、精确地表示实体的空间位置,且能够通过拓扑关系来描述各个实体之间的空间关系,有利于空间分析的实现。矢量数据结构能方便地进行比例尺变换、投影转换以及输出到绘图仪和其他显示设备上。

在矢量数据结构中,不同的空间要素具有不同的矢量维数。点要素的维数为零,只有位置性质,即由独立的坐标对来表达。线要素是一维,由一系列坐标点构成且有长度特性。线要素可以是平滑曲线或者是折线(相连的直线段),要素之间可以相交或相连成为网络。面要素是二维的且具有面积和边界性质,由首尾相连的多个线要素构成,其起止点重合,面要素的边界把区域分成内部和外部,面要素可以是单独的也可以是相连的,可以在其他面要素内形成岛,也可以是互相叠置的。

矢量数据结构作为一种基于线和边界的编码方法,其复杂性导致了操作和算法的复杂化,不能有效地支持影像等栅格数据的代数运算,例如,不能有效地实现点要素的叠加运算;空间实体需要逐点、逐线、逐面地查询;矢量与栅格数据不能直接运算(如联合查询和空间分析),在联合空间分析前必须进行数据格式转换。

3.1.3.3 两种数据结构的优缺点

为了有效地实现空间分析,需要矢量和栅格两种数据结构配合使用,同时在空间分析中实现两种数据结构的高效转换,它们的优缺点是互补的(龚健雅,2001;邬伦,2004),见表3.2所示。

表 3.2 栅格、矢量数据结构的优缺点比较

数据结构	优　　点	缺　　点
矢量数据结构	①数据结构严密,冗余度小,数据量小; ②空间拓扑关系清晰,易于网络分析; ③面向对象目标的,不仅能表达属性编码,而且能方便地记录每个目标的具体的属性描述信息; ④能够实现图形数据的恢复、更新和综合; ⑤图形显示质量好、精度高	①数据结构处理算法复杂; ②叠置分析与栅格组合比较难; ③数学模拟比较困难; ④空间分析技术上比较复杂,需要更复杂的软、硬件条件; ⑤显示与绘图成本比较高
栅格数据结构	①数据结构简单,易于算法实现; ②空间数据的叠置和组合容易,有利于与遥感数据的匹配应用和分析; ③各类空间分析、地理现象模拟较容易; ④输出方法快速简易,成本低廉	①图形数据量大,用大像元减小数据量时,精度和信息量受损失; ②难以建立空间网络连接关系; ③投影变化实现困难; ④图形数据质量低,地图输出不精美

3.1.3.4 矢栅一体化数据结构

对于面状地物,矢量数据通常采用边界表达的方法,即用多边形的边界和一内部点表示面状地物,多边形的中间区域则是空白。而栅格数据则用像素空间填充表达的方法,将多边形内每一点都直接与某一类地物联系。事实上,如果将矢量方法表示的线状地物也用像素空间填充表达的话,就能将矢量和栅格的概念辩证统一起来,进而发展矢量栅格一体化的数据结构(龚健雅,1992):假设在对一个线状目标数字化采集时,恰好在路径所经过的栅格内部获得了取样点,这样的取样数据就具有矢量和栅格双重性质。一方面,它保留了矢量的全部性质,以目标为单元直接聚集所有的位置信息,并能建立拓扑关系;另一方面,它建立了栅格与地物的关系,即路径上的任一点都直接与目标建立了联系。显然这种方法对于表示空间地物信息最为理想。

　　为了实现矢量与栅格一体化数据结构,需要对点、线、面目标数据结构的存储要求做如下的统一约定:

　　(1)点状目标:没有形状和面积,在计算机内部只需要表示该点的一个位置数据及与结点关联的弧段信息。

　　(2)线状目标:具有形状但没有面积,在计算机内部需用一组像素来填满整个路径,并表示该弧段相关的拓扑信息。

　　(3)面状目标:既有形状又有面积,在计算机内部需表示为由像素填满路径的一组边界和由边界围成的紧凑空间区域。

　　综上,为实现矢栅一体化数据结构,对点状地物、线状地物、面状地物采用面向目标的描述方法,因而保持矢量的特性,同时采用像素空间填充表达的方法建立位置与地物的联系,使之具有栅格的性质。从原理上说,这是一种以矢量的方式来组织栅格数据的数据结构,由于这种数据结构组织复杂,目前应用较少。

3.1.4　空间流行病学分类

　　上文从地理学角度讲解了空间数据的类型和结构,可见空间数据的复杂性,而从空间流行病学的应用角度,我们可以分为下面最为常见的三种类型:

　　(1)空间点模式数据:该类研究通常是获取研究区域内全部研究事件的位置,空间数据类型为点,是离散型的空间点(mapped point),空间数据结构为矢量数据结构,分析方法通常采用的是空间点模式分析(spatial point pattern analysis),以下简称点模式分析。

　　(2)面数据:该类研究通常是基于某种行政区划单位汇总研究事件的数据(aggregated data),空间数据类型为面,是连续的不间断的覆盖整个研究区域的多边形(polygon),空间数据结构为矢量数据结构,分析方法通常采用的是格数据分析(lattice data analysis)或称面数据分析。

　　(3)地统计数据:该类研究通常是基于研究区域内部分抽样点的研究事件的数据来预测整个研究区域内相关研究事件的数据,样本的空间数据类型为点,而预测结果的空间数据类型是连续地不间断、覆盖整个研究区域的栅格点(raster),样本的空间数据结构为矢量数据结构,而预测结果的空间数据结构为栅格数据结构,分析方法通常采用的是地统计数据分析(geostatistics)。

　　点模式数据、面数据和地统计数据的区分是相对的,它们相互之间是可以转换的,例如,如果以面数据的质心表示研究事件的位置,那么面数据就转换为点数据,只是点数据的属性为汇总的事件数据,我们这里以此区分的主要原因是它们的分析方法不同,正确识别它们对于空间流行病学数据分析非常重要,在后续的章节中也将以此为基础进行介绍。

3.2　数据收集与获取

3.2.1　空间数据来源

公共健康空间数据库中的数据内容包括基础地理数据(如电子化地图、基础地形图、交通道路)、自然环境数据(如地形、地貌、水系、植被、土地利用、气温、降水、辐射等)、社会经济数据(如人口总数、男女比例、年龄段人口等人口结构数据,人口密集区、人均生产总值、地区产业结构、交通情况)、公共健康行业信息数据(如公共健康基础数据、公共危险因素数据、疾病监测数据、应急预案数据、突发公共卫生事件管理)等各种空间特征和属性特征的数据(Rushton,2003;Kazda,2009;丁磊,2012)。

无论是原始采集的数据,还是再生和交换获取的数据,根据记录形式不同主要分为图形图像记录的数据和文字记录的数据两大类:前者主要有地图、照片、航空和遥感影像、规划图及工程图等,为空间流行病学特有的数据,属于空间特征数据;后者主要包括各类调查报告、法律文件、社会统计数据、疾病监测数据和现场调查的原始记录等,是经典流行病学的常用数据,属于属性特征数据。

3.2.1.1　地图数据

不同类型的地图是空间分析的基础数据源。无论是传统的纸质地图、电子地图还是其他地图,都是具有参考坐标系统的点、线、面的二维平面形式的表示,其中不仅含有实体的类型和属性,而且实体的类别或属性可以用各种不同的符号加以识别和表示。在使用地图数据时,地图投影所引起的变形需要加以重视,必要时要对地图进行投影变换或坐标转换。对于纸质地图,还需考虑因存放条件不同而发生变形,在应用时应进行修正。纸质地图的电子数据可通过手扶跟踪数字化或扫描数字化等方法建立电子化地图,也可以从当地的相关政府部门购买获得(如测绘部门)。

3.2.1.2　遥感影像数据

遥感影像数据具有实时性高、覆盖范围广、信息丰富客观等优点,是目前进行空间分析的重要数据来源。通过遥感影像可以快速、准确地获取大面积动态的和近似实时的各种综合的专题(如降雨、温度、植被覆盖、湿度等)信息。利用这些信息,可以与其他各方面的信息进行信息复合和综合分析。例如,疟疾发生时间会因为温度和湿度条件不同而变化,利用季节气候的遥感影像能很好地预测蚊子的分布趋势及通过其传播的疟原虫的平均传播水平。遥感作为空间数据更新的重要途径,为空间分析提供了丰富的信息,但是因为每种遥感影像都有其自身的成像规律和变形规律,因此应用遥感影像数据时要注意影像的校正、影像的分辨率和影像的解释特征等。遥感数据一般以栅格结构存储,主要用来提取矢量结构数据或生成数字正射影像数据,其种类和来源见本书第 2 章的介绍。

3.2.1.3　已有系统的空间数据

已建成的信息系统和数据库中的数据,也可以作为空间数据信息来源之一。例如,国家级别的国家基础地理信息数据库,各省、市建立的地方级基础地理信息数据库,国家统计部门的历年统计数据等。随着数据规范化、标准化的推广,不同系统之间数据的共享性和可交换性越来越强,大大拓展了数据的可用性,同时增加了数据的潜在价值。此外,不同方式获取的数据源,由于处理方式不尽相同,需要通过处理才能成为空间分析中有用的数据。这在后面的数据获取方式中会有详细讲解。

3.2.1.4　实时监测数据

通过户外监测、实地测量等获取的数据,尤其是 GPS 的定位数据,是获取空间数据的重要途径。例如,日本福岛核泄漏期间,我国的辐射自动监测站就对空气质量进行实时监测并记录;国内多个城市的 120 紧急救助指挥系统已在救护车中配备 GPS 设备,指挥中心可以通过 GPS 设备采集的数据,对救护车的位置进行实时监控。另外,流行病高发时期,国家权威部门实时发布的各地区疫情控制报告、受感染者数量等同样提供了实时监测数据。这些数据进入空间数据库后就可以进行实时分析和更进一步的应用。

3.2.1.5　文字符号数据

以文字、符号、数字表示的数据,在空间数据库中广泛存在和使用。例如,各种文字报告和立法文件及国民经济的各种统计数据等在公共健康管理中有很大的应用。整体来讲,文字符号数据主要有:空间要素的属性特征数据(如环境污染类型、土地类型数据、地名、医疗点名称和河流名称等)、测量数据、统计数据、调查数据、各种医疗法律文档数据、社会经济数据等各种形式的电子数据,可以通过手工录入或电子转换而来。

3.2.1.6　多媒体数据

随着互联网技术的快速发展,数字、图像、照片、声音、动画和影像,以及其他形式的多媒体资料(如微博、公众号等发布的信息)也常作为描述公共健康情况的数据。但是,对多媒体数据的采集需注意数据格式转换和数据精度、可信度等的问题。

3.2.2 空间数据的获取

根据空间数据在计算机中存储的逻辑结构不同,将空间数据的获取方式分为基于栅格结构的数据的获取、基于矢量结构的数据的获取和属性特征数据的获取(龚健雅,2001;金水高,2006;谢正苗,2007)。

3.2.2.1 基于栅格结构的数据获取

栅格结构的数据通过位置来表述空间实体,来源非常广泛,主要的获取途径有以下几种。

(1)遥感数据。遥感是利用航空和航天技术实时、动态地获取地表信息的重要手段,图像是遥感数据的主要表现形式。通过遥感手段获得的数字图像就是一种栅格数据,它是遥感传感器在某个特定的时间,对一个区域地面景象的辐射和反射能量的扫描抽样,并按不同的光谱段分光并量化后,以数字形式记录下来的栅格数据。

(2)来自扫描仪、摄像机等设备。扫描仪已经成为获取栅格数据的主要设备,它通过对纸质地图扫描,快速获取栅格数据。另外,通过摄像机可以获得各种目标地物的视频数据,对视频数据采样转换后也可以形成栅格数据。图 3.5 展示了部分数字化设备。

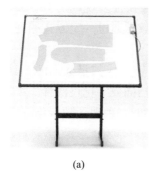
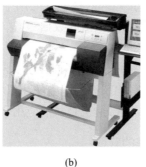
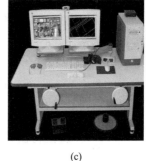

(a)   (b)   (c)

图 3.5　数字化设备:(a)数字化仪;(b)扫描仪;(c)遥感数据处理工作站

（3）由矢量数据转换而来。通过运用栅格化技术，把矢量数据转换成栅格数据。这种情况通常是为了方便空间分析中的某些操作，如重分类、叠加分析等，或者是为了得到更好的输出效果。

（4）规则点采样、不规则点采样和插值。在研究区域不大和数据分辨率要求不高的情况下，可以用规则点采样的方式获得栅格数据。在具体操作时，先将研究区域划分为均匀网格，然后记录每个网格的数值，就形成该区域的栅格数据。由于客观条件限制，规则点采样不太容易实现，当采样点不均匀分布，也可以通过插值得到地图中每个栅格点的数值。

3.2.2.2　基于矢量结构的数据获取

矢量数据的获取与输入对构建公共健康空间数据库是非常重要的。一般而言，矢量结构的空间数据的获取和输入的主要途径包括人机交互输入、栅格-矢量转换、直接采用现成数据及地图跟踪数字化等。

（1）人机交互输入：这是矢量空间数据获取和输入的一种最基本的方式。在获取和输入矢量空间数据时，通过人机交互方式，利用鼠标直接输入。另外，人机交互的输入方式也可以作为其他输入方式的辅助手段，对计算机自动识别的矢量数据进行人工修改。

（2）栅格-矢量转换：由于栅格数据和矢量数据之间可以相互转换，因此可以对栅格数据进行转换生成矢量数据。

（3）测量仪器获取：利用各种定位仪器设备采集空间数据，例如，利用 GPS 等可以快速测得空间任意一点的地理坐标。通常，利用这些设备得到的坐标是大地坐标（即经纬度数据），需要经过投影方可被空间数据库所使用。

（4）直接采用现有数据：在地理信息系统应用中，存在很多现成的 GIS 矢量数据，如各种软件商和数据提供商提供的数据等，这些数据通过一定方式的处理便可以直接使用。

（5）地图跟踪数字化：数字化仪是一种将地图图形转化成矢量数据的工具，是主要的数据输入设备。数字化仪有跟踪数字化仪和扫描数字化仪两种。纸质地图可以通过数字化仪方式输入，这也是目前应用较多的一种地图数字化方式。

3.2.2.3　属性特征数据的获取

属性特征数据主要来源于两种渠道：

（1）直接调查和科学试验：属性特征数据的直接来源，也称之为第一手或直接的属性数据，如流行病学的现场调查所获取的疾病数据资料；

（2）他人调查或试验的数据：属性特征数据的间接来源，也称为第二手或间接的属性数据。

数据调查是获取直接属性数据的主要来源,更是取得直接数据的重要手段。常用的统计调查方式主要有普查、抽样调查、重点调查、典型调查等。另外,还可以通过统计报表直接获取。统计报表是指按照国家有关法规,自上而下地统一布置,以企事业单位的原始记录和统计台账为依据,按照统一的表格、指标、时间和程序,自下而上地逐级定期提供统计资料的一种调查方式。

间接属性数据主要是调查人员通过搜集多种文献资料,摘取现成数据通过整理、融合、调整、归纳形成的。这些文献资料有些是公开出版的,如来自国家和地方统计部门以及各种报刊媒介的我国公开出版的社会经济统计数据(表 3.3)、联合国有关部门及世界各国定期出版的各种提供其公共卫生和居民健康状况的统计数据,当然也有些尚未公开。

表 3.3   国内提供属性特征数据的部分政府网站

中国政府及相关机构	网　　址	数据内容
国家统计局	http://www.stat.gov.cn	统计年鉴、统计月报等
国务院发展研究中心信息网	http://www.drcnet.com.cn	宏观经济、财经等
中国决策信息网	http://www.juece.gov.cn	决策知识与案例
公共卫生科学数据中心	http://www.phsciencedata.cn	疾病统计数据、法定传染病数据库等
国家人口与健康科学数据共享平台	http://www.ncmi.cn	国民体质健康数据、营养健康状况数据等
华通数据中心	http://data.acmr.com.cn	国家统计局授权的数据中心

除了上述公开出版的统计数据外,还可以通过其他渠道获取一些统计数据,如广泛分布在各种报刊、图书、广播、电视等传媒中的各种数据资料。随着计算机网络技术的发展和普及,通过网络来获取所需的各种数据资料将是获取间接统计数据的一种重要渠道。使用间接统计数据时,应注意数据的含义、计算口径和计算方法,以免误用或滥用。

3.3   空间数据处理

3.3.1   属性特征数据编码

属性特征数据的输入可以依据数据量的大小而采取不同的输入方式。当属性特征数据的数据量较小时,可以在输入空间几何数据的同时直接通过键盘输入。但是,当空间目标数量较多或属性特征数据量比较大时,则需要和空间几何数据分开输入,并且检查无误后导入空间数据库中。

属性特征数据的内容有时直接记录在栅格或矢量数据文件中,有时则单独输入数据库中存储为属性文件,通过标识码与图形数据相联系。对于要直接记录到栅格或矢量数据文件中的属性特征数据,要用编码的形式表示,并与几何数据一起管理。所谓的编码就是将各种属性特征数据变为计算机可以接受的数字或字符形式,便于空间数据的存储管理。通常在对数据编码前,必须对需要编码的数据进行分类和分级。

3.3.1.1　编码采取的一般方法

针对目前广泛采用的编码方法,可以将属性特征数据的编码方法概括如下:

(1)列出全部绘图对象清单:需要编码的内容非常广泛并且数据最比较大,因此,编码的首要任务就是明确需要编码的对象和所有清单。

(2)制订对象分类、分级原则和指标:将绘图对象进行分类、分级。根据前述的属性特征数据分类和分级的原则和方法对需要编码的对象分类分级。

(3)拟定分类代码系统:一个完善而有效的编码系统对属性特征数据的编码至关重要,因此可以在采取标准化措施的前提下制订一个分类代码系统。

(4)设定代码及其格式:在采取的分类代码系统下,设定代码使用的字符和数字、码位长度、码位分配等。

(5)建立代码和编码对象的对照表:这是编码最终成果档案,是数据输入计算机进行编码的依据。

3.3.1.2　属性特征数据编码的基本类型

目前,较为常用的编码方法有层次分类编码法与多源分类编码法两种基本类型:

(1)层次分类编码法:按照分类对象的从属和层次关系为排列顺序的一种代码,优点是能明确表示出分类对象的类别,代码结构有严格的隶属关系。图3.6所示是公共健康信息的层次分类编码法所构成的编码体系。

(2)多源分类编码法:即独立分类编码法,是指对于一个特定的分类目标,根据诸多不同的分类依据分别进行编码,各位数字代码之间没有隶属关系。

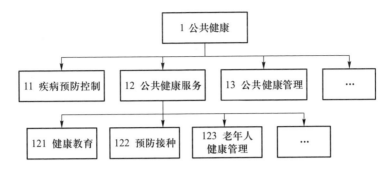

图 3.6 公共健康信息编码（层次分类编码）

3.3.2 空间特征数据与属性特征数据的连接

当空间特征数据与属性特征数据分别存储时，需要将两者信息进行连接。将空间和属性特征数据连接的最简单方法是一边输入图形实体，一边直接在对应的实体属性表中输入属性，但这种交互式的输入方式工作效率较低，当数据量较少时可以使用。

如果需要处理的数据量较大，则要求空间特征数据与属性特征数据带有唯一的标识码，通过专门程序将两者自动连接起来。标识码可以用手工输入，也可以由程序自动生成并与图形实体的坐标存储在一起。在空间数据库中，标识符要求具有唯一性（图 3.7）。

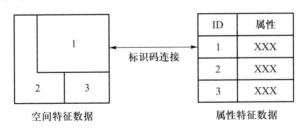

图 3.7 标识码连接示意图

另外，也可以通过指针表对空间特征数据与属性特征数据进行连接。指针的作用与标识码类似，但它在数据库开发中属于一种特殊的变量，其存储的数值被解释成为内存里的一个地址，指针表即为所有指针的集合。指针表连接方法原理是在空间特征数据与属性特征数据之间建立一个自定义的指针表，它记录了一系列空间数据与非空间数据相关的信息索引，所有涉及空间特征数据和属性特征数据的操作都通过指针表实现(图3.8)。

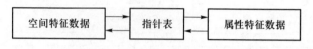

图3.8　指针表连接示意图

3.3.3　拓扑处理

　　各种地图及影像图数字化以后,还需要建立相应的拓扑关系来反映地物间的空间特定关系,尤其是矢量数据,其拓扑关系对空间分析和查询能力有很大影响。如何准确建立矢量数据中的点、线、多边形的拓扑关系,是空间数据处理中的重要问题之一。图3.9展示了几种典型的拓扑关系。

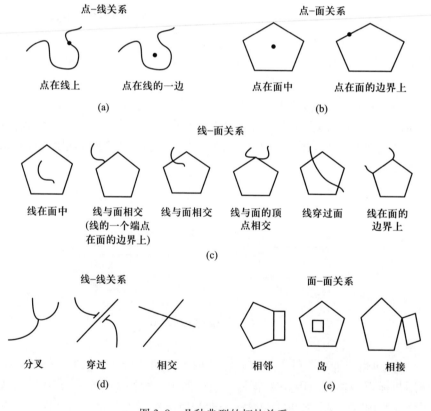

图3.9　几种典型的拓扑关系

建立拓扑关系有手工建立和自动建立两种方式：

- 手工建立：采用人机交互操作的方式，通过操作输入设备（如鼠标或键盘等），定义一个区域中各个节点、弧段、多边形与另外哪几个区域中地物要素的关联关系。
- 自动建立：利用系统提供的拓扑关系，由计算机对获取的矢量数据进行分析判断，自动生成节点、弧段、多边形之间的拓扑关系，但有时自动建立的拓扑关系需要手工修改。

拓扑关系生成中的关键是生成多边形的拓扑关系，而点、线拓扑关系的生成是多边形拓扑关系生成的基础：

（1）点、线拓扑关系的建立实质是建立节点与弧段、弧段与节点的关系表格，可以在图形采集和编辑时建立。另外，拓扑关系也可以在图形采集和编辑后，采用计算机软件自动建立。

（2）对多边形矢量数据建立拓扑关系则需要分情况进行。多边形有三种基本情况：独立多边形、具有公共边界的简单多边形和"岛"（多边形嵌套）。独立多边形，如独立房屋，这种多边形仅涉及一条封闭的弧段，可以在数字化过程中直接生成；具有公共边界的简单多边形，在数据采集时只需输入边界弧段数据，然后用已有算法自动将多边形的边界聚合起来，建立多边形文件；对于嵌套的多边形，除了要按第二种方法自动建立多边形外，还要考虑内岛因素。

3.3.4 数据编辑

通过数字化获取的空间数据及属性特征数据都不可避免地存在错误与误差。在将其导入空间数据库之前，需要经过核对和编辑，修正这些数据。

空间数据的编辑是一种耗时耗力的交互处理工作，除逐一修改图形与属性输入的误差和错误外，图形的分割与合并、数据更新等许多工作也是在数据编辑模块中完成的，编辑工作是把数据显示在屏幕上，通过 GIS 软件的编辑菜单来实现数据编辑的各种操作。

修改栅格数据中像元的属性值和空间位置差错时，可以通过 GIS 软件人工提取出有差错像元的区域，然后重新输入新像元值来取代有误的像元值。若差错的像元数太多，则宁可全部重新数字化，而把以前数字化的数据覆盖掉。

修改矢量数据库中的错误，可以在数字化仪上用鼠标器指向有错误的点、线，然后重新输入；也可以用 GIS 软件的编辑命令来配准、删除、移动、旋转图形实体等，使其达到正确校正的目的。矢量数据的编辑不是孤立地进行，还需同时检查、修改相应的属性及拓扑关系，以保证空间实体的图形与其属性特征数据的一致性，并且保证空间实体之间空间关系的准确性。典型的空间分析系统具备的数据编辑功能如表 3.4 所示。

表 3.4   常用空间数据编辑功能

图形编辑	建立拓扑关系	属性编辑
删除元素或实体（点、线、面） 修改图形 复制（一条弧、一个目标） 移动（一条弧、一个目标） 旋转（一条弧、一个目标、窗口中内容）	创建线状目标 人工建立多边形 自动建立多边形 拓扑关系 删除一类地物	输入属性 属性人工连接 断开属性连接 删除属性 修改属性 复制属性

3.3.5 数据格式转换

空间数据的格式转换包括不同数据介质之间的转换和数据结构之间的转换两大类。第一类主要是将各种不同的源数据（如地图、各种文字或表格）转换为计算机能够识别与处理的格式；第二类是指同一数据结构不同组织形式之间的转换和不同数据结构之间的转换。对栅格数据结构，如果栅格数据库要记录土地利用类型、气温和降水三类信息，其数据的组织形式可以是不同的。例如，土地利用数据可以是每一层记录一种数据集；也可以是每一个栅格内顺序记录不同的要素。当同时使用两种以上组织形式的数据时，就需要将其转换为对当前工作使用的统一格式。同样，对于矢量数据结构，存在弧和节点组织形式、全多边形组织形式等之间的转换，例如，用 Excel、DAT 等类型记录的坐标数据，可以通过 GIS 软件转换为对应的点、线、面等图形数据。矢量数据结构与栅格数据结构之间的转换也是数据格式转换的一个重要内容，在实际应用中会经常遇到，大部分现有 GIS 软件具有实现矢量、栅格数据之间转换的功能（图 3.10）。另外，由于各个 GIS 软件所支持的数据格式不同，对于其他软件所记录的空间数据格式同样需要转换，例如，将工程项目中无地理坐标的 CAD 数据转化为 GIS 软件中有坐标的空间数据。

3.3.6 数据更新

空间数据并不是一成不变的，会随着时间的变化而发生变化，如行政区界的改变、医院地点搬迁等造成的空间数据坐标变化。为保证空间数据的时效性，应定期对空间数据进行更新，用新数据代替或补充陈旧数据。为此，必须进行多方面的调查与分析，了解现存于数据库中哪些数据发生变化，变化程度多大，以确定更新方法。

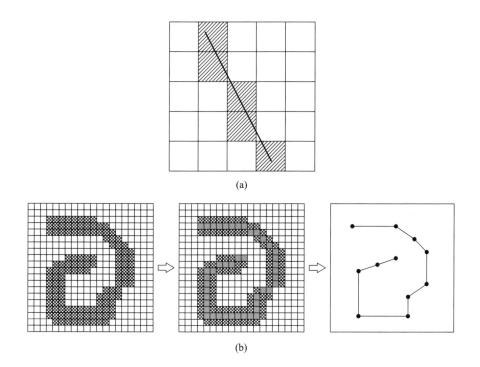

图 3.10   栅格数据结构与矢量数据结构相互转换:(a)矢量数据转换为
栅格数据;(b)栅格数据转换为矢量数据

空间数据更新的方法是:当变化程度不大时,可以直接使用图形编辑的方法进行修改;当变化区域面积大时,则可采用下列方法和步骤进行:①重新数字化已变化区域的空间实体;②显示整个区域的空间实体,对变化区域做多边形裁剪处理;③对以上两种空间实体进行叠加处理。对空间数据处理结束后,需重新检查空间实体的拓扑关系以及空间数据与属性特征数据的对应关系。

属性特征数据的更新则相对简单。目前,许多 GIS 软件采用关系型数据库管理系统(relational database management system,RDBMS)来管理属性特征数据,且为用户提供了较强的数据管理功能。因此,可直接利用属性特征数据库管理模块提供的功能,提取属性已变化的空间实体,对相应的属性进行编辑处理。

3.4   空间数据库的建立

空间数据库是空间数据库系统的简称,包括三部分:空间数据库、空间数据库管理系统和空间数据库应用系统。对于空间数据库的建立,广义地讲是构建空间数据库及其应用系统,狭义地讲是构建空间数据库本身,本节主要从狭义方面介绍如何建立空间数据库。

3.4.1   空间数据库的概念

数据库是为了一定的目的,在计算机系统中把相关联的数据集合以特定结构方式进行组织、存储的仓库,方便用户能有效地管理数据。数据库技术经历了第一代的网状、层次数据库系统,第二代的关系型数据库系统,及现在的以面向对象为主要特征的第三代数据库系统。在管理空间信息数据上,传统数据库系统(主要指第一、二代数据库)存在以下几个方面的局限性:

(1)传统数据库系统管理的是不连续的,相关性较小的数字和字符,而空间信息数据是连续的,并且具有很强的空间相关性。

(2)传统数据库系统管理的实体类型较少,并且实体类型之间通常只有简单的空间关系,而空间特征数据实体类型繁多,实体之间存在复杂的空间关系,并且还能产生新的关系(如拓扑关系)。

(3)传统数据库系统存储的数据通常为等长记录的数据,而空间特征数据通常根据空间目标的不同,坐标串长度存在差异,具有变长记录,并且数据项也可能很大、很复杂。

(4)传统数据库系统只操作和查询文字、数字信息,而空间数据库中需要有大量的空间特征数据操作和查询,比如相邻、连通、包含等。

因此,为了使用户能够方便、灵活地查询所需的空间特征数据,同时能够进行有关地理空间特征数据的插入、删除和更新等操作,空间数据库作为一种新的应用技术诞生并发展起来,它把被管理的数据从一维推向了二维、三维甚至更高维。空间数据库一方面可以视为传统数据库技术的扩充,另一方面它突破了传统数据库理念,实质上是一种理念上的创新(王珊,2006;胡祥培,2011;毕本硕,2013)。

3.4.2   空间数据库的结构模式

目前,大多数 GIS 软件都不是采取传统的某种单一的数据模型,也不是抛弃传统的数据模型,而是采用建立在关系型数据库管理系统基础上的综合的数据模型,主要有混合结构模型、扩展结构模型和综合数据模型。

3.4.2.1   混合结构模型

混合结构模型采用两个数据库搭建一个完整的空间数据库系统。一个属性特征数据库,用来存储属性特征数据,通常采用关系型数据库存储数据。一个空间数据库,用来存储空间特征数据。两个数据库系统通过标识符连接起来。采用这种模型的分析软件有 ArcGIS、MGE、SICARD、GENEMAP 等(图 3.11)。

在进行空间数据的查询操作时,需要同时在两个数据库中进行查找,查询操作难以优化,降低了查找速度。而在进行添加、删除、修改操作时,如果不能维护事务性的操作语义,那么两个数据库中的数据将存在不一致性,破坏了数据库的结构。可以看出,采用混合模型的空间数据库在数据协调方面增加了设计的难度,而且查询等操作的效率通常不高。

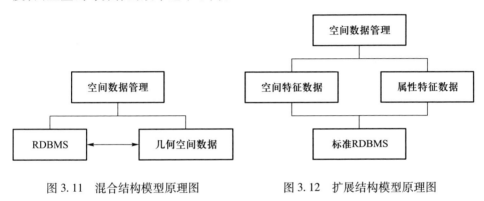

图 3.11　混合结构模型原理图　　　　图 3.12　扩展结构模型原理图

3.4.2.2　扩展结构模型

扩展结构模型改变了混合模型将两个数据库"并联"的处理方式,将两个数据库"串联"起来,采用同一 DBMS 存储空间特征数据和属性特征数据(图 3.12)。具体来讲,该结构模型在标准的关系型数据库上增加空间数据管理层,即利用该层将地理结构查询语言(GeoSQL)转化为标准 SQL 查询,借助索引数据的辅助关系实施空间索引操作。这样就避免了数据库之间的数据操作协调问题,提高了系统的响应速度。但是,由于扩展模型的底层通常都采用通用的商业数据库,底层的数据存储、操作并未针对上面的空间数据库层进行优化设计,限制了系统性能的进一步提升,如 SYSTEMG、SMALLWORLD 等系统都采用这种模型。

3.4.2.3　综合数据模型

综合数据模型不是基于标准的 RDBMS,而是在开放性 DBMS 基础上扩充空间表达功能(图 3.13),它从基础架构上支持对属性特征数据和空间特征数据的存储、管理及查询、分析等操作,支持底层的优化,因此数据的访问速度和存储效率有所提高。采用综合数据模型的系统有 TIGRIS(Intergraph)、GEO++(荷兰)

等。在综合数据模型中,不能采用现有的商业数据库系统,整个系统都需要独立开发,从而对用户提出了更高的要求,限制了综合数据模型的应用。

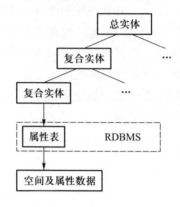

图 3.13 综合数据模型原理图

3.4.3 空间数据库的设计步骤

以数据库为基础的信息系统通常称为数据库应用系统,它一般具有信息采集、组织加工和传播等功能。按照软件生存期的定义,一般将数据库系统生存期划分为七个阶段:规划设计、需求分析、概念设计、逻辑设计、物理设计、实现和运行与维护,其中前五个阶段称为"分析和设计阶段",后两个阶段称为"实现和运行阶段"(图 3.14)。

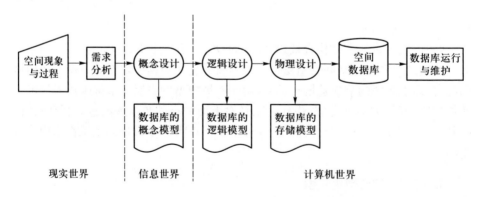

图 3.14 空间数据库基本设计步骤

(1)规划设计:首先进行建立数据库的必要性和可行性分析,确定数据库系统在组织和管理信息中的地位,以及各个数据库之间的关系。在这个阶段要分析基于数据库系统的基本功能,在确定数据库的支持范围时,最好实现建立若干个范围不同的公用或专用数据库,然后逐步完成整个大型信息系统的建设。另外,还要对数据库与模型库、方法库或信息系统中其他成分的关系进行明确的规定。在数据库规划工作完成后,应编制详尽的可行性分析报告及数据库规划纲要。

(2)需求分析:这是整个数据库设计过程中比较费时、复杂同时也是很重要的一步。主要收集数据库所有用户的信息内容和处理要求,并加以规范化和分析。在分析用户需求时,要确保用户目标的一致性。需求分析的整理一般采用数据流分析法,分析结果以数据流图(data flow diagram,DFD)表示。该步骤起到"地基"作用,如果该步骤做得不好,整个数据库需返工重做。

(3)概念设计:概念设计的目标是在对需求进行综合、归纳与抽象后,产生反映地理信息需求的数据库概念结构,即概念模式。概念模式独立于计算机系统和具体 DBMS。概念设计的主要内容包括数据抽象(局部概念模式设计)和全局概念模式设计。概念设计时常用的数据抽象方法是"聚集"和"概括"。

(4)逻辑设计:又称为"实现设计",逻辑设计的目的是从概念结构中导出特定 DBMS 可处理的数据库的逻辑结构,包括数据库的全局逻辑结构和每个用户的局部逻辑结构。这些模式在功能、性能、完整性和一致性约束以及数据库的可扩充性等方面均应满足用户的各种要求。

(5)物理设计:物理设计是为逻辑数据模型设计一个合适应用环境的物理结构,主要包括:基于关系模式选择何种存取方法,并建立存取路径、确定数据库存储结构、确定系统配置。

(6)数据库实现:设计人员根据 DBMS 提供的数据库语言(最常用的是 SQL 语言)及宿主语言,根据逻辑设计和物理设计构建数据库,组织空间特征数据入库,编制并调试相应程序。

(7)数据库运行与维护:空间数据库经过试运行后即可投入正式使用。在数据库运行过程中需要不断对其进行评价、调整和修改。

3.4.4 空间数据库开发工具

3.4.4.1 Oracle Spatial

Oracle 从 9i 版本开始对空间数据提供了较为完备的支持,Oracle Spatial 是 Oracle 数据库的一个特殊部分,是 Oracle 公司推出的空间数据库组件,通过 Oracle 数据库系统存储和管理空间数据,因此使用 Oracle 提供的程序可以实现对 Oracle Spatial 管理的空间数据进行操作。目前,Oracle 数据库主要提供以下两种接口实现对其数据进行存取：

（1）OCI（oracle call interface）：是面向第三代程序设计语言（如 C 语言）程序的编程接口，通过调用 OCI 可达到存取 Oracle 空间数据库的目的。

（2）OLE（object linking and embedding）：由 Oracle 本身提供，可用来快速访问相关数据库。

Oracle Spatial 主要通过元数据表、空间数据字段（即 SDO_GEOMETRY 字段）和空间索引管理空间数据，并在此基础上提供一系列空间查询和空间分析的函数，以便让用户进行更深层次的空间数据分析。

3.4.4.2　ArcSDE

ArcSDE 是 ArcGIS 与关系型数据库之间的通道，采用 Client/Server 结构，它允许用户在多种数据管理系统中管理空间信息，并使所有的 ArcGIS 应用程序都能够使用这些数据（桂润堂，2003）。ArcSDE 是多用户 ArcGIS 系统的一个关键部件，它为 DBMS 提供了一个开放的接口，允许 ArcGIS 在多种数据库平台上管理空间信息。ArcSDE 的开放式数据访问模型支持最新的标准（openGIS、SQL 和 SQL Mutimedia），提供快速的、多用户的数据存取，提供开放的应用开发环境，是目前非常成功的空间数据库引擎系统。在 DBMS 中融入空间数据后，ArcSDE 可以提供对空间、非空间数据进行高效率操作的数据库服务。ArcSDE 不但灵活地支持每个 DBMS 提供的独特功能，而且能为底层 DBMS 提供它们所不具备的功能支持。

ArcSDE 与 Oracle Spatial 存在一些差异。前者是专为 GIS 应用开发的地理数据库服务器，而后者则是对数据库存储空间数据的一个补充，两者产品定位不同，主要表现为：

（1）数据存储的形式不同：Oracle Spatial 存储的是简单的空间要素，ArcSDE 存储的是空间对象，引入了面向对象的数据模型 Geodatabase，在存放空间几何特征的同时，又增加了对数据对象及对象之间的关系、操作规则的描述，因而用户面对的数据不再是抽象的点、线、面，而是实际应用中的熟悉对象：管线、电缆、基站和地井等。

（2）ArcSDE 具有长事务处理和版本管理功能：通常 DBMS 采用"锁定-修改-释放"的策略，实现其对多用户并发操作数据库的控制，但这种策略不太适合用预处理地理信息的 DBMS。对地理数据进行编辑，时间可以是几分钟，也可以是几个月，这种情形即所谓的长事务处理。

3.4.4.3　开源空间数据库

Oracle Spatial 与 ArcSDE 都是商业的空间数据库，需要付费购买才能拥有权限使用,而开源空间数据库是免费的,并且其源代码也是公开的,可以免费获取,并在符合授权的基础上改变其源代码以满足用户的特定需求,因此广泛受到用户的喜爱。开源数据库大体上可以分为三种:

(1)由大学科研原型系统转变为当今的开放源代码数据库,如 PostgreSQL;

(2)由一个人或者几个开发人员自发研制的数据库系统,如 MySQL;

(3)由一些商业数据库为了推广自己的产品,扩大市场份额而开放了自己的源代码,如 FireBird。

参 考 文 献

毕硕本.空间数据库教程[M].北京:科学出版社,2013.

丁磊,张萌,赵仲堂.空间分析在自然疫源性疾病流行病学研究中的应用[J].中华疾病控制杂志,2012,16(10):897-901.

龚健雅.GIS 中矢量栅格一体化数据结构的研究[J].测绘学报,1992,4:259-266.

龚健雅.空间数据库管理系统的概念与发展趋势[J].测绘科学,2001,26(3):4-9.

桂润堂,钟霞,薛重生.基于 ArcSDE 空间数据库引擎技术的应用研究[J].计算机技术与发展,2003,13(a01):50-51.

郭仁忠.空间分析(第2版)[M].北京:高等教育出版社,2005.

胡鹏,黄杏元,华一新.地理信息系统教程[M].武汉:武汉大学出版社,2002.

胡祥培.地理信息系统原理及应用[M].北京:电子工业出版社,2011.

金水高,刘丽华,王骏,等.公共卫生信息系统数据元的标准化研究[J].公共卫生与预防医学,2006,17(1):30-32.

秦昆.GIS 空间分析理论与方法[M].武汉:武汉大学出版社,2010.

王珊.数据库系统简明教程[M].北京:高等教育出版社,2006.

王远飞.空间数据分析方法[M].北京:科学出版社,2007.

邬伦.地理信息系统——原理、方法和应用[M].北京:科学出版社,2004.

吴秀芹.地理信息系统原理与实践[M].北京:清华大学出版社,2011.

谢正苗.GIS 和地统计学及其在环境科学中的应用[M].深圳:中国教育文化出版社,2007.

杨慧.空间分析与建模[M].北京:清华大学出版社,2013.

Kazda MJ, Beel ER, Villegas D, et al. Methodological complexities and the use of GIS in conducting a community needs assessment of a large U. S. municipality[J].Journal of Community Health, 2009, 34(3): 210-215.

Rushton G. Public health, GIS, and spatial analytic tools[J]. Annual Review of Public Health, 2003, 24(1): 43-56.

第4章

空间流行病学数据的统计描述

空间流行病学数据分析,即空间统计学方法,很早就已经开始被探讨并应用于疾病的空间信息研究(方立群等,2003,2004),但研究者多集中在复杂的空间建模技术研究(胡晓抒等,2002),忽略了数据描述在空间统计分析中的作用,而这在经典统计学的数据分析中通常是必需的第一步,它可以提供很多有用的信息和分析方向的指引。本章将从空间统计指标、空间数据可视化和探索性空间数据分析三个部分系统地讲解空间流行病学数据统计描述的方法与原理,以全面了解数据中所包含的有用信息。

4.1 空间统计指标

4.1.1 点模式数据的统计指标

4.1.1.1 空间集中趋势

在经典统计学中描述集中趋势的指标有很多(如均数和中位数等),它们描述的是一种"平均"(average)的概念,我们需要将经典统计学中的基本思想进行延伸,建立"中心"(center)的概念,如(加权)均数中心、(加权)中位数中心、几何均数中心和调和均数中心(Lee and Wong,2001)等,以描述二维空间的集中趋势。

1) 均数中心

均数中心(mean center, MC),又称算术平均中心(arithmetic mean center)、空间均数(spatial mean)或重力中心(center of gravity)(Levine, 2004),描述的是空间中一系列事件(指具有空间位置的研究对象,如病例位置,为方便指代,以下均称为事件)的"中心"位置,平面上的事件相对于该位置是均衡的,均数中心相当于物理学中"力"平衡点的位置,通过平面坐标 x / y 的算术平均值来表示(Burt and Barber, 1996),应用条件简单,只要事件具有空间位置坐标就可以应用,缺点是没有利用空间位置的属性数据信息,无法考虑事件与事件之间的区别,计算公式为:

$$(\bar{x}_{MC}, \bar{y}_{MC}) = \left(\frac{\sum_{i=1}^{n} x_i}{n}, \frac{\sum_{i=1}^{n} y_i}{n} \right) \tag{4.1}$$

其中,$(\bar{x}_{MC}, \bar{y}_{MC})$ 是均数中心的坐标,确定了均数中心的空间位置;(x_i, y_i) 是事件 i 的二维平面坐标;n 是总事件数,即样本量。

均数中心可能的应用包括:①比较同一地区不同研究事件间分布中心的差异;②比较不同地区同一研究事件间分布中心的变化;③比较同一地区同一研究事件的分布中心随时间的变化趋势,探讨变化的原因,为疾病的预防控制提供指导。

2) 加权均数中心

均数中心仅仅考虑了事件的空间位置数据,没有考虑相应的属性数据,然而在很多情况下,空间中不同位置事件的发生概率不同,可能与某些影响事件发生的属性数据有关(如人口数),为了正确反映事件在空间分析中重要性的不同,可以将相应的属性信息作为权重进行计算,即加权均数中心(weighted mean center, WMC)。例如,事件的空间位置为中尺度下人口普查村的中心坐标,那么在计算与人口多少有关的疾病的空间分布中心时,普查人口数通常作为权重进行计算以校正风险人群结构的影响。当不同位置的事件发生概率不同时,加权均数中心比均数中心能更好地反映事件分布的集中趋势,而且可以根据研究目的的不同,选取不同的属性进行多方面探索性研究,其计算公式为:

$$(\bar{x}_{\text{WMC}}, \bar{y}_{\text{WMC}}) = \left(\frac{\sum\limits_{i=1}^{n} w_i x_i}{\sum\limits_{i=1}^{n} w_i}, \frac{\sum\limits_{i=1}^{n} w_i y_i}{\sum\limits_{i=1}^{n} w_i} \right) \quad (4.2)$$

其中，$(\bar{x}_{\text{WMC}}, \bar{y}_{\text{WMC}})$ 是加权均数中心的坐标，确定加权均数中心的空间位置；w_i 是事件 i 的权重，是可能影响研究事件空间分布的属性数据，有时会采用专家打分法进行权重分配，注意 $\sum\limits_{i=1}^{n} w_i$ 并不一定是总事件数，它是作为权重的属性数据的和，其余参数定义同公式（4.1）。

3）中位数中心

中位数中心（median center，MEDC），也称为最短距离中心（center of minimum distance），是指所有事件到中位数中心的距离和最短，即使公式（4.3）达到最小值的空间位置的坐标，它近似事件的地理分布中心：

$$\sum_{i=1}^{n} \sqrt{(x_i - \bar{x}_{\text{MEDC}})^2 + (y_i - \bar{y}_{\text{MEDC}})^2} \quad (4.3)$$

其中，$(\bar{x}_{\text{MEDC}}, \bar{y}_{\text{MEDC}})$ 是中位数中心的坐标，确定中位数中心的空间位置，其他参数定义同公式（4.1）。

中位数中心的坐标可通过迭代算法获得，计算方法参见加权中位数中心的相应介绍。

4）加权中位数中心

加权中位数中心（weighted median center，WMEDC）中权重的意义同加权均数中心，它是使公式（4.4）达到最小的空间位置的坐标：

$$\sum_{i=1}^{n} w_i \sqrt{(x_i - \bar{x}_{\text{WMEDC}})^2 + (y_i - \bar{y}_{\text{WMEDC}})^2} \quad (4.4)$$

其中，$(\bar{x}_{\text{WMEDC}}, \bar{y}_{\text{WMEDC}})$ 是加权中位数中心的坐标，确定加权中位数中心的空间位置，其他参数的意义同公式（4.2）。

中位数中心和加权中位数中心主要的潜在应用领域是卫生资源的合理配置，假如要在某个县内建立某一疾病的专科医院，那么可以根据疾病的特征选取中位数中心或加权中位数中心计算该县内疾病的分布中心位置，该位置即为建立该专科医院的最佳地点，它的意义是使全县内该病病人到医院的路程总和达到最小。当然在实际应用中,可能还要综合考虑其他的因素,如乘车费用以及交通便利程度等因素,以使病人的总消费达到最小。

加权中位数中心和中位数中心坐标的计算方法一样,均可采用迭代算法进行计算,差异仅仅是一个权重系数,以加权中位数中心为例,计算步骤为:

(1)计算均数中心 $(\bar{x}_{\mathrm{MC}}, \bar{y}_{\mathrm{MC}})$,作为加权中位数中心的初始值,$(\bar{x}_0, \bar{y}_0)$;

(2)通过公式(4.5)和公式(4.6)进行加权中位数中心迭代 t 次的坐标值,计算公式为:

$$\bar{x}_t = \frac{\sum\limits_{i=1}^{n} \omega_i x_i / \sqrt{(x_i - \bar{x}_{t-1})^2 + (y_i - \bar{y}_{t-1})^2}}{\sum\limits_{i=1}^{n} \omega_i / \sqrt{(x_i - \bar{x}_{t-1})^2 + (y_i - \bar{y}_{t-1})^2}} \tag{4.5}$$

$$\bar{y}_t = \frac{\sum\limits_{i=1}^{n} \omega_i y_i / \sqrt{(x_i - \bar{x}_{t-1})^2 + (y_i - \bar{y}_{t-1})^2}}{\sum\limits_{i=1}^{n} \omega_i / \sqrt{(x_i - \bar{x}_{t-1})^2 + (y_i - \bar{y}_{t-1})^2}} \tag{4.6}$$

其中,$(\bar{x}_t, \bar{y}_t)$ 是第 t 次迭代的加权中位数中心的坐标,$(\bar{x}_{t-1}, \bar{y}_{t-1})$ 是第 $t-1$ 次迭代的加权中位数中心的坐标,其他参数的意义同公式(4.2)。

(3)计算相邻两次迭代的加权中位数中心的距离,当第 t 次迭代的加权中位数中心的坐标 $(\bar{x}_t, \bar{y}_t)$ 与第 $t-1$ 次迭代的加权中位数中心的坐标 $(\bar{x}_{t-1}, \bar{y}_{t-1})$ 之间的距离小于预先设定的阈值时(人为设置,如 10^{-6}),停止迭代,加权中位数中心的坐标取 $(\bar{x}_t, \bar{y}_t)$。

5)几何均数中心

同经典统计学中几何均数的定义类似,空间分析中的几何均数中心(geometric mean center,GMC)可以简单地通过分别计算两个坐标的几何均数来得到,计算公式为:

$$(\bar{x}_{\mathrm{GMC}}, \bar{y}_{\mathrm{GMC}}) = \left(\prod_{i=1}^{n} (x_i)^{\frac{1}{n}}, \prod_{i=1}^{n} (y_i)^{\frac{1}{n}} \right) \tag{4.7}$$

其中,$(\bar{x}_{\mathrm{GMC}}, \bar{y}_{\mathrm{GMC}})$ 是几何均数中心的坐标,确定了几何均数中心的空间位置,$\prod\limits_{i=1}^{n}$ 是连乘积符号,其他参数定义同公式(4.1)。

几何均数中心对于空间坐标存在极端值时有一定的稳健性,因此如果空间分析中有个别事件的空间位置明显远离其他事件时,几何均数中心的结果可能更加稳定可靠,其目的主要是减少异常值和极端值的影响。当然,也可以加上相应的权重计算加权几何均数中心,构建方法同加权均数中心(4.2)。

6) 调和均数中心

空间分析中的调和均数中心(harmonic mean center,HMC)同经典统计学中调和均数的定义相似,可以分别计算两个坐标的调和均数来得到,计算公式为:

$$(\bar{x}_{HMC}, \bar{y}_{HMC}) = \left(\frac{n}{\sum\limits_{i=1}^{n} \dfrac{1}{x_i}}, \frac{n}{\sum\limits_{i=1}^{n} \dfrac{1}{y_i}} \right) \tag{4.8}$$

其中,$(\bar{x}_{HMC}, \bar{y}_{HMC})$是调和均数中心的坐标,确定了调和均数中心的空间位置,其他参数定义同公式(4.1)。调和均数中心同几何均数中心一样主要是减少异常值和极端值的影响,结果具有一定的稳健性。当然,也可以加上相应的权重计算加权调和均数中心,构建方法同加权均数中心[式(4.2)]。

4.1.1.2 空间离散趋势

经典统计学中通常采用方差、标准差和四分位数范围等描述数据的离散趋势,而在空间分析中,则可以基于标准差来构建 x/y 坐标的标准差、(加权)标准差圆、(加权)标准差椭圆来描述空间分布的离散趋势,以辅助研究人员理解空间信息分布的离散特征。

1) x/y 坐标的标准差

空间分析中描述离散趋势的最简单指标就是分别计算 x/y 坐标的标准差,分别表示 x/y 方向的离散趋势,计算方法与经典统计学中标准差的计算相同,计算公式为:

$$S_x = \sqrt{\frac{\sum\limits_{i=1}^{n} (x_i - \bar{x})^2}{n-1}} \tag{4.9}$$

$$S_y = \sqrt{\frac{\sum\limits_{i=1}^{n} (y_i - \bar{y})^2}{n-1}} \tag{4.10}$$

其中,(x_i, y_i) 是事件 i 的二维平面坐标,$\bar{x}/\bar{y}$ 是 x/y 坐标的平均值,n 为样本量,S_x,S_y 分别表示 x/y 坐标方向的离散程度。

虽然 x/y 坐标的标准差应用简单方便,并且可以提供一些离散程度的信息,但是它存在两个问题:①它提供的是描述事件空间分布离散程度的两个独立的统计量,而不是一个汇总统计量;②它采用的是相应坐标系统的测量单位而不是空间上的距离单位,因此其具有理论研究的价值,而在实际应用中较少,更多的是应用下面的(加权)标准差圆和(加权)标准差椭圆进行描述。

2) 标准差圆

以均数中心为圆心,将 x/y 坐标的联合标准差[式(4.11)]作为半径表示的圆,称为标准差圆(standard deviational circle, SDC)。经典统计学中的标准差描述的是观察值相对于均数的偏离情况,而标准差圆的半径描述的是空间分析中的事件相对于均数中心的空间偏离情况,标准差的单位与观察值的单位相同,而标准差圆采用的是距离单位(如:米、千米等),与使用的坐标系统和投影方法有关。标准差圆半径的计算公式为:

$$SD_r = \sqrt{\sum_{i=1}^{n} \frac{(x_i - \bar{x}_{MC})^2 + (y_i - \bar{y}_{MC})^2}{n}} \qquad (4.11)$$

其中,$(\bar{x}_{MC}, \bar{y}_{MC})$ 是事件空间分布的均数中心,(x_i, y_i) 是事件 i 的二维平面坐标,n 是样本量,r 为标准差圆的半径。

以均数中心为圆心,r 作为半径,画一个表示空间分布离散程度的圆,即标准差圆,其内在假设为空间各个方向上的离散程度相近,也就是说,事件的分布不存在方向性,即各向同性。在实际研究中,既可以计算同一研究区域不同事件的标准差圆,也可以计算不同研究区域同一类型事件的标准差圆,这样就可以对不同区域同一类型事件,或者同一研究区域不同事件空间分布的离散程度进行比较,分析差异,探讨原因。从理论上讲,对于两个面积相等、特征相似的区域研究同一事件,如果事件总数相似,那么标准差圆半径大的那个区域,其事件的空间离散程度较大;然而,如果两个研究区域的面积相等,但影响事件分布的特征相差很大,那么标准差圆的比较结果就不能正确反映两者空间分布的离散程度差异,容易产生偏倚。为了校正这种偏倚,可以将研究区域内影响事件分布的特征,即事件的相应属性数据(如事件所在研究区域的面积)作为权重计算标准差圆的半径,从而得到加权标准差圆。

3) 加权标准差圆

像加权均数中心和加权中位数中心的构建方法一样,加权标准差圆

（weighted standard deviational circle，WSDC）半径的计算公式为：

$$SD_{r_w} = \sqrt{\frac{\sum\limits_{i=1}^{n} w_i (x_i - \bar{x}_{MC})^2 + \sum\limits_{i=1}^{n} w_i (y_i - \bar{y}_{MC})^2}{\sum\limits_{i=1}^{n} w_i}} \qquad (4.12)$$

其中，r_w 为加权标准差圆的半径，w_i 是事件 i 的权重，注意 $\sum\limits_{i=1}^{n} w_i$ 与 n 在一般情况下是不相等的，n 是研究事件的总数，即样本量，而 $\sum\limits_{i=1}^{n} w_i$ 是作为权重的属性数据的和，其他参数的定义同公式（4.11）。

4）标准差椭圆

标准差圆和加权标准差圆对于空间分析中各向同性事件的离散程度描述是非常有效的，然而，很多地理现象或疾病病例的空间分布在各个方向上的离散度有时是明显不同的，即所谓的各向异性（anisotropy）（Ebdon，1988），如交通事故发生的地点通常是沿着交通路线分布，而在其他方向上通常很少，表现出与高速公路形状类似的分布，这时用各向同性的标准差圆来描述其离散程度是不恰当的，因为它不能正确地表示事件特有的各向异性的离散程度，这时使用标准差椭圆（standard deviational ellipse，SDE）描述离散度更加准确，它可以呈现事件的方向性分布（directional distribution）。

标准差椭圆的计算相对复杂，它是由旋转角 θ、长轴方向的标准差和短轴方向的标准差三个元素确定。从理论上讲，如果事件的分布是各向异性的，那么就必然有一个最大离散度的方向，将其定义为长轴，而与其垂直的通常是最小离散度的方向，定义为短轴，它可以看作将笛卡儿坐标系中的 x/y 坐标轴按照事件分布的地理方向旋转一定的角度 θ 而得到，θ 定义为正北方向（图4.1的虚线）顺时针旋转与长轴重合时转过的角度（图4.1）。

计算标准差椭圆三个组成元素的主要步骤为：

（1）计算事件均数中心的坐标（$\bar{x}_{MC}$，$\bar{y}_{MC}$）作为标准差椭圆的中心，并以其为旋转点进行旋转；

（2）按照公式（4.13）计算并确定旋转角 θ：

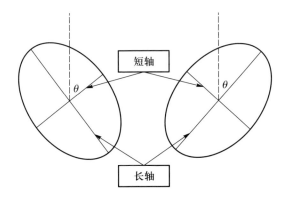

图 4.1 标准差椭圆中三个组成元素的示意图

$$\tan\theta = \frac{\left[\sum_{i=1}^{n}(x_i-\bar{x}_{MC})^2 - \sum_{i=1}^{n}(y_i-\bar{y}_{MC})^2\right] + \sqrt{\left[\sum_{i=1}^{n}(x_i-\bar{x}_{MC})^2 - \sum_{i=1}^{n}(y_i-\bar{y}_{MC})^2\right]^2 + 4\left[\sum_{i=1}^{n}(x_i-\bar{x}_{MC})(y_i-\bar{y}_{MC})\right]^2}}{2\sum_{i=1}^{n}(x_i-\bar{x}_{MC})(y_i-\bar{y}_{MC})}$$

(4.13)

其中,参数定义同公式(4.11)。$\tan\theta$ 可以是正值,也可以是负值,正值说明从正北方向顺时针旋转 θ 与其重合的轴是长轴,负值说明从正北方向顺时针旋转 θ 与其重合的轴是短轴。根据 θ 的定义,如果 $\tan\theta$ 是正值,那么取 arctan 就得到旋转角 θ 的值,如果 $\tan\theta$ 是负值,那么旋转角 θ 应为 $\frac{\pi}{2} - \arctan\theta$;

(3)使用公式(4.13)确定的旋转角 θ,按照公式(4.14)和公式(4.15)分别计算短轴和长轴方向的离散度 $\delta_{短轴}$ 和 $\delta_{长轴}$:

$$\delta_{短轴} = \sqrt{\frac{\sum_{i=1}^{n}\left[(x_i-\bar{x}_{MC})\cos\theta - (y_i-\bar{y}_{MC})\sin\theta\right]^2}{n}}$$

(4.14)

$$\delta_{长轴} = \sqrt{\frac{\sum_{i=1}^{n}\left[(x_i-\bar{x}_{MC})\sin\theta - (y_i-\bar{y}_{MC})\cos\theta\right]^2}{n}}$$

(4.15)

其中,参数的定义同公式(4.11)。

(4)最后,以均数中心作为椭圆的中心、$2\delta_{长轴}$ 和 $2\delta_{短轴}$ 分别为长轴和短轴的长度、$\pi\delta_{长轴}\delta_{短轴}$ 为椭圆的面积绘制椭圆,并按照旋转角 θ 以($\bar{x}_{MC}, \bar{y}_{MC}$)为旋转点进行旋转得到标准差椭圆。

5）加权标准差椭圆

同其他加权空间统计指标一样,为了校正不同位置上事件发生概率的不同,可以通过对式(4.13)、式(4.14)和式(4.15)中相应的坐标赋予权重计算加权标准差椭圆(weighted standard deviational ellipse,WSDE),计算原理与标准差椭圆完全一样,公式分别为:

$$\tan\theta = \frac{\left[\sum\limits_{i=1}^{n}(x_i - \bar{x}_{\mathrm{MC}})^2\omega_i - \sum\limits_{i=1}^{n}(y_i - \bar{y}_{\mathrm{MC}})^2\omega_i\right] + \sqrt{\left[\sum\limits_{i=1}^{n}(x_i - \bar{x}_{\mathrm{MC}})^2\omega_i - \sum\limits_{i=1}^{n}(y_i - \bar{y}_{\mathrm{MC}})^2\omega_i\right]^2 + 4\left[\sum\limits_{i=1}^{n}(x_i - \bar{x}_{\mathrm{MC}})(y_i - \bar{y}_{\mathrm{MC}})\omega_i\right]^2}}{2\sum\limits_{i=1}^{n}(x_i - \bar{x}_{\mathrm{MC}})(y_i - \bar{y}_{\mathrm{MC}})\omega_i}$$

$$\tag{4.16}$$

$$\delta_{\text{短轴}} = \sqrt{\frac{\sum\limits_{i=1}^{n}\left[(x_i - \bar{x}_{\mathrm{MC}})\cos\theta - (y_i - \bar{y}_{\mathrm{MC}})\sin\theta\right]^2\omega_i}{\sum\limits_{i=1}^{n}\omega_i}} \tag{4.17}$$

$$\delta_{\text{长轴}} = \sqrt{\frac{\sum\limits_{i=1}^{n}\left[(x_i - \bar{x}_{\mathrm{MC}})\sin\theta - (y_i - \bar{y}_{\mathrm{MC}})\cos\theta\right]^2\omega_i}{\sum\limits_{i=1}^{n}\omega_i}} \tag{4.18}$$

4.1.2 面数据的统计指标

对于面数据,可以通过提取其质心转换为点数据,由于它也表示了研究区域上所有的研究事件,因此可以参考上面介绍的点模式数据的统计指标进行描述。

4.1.3 地统计数据的统计指标

地统计数据的空间统计指标有(半)变异函数和协方差函数可以使用(理论介绍见第5章地统计数据的疾病制图中的克里格插值法相关介绍),但很少用它们具体的数值进行描述,常常是将它们的值进一步绘制成统计图形(如半变异函数图)进行可视化描述,而如果一定要基于统计指标描述地统计数据,则多是从传统统计学的角度计算相应的统计指标进行描述,读者可以参考经典统计学的统计指标部分的介绍。

4.2　空间数据可视化

可视化是将统计分析中产生的非直观、抽象或者不可见的数据,借助计算机地图制图学(cartography)和图像处理等技术,以图形图像信息的形式,直观、形象地表达出来,并进行交互处理(汤国安,2007)。对于空间信息的可视化,从表现内容上来分,包括地图(最主要和最常用的形式)、多媒体、虚拟现实等;从空间维数上分有二维可视化、三维可视化、多维动态可视化等,我们将基于空间流行病学的主要数据类型介绍常用的以地图方式进行空间数据可视化的方法,即疾病的专题地图(简称疾病地图),它可以帮助研究者发现所研究疾病可能存在的分布模式(如疾病风险较高区域的初步确定)、有助于识别明显的数据错误、产生疾病病因学的初步假设(如影响分布模式的潜在危险因素)、优化卫生资源的配置,以及高效地与读者进行沟通与交流(Pfeiffer et al. , 2008)。

4.2.1　地图可视化的理论简介

地图依靠特有的符号系统来表达复杂的空间或者非空间的对象,它使用的地图符号是一种图形视觉语言,包含点、线、面三种方式,主要依靠形状、尺寸、方向、亮度、密度、色彩6个基本视觉变量表达丰富多彩的信息,研究工作中将基于数据特征,选择不同的视觉变量组合,以制作可阅读性强的地图。

4.2.1.1　形状变量

形状变量是点状符号与线状符号最重要的构图因素,而面状符号则无形状变量。

对点状符号来说,形状变量是符号本身图形的变化,它可以是规则的简单几何图形(如圆形、三角形、方形),也可以是不规则的复杂图形。

对于线状符号来说,形状变量是组成线状符号的图形构成形式(如点线、双线、虚线),以及这些形状的组合与变化,对于直线与曲线的变化,那只是一种制图现象本身的变化,不是形状的变化。

4.2.1.2　尺寸变量

尺寸变量是点状符号与线状符号最重要的构图因素,而面状符号则无尺寸变量。

对于点状符号来说,尺寸变量指不同符号图形的大小。

对于单线线状符号,通过单线符号线的粗细表示尺寸变量;对于双线符号,指的是线粗与线的间隔,以及点线符号的点的大小、虚线符号的线粗、点与点之间的间隔、短线的长度与间隔等。

4.2.1.3   方向变量

方向变量是指符号方向的变化,主要指的是组成线状或面状符号的点的方向的变化,并不是所有符号都含有方向的因素,如圆形符号没有方向之分、方形符号也不容易区分方向。

4.2.1.4   亮度变量

亮度变量指点、线、面符号所包含的内部区域亮度的变化,亮度不同可以产生人眼的视觉变化。当点状符号与线状符号本身尺寸较小时,很难体现出亮度上的差别,这时候可以将这些符号看作无亮度符号。

4.2.1.5   密度变量

密度变量指在亮度不变的情况下,保持黑白对比不变,只是改变像素的尺寸与数量,如缩小或放大符号的图形可以实现密度变量的变化。全白或全黑的图形无法体现视觉变量,也无法改变密度变量。

4.2.1.6   色彩变量

对于色彩,首先要正确理解色彩的三个属性,即色相、色值(也称亮度)和饱和度。

- 色相:又称色别,抽象定义为一种颜色的光的主波长,具体指的是一种色彩得以与另一种色彩相区别的性质(如红色与绿色即为不同的色相),一般情况下可将不同的色相与不同类型的数据联系起来;
- 色值:指的是一种颜色的亮度或明暗程度,黑色为低值而白色为高值,在一幅地图上通常感到较暗或较亮的符号更重要;
- 饱和度:又称彩度或强度,指的是一种颜色的丰富程度或鲜明程度,完全饱和的颜色为纯色,而低饱和度的颜色则偏灰。通常,颜色饱和度越高的符号,其视觉重要性也越高。

色彩变量主要是基于色彩的属性组合来表达点状、线状和面状不同的地图符号。

除了上面提到的 6 个主要视觉变量,还有其他的诸如纹理、图案、阴影等视觉变量也可使用,但多用于面状符号,更适合于表达无序分类资料的属性数据,例如,在一幅地图上可以用不同的面状图案或面状纹理代表不同的土地利用类型。

上面所讲的地图可视化理论对于矢量数据完全适用,而对于栅格数据,地图符号的选择不是问题,因为无论被描述的空间对象是点、线还是面,符号都是由栅格像元组成,但在视觉变量的选择上,栅格数据则是明显受到限制的,例如,由于栅格像元的问题,形状和尺寸这两个视觉变量并不适合栅格数据、纹理和图案可用于较低分辨率的制图要求,当像元较小时就不适合。因此,栅格数据的表达多局限在用不同的色彩和阴影来显示。

4.2.2　地图符号使用的基本原则

空间属性数据有连续型和离散型变量的数据,它们通常需要采用不同的地图符号表示,基本的原则和方法介绍如下。

4.2.2.1　单一符号设置

采用形状、尺寸、色彩都统一的符号来表达制图要素,而不关心要素之间的差异,它只能反映制图要素的地理位置,不能反映要素之间的差异。因此,单一符号比较适合于表达要素的空间分布规律。

4.2.2.2　分类符号设置

根据属性值的不同,设置不同的符号,相同的属性值设置为相同的符号。符号的差异通过符号的形状、尺寸、亮度、色彩、图案来表达,常用于离散型变量的属性数据。

4.2.2.3　分级符号设置

(1)分级设色设置:按照一定的分级方法将要素属性数值分成不同的级别,用不同的颜色表示不同的级别。通常色彩的选择取决于制图要素的特征,随着分级数值从小到大色彩逐渐变化。分级设色一般用于具有连续型变量的属性数据的面状符号。

(2)分级符号设置:按照一定的分级方法将要素属性数值分成不同的级别,用不同的符号表示不同的级别。根据制图要素的特征确定符号的形状,并用符号的大小表达要素的等级。分级符号一般用于表示具有连续型变量的属性数据的点状和线状符号。

4.2.2.4　统计符号设置

统计符号指传统统计学领域的统计图,如饼状图、柱状图、累积柱状图等,它们在地图可视化中通常是与地图叠加在一起进行显示。

4.2.2.5　组合符号设置

有时候要同时表达一个要素的几种属性或者一个属性的不同部分,例如,城镇的人口数量或人口密度的地图,同时要包含城镇的行政等级、绿化面积;道路数据层中既包含了道路的等级,又包含了道路的运输量等,此时就要借助组合符号的形状、尺寸和色彩等进行表达。

4.2.3   地图的组成部分

地图可以有主图、图名、比例尺、指北针及副图、图例、投影、统计图表与说明文字、图廓等几个部分(汤国安,2007),其中前 5 个内容基本上是必需的,其他内容不是必需的。

4.2.3.1   主图

主图作为地图图幅的主题,应占有突出位置及较大的图面空间。在制作主图时,有时也需要进行移图和重要区域放大两个操作。

(1)移图:当制图区域的形状、比例尺与制图区域的大小难以协调时,可以将主图的一部分移到图廓内较为适宜的区域,即移图。移图的比例尺可以与主图比例尺相同,但通常会比主图的比例尺小。如果比例尺及方向有所变化,均应在移图中注明,例如,在一些表示我国完整领土的地图中,经常在图的右下方放置比例尺小于大陆部分的南海诸岛附图。

(2)重要区域放大图:对于主图中专题要素密度过高,难以正常显示专题信息的重要区域,可适当采取放大图的形式进行处理,表示方法应与主图一致,可根据实际情况适当增加图形数量。放大图一般不需要标注方向和比例尺。

4.2.3.2   副图

副图是补充说明主图内容的地图,例如,主图位置示意图、内容补充图等。

(1)主图位置示意图:一些区域范围较小的单幅地图,用图者难以明白该区域所处的地理位置,需要在主图的适当位置配上主图位置示意图,它所占幅面不大,但却能简明、突出地表现主图在更大区域范围内的位置状况。

(2)内容补充图:把主图上没有表示、但却是相关或需要的内容,以内容补充图(也称附图)的形式表达,例如,地貌类型图上配一幅比例尺较小的地势图、地震震中及震级分布图上配一幅区域活动性地质构造图等。

4.2.3.3   图名

图名的主要功能是为读者提供地图的区域和主题的信息,要尽可能简洁、确切、醒目,对于表示统计内容的地图,还必须提供清晰的时间概念,如果组成图名的 3 个要素(区域、主题、时间)已经以其他形式做了明确表示,则可以酌情省略其中的某一部分,如在区域性地图集中,具体图幅的区域名可以省略。

4.2.3.4   比例尺

比例尺一般放在图例的下方,用来表示地图中的距离与实际距离的比例。有时也可以直接在地图的水平轴和垂直轴上标明实际的距离。

4.2.3.5   指北针

指北针用来指明地图上的正北方向。

4.2.3.6   图例

图例用来指明地图中不同形状、不同色彩等表示的属性类别等信息,在简单的地图中,也可以省略。

4.2.3.7   投影

投影是将地球上的曲面区域转换为平面的区域,不同的投影方法,结果不同,因此,制图时有必要注明相应的投影方法,但不是必需的。

4.2.3.8   统计图表与文字说明

统计图表与文字说明(如注释、数据来源、制图日期和制图者等)是对主题的概括与补充比较有效的形式。由于其形式(包括外形、尺度、色彩)多样,能充实地图主题、活跃版面,因此有利于增强视觉平衡效果。统计图表与文字说明在图面组成中只占次要地位,数量不可过多,所占幅面不宜太大,对单幅地图更应该如此。

4.2.3.9   图廓

单幅地图一般都以图框作为制图的区域范围。挂图的外图廓形状比较复杂。桌面用图的图廓比较简练,有的就以两根内细外粗的平行黑线显示内外图廓。有的在图廓上有经纬度表示分划注记,有的为检索而设置了纵横方格的刻度分划。

4.2.4   点模式数据的可视化

空间点模式分布图用于点模式数据的可视化,包括病例个体的空间位置及位置相互关系的可视化,常使用不同颜色与形状的标点地图(point map)表示。当研究中的点事件数量较多或同一位置上有多个事件时,简单的标点地图可能导致结果地图中的点都聚集在一起,很难分辨事件的密度,可读性较差,此时可使用核密度估计技术进行展示,它既可以可视化事件的空间位置,又可以呈现事件的密度,如图 4.2 所示。

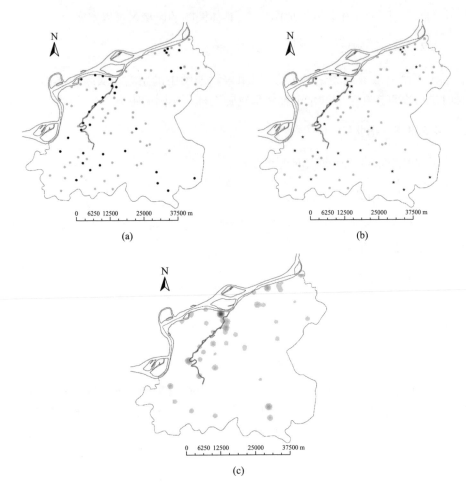

图 4.2   某地区急性血吸虫病病例和对照的点模式数据的三种可视化方法:(a)以不同颜色
表示不同的事件;(b)以不同形状表示不同的事件;(c)以核密度估计法表示事件的
空间分布(参见书末彩插)

4.2.5   面数据的可视化

4.2.5.1   分级地图

面数据的展示通过采用分级地图(choropleth map)来可视化,它以不同颜色
或图案表示不同区域的某属性值的分布模式或变化,如以不同深浅度的颜色表
示连续型变量,可以采用从一种颜色渐变成另一种颜色、单色调渐进、从透明到

不透明、或从明到暗的表示方法（图4.3），缺点是将导致较大区域比较小区域的颜色更加显眼，从而影响读者对较小区域的感知。

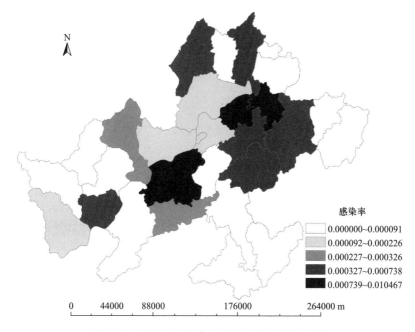

图4.3　某地区血吸虫病感染率的空间分布图

4.2.5.2　拓扑地图

拓扑地图（cartogram）将按照不同区域某属性值的大小，调整每个区域单元的地理要素（如几何面积），将地区边界变形，但保持各个区域单元之间的空间邻近关系，用属性值的大小代替其真实面积，使得其面积与其属性值成比例，利用夸张的效果更加直观地反映数量特征，以这种方式制作的地图称为拓扑地图（Dorling，1995），它解决了分级地图上较大区域主导显示效果而造成的视觉干扰问题，其目的是显示一些传统地图上不易表达的属性空间分布模式。

由于拓扑地图对原始地图进行了变化，可能会歪曲一些区域的面积、距离信息，缺乏平面上的正确性，有时生成的地图会非常丑，但表达的信息却是依据要描述的属性信息被校正过的。

图4.4显示同一数据的分级地图（a）和拓扑地图（b），后者的地区边界与真实的边界不同，有所扭曲，它基于其拥有的牛数量进行比例变化，两者呈现的信息不同，拓扑地图更容易呈现出"基于牛户的患病率越高的地区是在拥有牛数量越多的地区"。

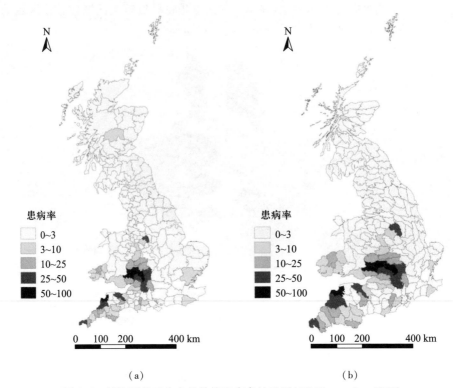

（a）   （b）

图 4.4 某地区基于牛户的结核患病率的地图（Pfeiffer et al. , 2008）

4.2.6 地统计数据的可视化

地统计数据通常使用比例符号地图（proportional symbol map）或等级符号地图（graduated symbol map）进行可视化,当所用的符号为圆形符号时,也称为泡泡地图（bubble map）,如图 4.5 所示。

比例符号地图或等级符号地图也可以用于显示点模式数据的属性信息（图 4.6）或者面数据的属性信息,当用于面数据时,需要先将面数据转换为点数据（如以面的质心表示面数据）,然后再将比例符号地图或等级符号地图应用于转换后的点数据。

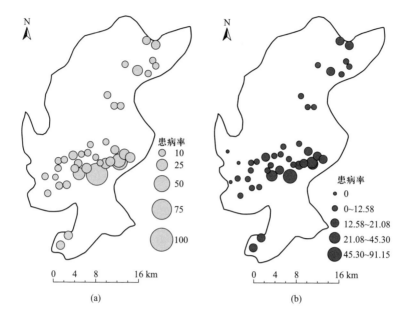

图 4.5 某地区血吸虫病患病率的比例(a)和等级符号地图(b)

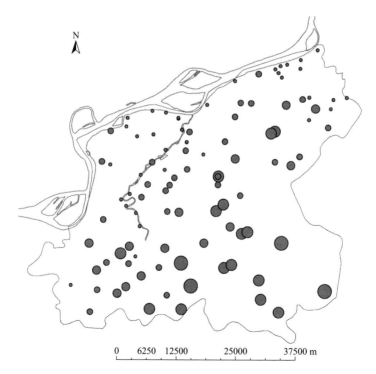

图 4.6 某地区急性血吸虫病病例和对照的点模式数据某属性值的泡泡地图

4.3   探索性空间数据分析

4.3.1   点模式数据的空间分布状态分析

空间分布状态（也称空间分布模式）简单地讲,有完全空间随机（complete spatial randomness,CSR）、空间聚集（spatial clustering or attraction）和空间规则（spatial regular or inhibition）分布,过去对于点模式数据的空间分布状态的描述通常应用一些理论分布模型（如泊松分布、负二项分布）（陈峰和杨树勤,1996a,b）和与距离无关的分布型指数（薛付忠等,2000）进行病例空间分布状态的判定,优点是计算简便,但结果常会产生一些偏差,甚至互相矛盾,需要多种结果互相验证（金则新,1997）,并且容易受所选样方大小（quadrat,即事件合计的方式）的影响。因此本部分系统地研究了点模式数据空间分布状态的量化分析方法,讲解基于点过程研究疾病空间分布状态的量化指标,例如,最常用的基于距离换算的一些统计量化指标（或者称汇总统计量）,如 G 函数、F 函数、K 函数以及 J 函数,在介绍其基本原理的基础上,同时指出了空间分析中的一个重要概念,即边界效应,并对常用的边界效应校正方法进行介绍。

4.3.1.1 G 函数

G 函数（G function）指最邻近事件间距离的分布函数,在点模式分析中常被用来初步探讨疾病的空间分布状态,分析是否存在聚集性,进行探索性数据分析（Diggle,2003;Ripley,1988;Cressie,1991）,它表示某一位置的研究事件与其他位置事件的最邻近距离构成的累积分布函数,其观察值通常用最邻近距离中小于等于预先指定的距离 r 的比例来估计。观察值相对于空间随机分布的 G 函数理论值越大,越趋于聚集性空间分布状态;反之,则趋于规则空间分布。

G 函数的估计公式为:

$$G(r) = P(r_i \leqslant r) \approx \frac{\sum_{i=1}^{n} I(r_i \leqslant r)}{n} \tag{4.19}$$

其中,n 为总事件数,即样本量;r_i 为事件 i 到其他位置事件的最邻近距离;r 为预先指定的研究距离;$I(\cdot)$ 为指示函数,当 $r_i \leqslant r$ 时,$I(\cdot) = 1$,反之为 0。

随着距离 r 的增大,最邻近距离点累积个数也会增加,$G(r)$ 也随之增加,直到 r 等于最大的最邻近距离,这时最邻近距离点个数最多,$G(r)$ 的值为 1,于是

$G(r)$ 是取值于 0 和 1 之间的函数。

$G(r)$ 的一般计算过程如下：

(1)计算任意一事件点到其最邻近事件点的距离 (d_{min})；

(2)将所有的最邻近距离由小到大排序列表；

(3)计算最邻近距离的变程 $R = \max(d_{min}) - \min(d_{min})$，确定组距 D，即不同的研究距离 r；

(4)根据组距上、下限值，汇总累积各个组距内点的数量，计算累积频数 $G(r)$，即观察的 G 函数值；

(5)画出 $G(r)$ 关于 r 的曲线图。

研究中通常采用 Monte Carlo 模拟的方法比较 G 函数的观察值与空间随机分布中 G 函数理论值的大小并进行统计推断(统计推断的方法见统计推断部分的介绍)。

4.3.1.2　F 函数

F 函数(F function)措间隔距离分布函数，常与 G 函数一起在点模式分析中用来研究疾病的空间分布状态，初步确定是否存在聚集性，进行探索性数据分析(Diggle,2003;Ripley,1988;Cressie,1991)。F 函数表示研究区域内 m 个随机抽样点 i 与事件 j 间的最邻近距离构成的累积分布函数，其观察值通常也用最邻近距离中小于等于预先指定的距离 r 的比例来估计。观察值相对于空间随机分布的理论 F 函数值越小，表明研究区域内的间隔空间越少，事件越趋于聚集性空间分布；反之，事件趋于规则空间分布。

F 函数的估计公式为：

$$F(r) = P(r_{ij} \leq r) = \frac{\sum_{i=1}^{m} I(r_{ij} \leq r)}{m} \tag{4.20}$$

其中，m 为抽样点个数，r_{ij} 为抽样 i 与事件 j 之间的最邻近距离，其他参数意义同公式(4.19)。F 函数的计算方法同 G 函数。

同 G 函数一样，研究中也是通过 Monte Carlo 模拟的方法进行 F 函数的统计推断(统计推断的方法见统计推断部分的介绍)。

值得指出的是，F 函数[公式(4.20)]与 G 函数[公式(4.19)]的估计公式表面上是一样的，但是它们的含义不同，F 函数算的是随机抽样点到最邻近事件之间距离的分布(point-to-nearest-event distribution function)，描述的是研究区域内事件的间隔空间大小，而 G 函数计算的是事件到同类最邻近事件之间距离的分布(event-to-nearest-event distribution function)，描述的是研究区域内事件的聚集程度，两者的描述内容相反，因此统计也相反。

4.3.1.3 *J* 函数

G 函数和 F 函数应用广泛,但是必须校正边界效应的影响(见边界效应部分的介绍),否则分析结果可能会有所偏倚,因此 Van Lieshout 和 Baddeley(1996)设计了更加稳健的 J 函数(J function),计算公式为:

$$J(r) = \frac{1 - G(r)}{1 - F(r)} \tag{4.21}$$

其中,$G(r)$ 对应于 G 函数,$F(r)$ 对应于 F 函数,J 函数的观察值则通过相应 G 函数和 F 函数的观察值而得到。

对于空间随机分布,$J(r)$ 的理论值为 1,当 $J(r) < 1$ 时,表明疾病的分布状态趋向于聚集性空间分布;当 $J(r) > 1$ 时,表明疾病的分布状态趋向于规则空间分布,其优点是在不考虑边界效应对 G 函数和 F 函数影响的条件下,其结果依然稳健,近似无偏估计,由于边界效应对 J 函数的影响不敏感,故当边界效应较大时,如果不考虑进行边界效应的校正,那么建议使用 J 函数进行分析(Baddeley et al.,2000),研究中通过 Monte Carlo 模拟的方法比较观察值与理论值 1 的大小并进行统计推断(统计推断的方法见统计推断部分的介绍)。

4.3.1.4 *K* 函数

G 函数、F 函数和 J 函数仅利用了最邻近事件间的距离,即空间分布状态的最小尺度,并且其结果依赖于点模式数据中事件的密度,而二阶矩函数(second order moment function),即 K 函数(Diggle,2003;Ripley,1976)则可以在考虑事件密度的基础上从多个不同的尺度来探讨事件的空间分布状态,其定义为某事件距离 r 内包含其他位置事件的理论数与密度之比。

假设一个密度为 λ 的泊松点过程,其所有的 n 个事件(为区别平面上通常意义的点,这里均称为事件)分布于二维空间的有限面积 A 内,那么该空间点过程的一阶属性可以由强度函数(intensity function)来描述:

$$\lambda(x) = \lim_{|dx| \to 0} \left\{ \frac{[N(dx)]}{|dx|} \right\} \tag{4.22}$$

一阶属性[式(4.22)]通过单位面积内事件的平均数即平均密度进行估计:

$$\hat{\lambda}(x) = \frac{n}{A} \tag{4.23}$$

如果该泊松点过程是平稳向同性的空间点过程,设研究尺度即研究距离为 r,则其二阶属性(second-properties)可以由 K 函数来定义:

$$K(r) = \frac{E[N_0(r)]}{\lambda} \qquad (4.24)$$

其中，$E[N_0(r)]$ 指一个事件在其距离 r 的范围内包含其他位置事件的期望数，λ 为一阶属性，由公式（4.23）估计。

在实际应用中，为了估计方便，公式（4.24）通常用公式（4.25）进行估计：

$$\hat{K}(r) = \frac{A}{n(n-1)} \sum_{i=1}^{n} \sum_{j \neq i} I(r_{ij} \leq r) \qquad (4.25)$$

其中，r_{ij} 为事件 i 与事件 j 之间的距离；r 为研究尺度；n 为研究区域内的总事件数，即样本量；A 为研究区域的面积；$I(\cdot)$ 为指示函数，当 $r_{ij} \leq r$ 时，$I(\cdot) = 1$，反之，$I(\cdot) = 0$。

由于 K 函数采用的是距离平方，方差可能不稳定，因此有研究者（Ripley，1977）建议对 K 函数进行变换以稳定方差，即 L 函数（L function），其理论值为 0。

$$\hat{L}(r) = \sqrt{\frac{\hat{K}(r)}{\pi}} - r \qquad (4.26)$$

研究中通过 Monte Carlo 模拟的方法比较 K 函数和 L 函数的观察值与其理论值之间的大小并进行统计推断（统计推断的方法见统计推断部分的介绍）。

4.3.1.5 边界效应

空间点模式数据是基于随机过程理论的点过程的一种实现形式，它是由研究区域内按照研究设计获取的所有研究事件的空间位置组成，其统计分析多是基于事件间的距离进行，由于通常的研究区域仅仅是产生理论点过程的整个研究空间的一部分，所以研究区域外未观察的事件与研究区域内事件的距离可能满足公式（4.25）中 $r_{ij} \leq r$ 的关系，但这些事件在研究中没有观察所以在计算 K 函数时没有包括在公式（4.25）中，导致对研究区域边界事件特征的描述有所偏倚，对分析结果产生影响，该影响称为边界效应（edge effect）（Diggle，2003；Ripley，1976），即空间数据的删失问题。由于边界效应可能使分析结果产生偏倚，因此在分析时需要对其进行适当的校正，下面以 K 函数为例介绍缓冲区校正法和加权校正法两种常用校正方法的基本原理。

1）缓冲区校正法

设研究区域为图 4.7(a) 的大正方形 A，黑点表示事件，取离边界距离为 d_0 的区域作为缓冲区 B，中央的小正方形 C 为缩小的研究区域。缓冲区校正法的

基本原理就是计算 C 内事件到 A 内所有事件的距离,并用于公式(4.25)中指示函数 $I(r_{ij} \leq r)$ 的计算,而缓冲区 B 内的事件则不用于计算指示函数 $I(r_{ij} \leq r)$,即 i 取 C 内的事件,j 取 A 内的事件,这样 C 内事件在指定研究尺度 r 小于等于 d_0 的情况下就可以反映潜在空间点过程的情况,K 函数的计算公式(4.25)不变(Diggle,2003),优点是可以进行点模式数据的各种相关分析,缺点是浪费了缓冲区 B 内事件作为研究事件的信息,并且没有确定的标准来指定合适的 d_0,d_0 太小仍然残存边界效应,d_0 太大则损失大量的有用信息,因此只能通过取不同的 d_0 值来试验得到。

2)加权校正法

该方法由 Ripley 首次提出(Ripley,1977),又称 Ripley 加权校正法,它是通过研究区域内的事件数来估计研究区域外未观察的平均事件数从而校正边界效应,其假设的前提条件为研究区域外事件的分布特征与研究区域内事件的分布特征相似(Getis and Franklin,1987)。设图 4.7(b)中黑点表示事件,X 为研究区域 A 内的一个事件,研究尺度为 r,$C(r)$ 为以 X 为圆心、r 为半径的圆与研究区域重叠部分的面积,y 为研究区域外未观察的且位于圆内的一个事件,研究区域内离事件 X 的距离小于等于 r 的事件数为 n,那么在考虑研究区域外未观察事件数的情况下,距离事件 X 的距离小于等于 r 的总事件数可以用 $n\dfrac{\pi r^2}{C(r)}$ 来估计,$\dfrac{C(r)}{\pi r^2}$ 为事件 X 在研究尺度为 r 时的权重 ω_{ij},其优点是能充分利用所有事件的研究信息,并且当大尺度的研究结果为研究重点时,该方法的结果更加稳定可

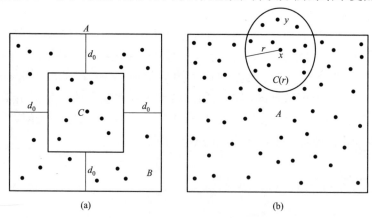

(a)   (b)

图 4.7   边界效应校正方法示意图:(a)缓冲区校正法;(b)加权校正法

靠,缺点是为了提高估计结果的无偏性,增加了对研究区域外事件数的估计,造成了一定程度样本方差的增加(Diggle,2003)。此时,需要使用权重 ω_{ij} 对公式(4.25)进行校正,计算公式为:

$$\hat{K}(r) = \frac{A}{n(n-1)} \sum_{i=1}^{n} \sum_{j \neq i} \omega_{ij}^{-1} I(r_{ij} \leq r) \qquad (4.27)$$

其中,参数意义同公式(4.25)。

4.3.1.6　统计推断

在点模式分析中,即使比较简单的统计量,其统计分布常常也是难以获取的,加上边界效应的影响,常无法通过统计分布理论的方法进行统计推断,因此多采用 Monte Carlo 随机模拟的方法进行统计推断,这也是目前点模式分析中最常用的方法,其优点是可以在不知道统计量分布理论的基础上进行统计推断,而且即使知道统计量的近似分布,由于空间自相关性的存在,Monte Carlo 模拟分析的结果将更加可靠。

Monte Carlo 模拟的基本原理就是在研究区域上产生与研究事件等样本量的空间随机分布的点,以其为参照分布,然后计算相应分析指标(如 G 函数)在不同研究距离 r 上的值,共随机模拟 n 次,然后得到不同研究距离 r 上分析指标的最大最小值,以 r 为横坐标,以相应分析指标的最大最小值为纵坐标,绘制 r 与最大最小值组成的伪可信区间(envelope),并将 r 与分析指标观察值的曲线在一幅图上显示。若分析指标的观察值位于伪可信区间内,则观察数据为空间随机分布;若在伪可信区间外,那么根据各个指标的统计推断方法判断为聚集性分布或规则分布(图4.8)。

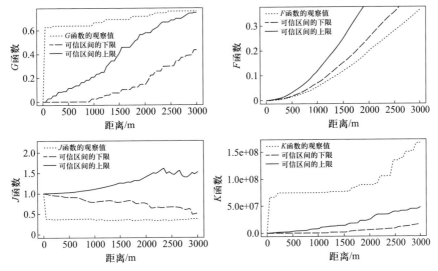

图 4.8　基于 Monte Carlo 模拟的统计推断示意图

4.3.2   面数据的空间自相关分析

4.3.2.1   空间自相关概念

1970 年,Waldo R. Tobler 博士首次提出了著名的地理学第一定律(First Law of Geography),明确指出了空间数据的不独立性,即存在空间自相关(Tobler,1970)。由于空间数据或多或少地都存在一定程度的自相关,因此,经典统计学中常常要求数据独立的假设在空间数据中通常很难满足(Anselin and Griffith,1988;Haining,2004;Unwin and Unwin,1998),如果使用经典统计学方法分析空间数据,结果可能产生偏倚(Rosenberg et al.,1999),空间数据在分析之前一定要检验是否存在空间自相关,以便选择正确的统计分析方法(何宗贵等,2008)。

空间自相关分析是研究空间中某位置变量的观察值与其相邻位置的同一变量的观察值是否相关以及相关程度的一种空间数据分析方法(Rosenberg et al.,1999;陈小勇和林鹏,2000),常用于面数据的探索性空间分析中,是空间统计学中的重要内容。在研究空间数据的分布状态及其随时间的变化规律时,其结果可以加深对空间分布状态从过去变化到现在的规律的理解与掌握,甚至可以预测空间分布状态的未来变化趋势,发现导致空间分布状态变化的潜在影响因素,从而根据影响因素对人类影响的利弊来促进或阻止空间模式的变化方向。

空间自相关性分析在生态学和区域经济学等领域有着广泛的应用(陈斐和杜道生,2002;曾辉等,2000)。近年来,它在流行病学流域也开始被应用探索疾病的分布特征,如张志杰等(2007a,b)进行的血吸虫病和钉螺的空间自相关分析。目前,虽然有很多统计量可以测量空间自相关,但应用最多的是莫兰指数,其他的统计量应用较少,然而对于空间变量的不同类型以及回答问题的不同,测量空间自相关的统计量应该是不同的,而且各统计量的应用条件和探测空间自相关的角度也是不同的,不能千篇一律地使用莫兰指数进行分析。

本节根据空间变量的不同类型来区分测量空间自相关的不同统计量,并指出各统计量在分析空间自相关中的优缺点,希望对正确地进行空间自相关分析起到一定的指导作用。

4.3.2.2   测量空间自相关的变量为离散型变量

当进行空间自相关分析的变量为离散型变量时,连接计数统计量(joint count statistics)可以用来测量全局空间自相关(global spatial autocorrelation statistics)（Lee and Wong,2001），但仅适用于二值变量。连接计数统计量通过比较邻近空间位置相同或不同观察值的计数与理论计数的差异来测量全局空间自相关的大小。假设以黑/白（black/white，B/W）表示空间位置两种可能的观察值，那么邻近空间位置观察值的各种可能连接为 B-B 连接、B-W 连接和 W-W 连接。如果存在正空间自相关（positive spatial autocorrelation），那么 W-W 或 B-B 连接的计数应该大于理论计数；如果存在负空间自相关（negative spatial autocorrelation），那么 B-W 连接的计数应该大于理论计数；如果不存在空间自相关，那么三种连接的计数应该与理论计数非常接近。

以 x_i 和 x_j 表示空间位置 i 和 j 的观察值，为二值变量，取值为 1 时用字母 B 表示，取值为 0 时用字母 W 表示；ω_{ij} 表示空间位置 i 与 j 的空间邻近关系，当 i 与 j 为邻近的空间位置时，$\omega_{ij} = 1$；反之，$\omega_{ij} = 0$，那么连接计数统计量的三种连接计数（B-B 连接、B-W 连接和 W-W 连接）的计算公式为：

$$\text{B-B 连接计数：} O_{BB} = \frac{1}{2} \sum_i \sum_j (\omega_{ij} x_i x_j) \quad (i \neq j) \tag{4.28}$$

$$\text{W-W 连接计数：} O_{WW} = \frac{1}{2} \sum_i \sum_j [\omega_{ij}(1 - x_i)(1 - x_j)] \quad (i \neq j) \tag{4.29}$$

$$\text{B-W 连接计数：} O_{BW} = \frac{1}{2} \sum_i \sum_j [\omega_{ij}(x_i - x_j)^2] \quad (i \neq j) \tag{4.30}$$

连接计数统计量的观察值与理论计数的差异是否具有统计学意义的假设检验，可以基于下面两种不同的抽样假设（Lee and Wong,2001）：

（1）无限制抽样法：假设空间位置的观察值取 B/W 的概率不受研究区域内 B/W 总数和比例的影响，可以从无限空间中假定的理论分布中随机抽取，称为无限制抽样法（free sampling），为参数检验法。

（2）有限制抽样法：假设空间位置的观察值取 B/W 的概率受研究区域内 B/W 总数和比例的影响，并且总数和比例是不变的，称为有限制抽样法（nonfree sampling），为非参数检验法。由于其假设检验不需要分布的假设，因此，在空间自相关性分析中应用得更加广泛灵活。张志杰等（2007a）应用连接计数统计量探讨了安徽省池州市贵池区 2001—2006 年急性血吸虫病的空间自相关变化情况，得到了有意义的结果。

对于测量空间自相关的变量为离散型变量的情况，目前仅见连接计数统计量测量全局空间自相关的应用，其他情况较少见。

4.3.2.3　测量空间自相关的变量为连续型变量

连接计数统计量仅适用于观察值为二值变量的空间数据，在现实情况下这种资料相对较少,而更多见的是连续型变量的定量资料。

对于定量资料计算全局空间自相关时,可以使用全局莫兰指数、全局 Geary's C 和全局 Getis-Ord G 统计量。全局空间自相关是对整个研究空间的一个总体描述,仅对于同质的空间过程(spatial homogeneity)有效,然而由于环境和社会因素等外界条件不同,空间自相关的大小在整个研究空间,特别是较大范围的研究空间上,并不一定是均匀同质的,可能随着空间位置的不同有所变化,甚至可能在一些空间位置出现正空间自相关,而在另一些空间位置出现负空间自相关,这种情况在全局空间自相关分析中是无法发现的,这种现象称为空间异质性(spatial heterogeneity)。为了能识别这种空间异质性,需要使用局部空间自相关统计量来分析空间自相关性,如局部莫兰指数、局部 Geary's C 和局部 Getis-Ord G 统计量,下面对其分别进行介绍。

1)全局空间自相关

全局莫兰指数、全局 Geary's C 和全局 Getis-Ord G 统计量都是通过比较邻近空间位置观察值的相似程度来测量全局空间自相关的(Cliff and Ord,1973,1981),对于全局莫兰指数和全局 Geary's C 两个统计量,如果邻近空间位置的观察值非常接近,并且有统计学意义,提示正空间自相关的存在;如果邻近空间位置的观察值差异较大(dissimilar),提示负空间自相关的存在。然而它们在区分不同类型的正空间自相关时并不是非常有效,例如,当观察值大的空间位置相互邻近时,全局莫兰指数和全局 Geary's C 将得到存在正空间自相关的结论,这种正空间自相关通常称为"热点区"(hot spot);然而它同样可以由观察值低的空间位置相互邻近而得到,这种正空间自相关通常称为"冷点区"(cold spot)。而全局 Getis-Ord G 的优势则在于可以非常好地区分这两种不同的正空间自相关(Getis and Ord,1992)。三个统计量的结合使用可以较全面地反映空间的全局自相关。

(1)全局莫兰指数。全局莫兰指数的计算公式为:

$$I = \frac{n \sum_i \sum_j \omega_{ij}(x_i - \overline{x})(x_j - \overline{x})}{(\sum_i \sum_j \omega_{ij}) \sum_i (x_i - \overline{x})^2} \quad (i \neq j) \tag{4.31}$$

其中,n 为样本量,即空间位置的个数;x_i, x_j 是空间位置 i 和 j 的观察值;ω_{ij} 表示空间位置 i 和 j 的邻近关系,当 i 和 j 为邻近的空间位置时,$\omega_{ij} = 1$;反之,$\omega_{ij} = 0$。

全局莫兰指数的取值范围为 $[-1,1]$,数学期望 $E_I = -\dfrac{1}{n-1}$,当全局莫兰指数的观察值小于数学期望,并且有统计学意义时,表示存在负空间自相关;大于数学期望时,表示存在正空间自相关;等于数学期望时,表示无空间自相关。

与连接计数统计量的假设检验一样,全局莫兰指数也有两种不同的抽样假设(Lee and Wong,2001):

- 无限制抽样法:假设空间位置的观察值独立地来自一个正态分布,不受观察值的空间分布模式限制,为参数检验法。对于非正态分布的观察值需要进行变量变换后才能使用。
- 有限制抽样法:假设空间位置的观察值受观察值的空间分布模式的影响,观察值的空间分布模式是固定的,不固定的是空间位置与观察值之间的对应关系,即在所有的空间位置间,对其观察值进行随机分配(permutation),这种分配方式是无返回的,为非参数检验法,不要求观察值符合正态分布。

(2)全局 Geary's C。全局 Geary's C 测量空间自相关的方法与全局莫兰指数相似,其分子的交叉乘积项不同,即测量邻近空间位置观察值近似程度的方法不同(Getis and Ord,1992;Getis,1991),其计算公式为(参数定义同全局莫兰指数):

$$C = \frac{(n-1) \sum_i \sum_j \omega_{ij} (x_i - x_j)^2}{(2 \sum_i \sum_j \omega_{ij}) \sum_i (x_i - \bar{x})^2} \quad (i \neq j) \tag{4.32}$$

全局莫兰指数的交叉乘积项比较的是邻近空间位置的观察值与均值偏差的乘积,而全局 Geary's C 比较的是邻近空间位置的观察值之差,由于并不关心 x_i 是否大于 x_j,只关心 x_i 和 x_j 之间差异的程度,因此对其取平方值。

全局 Geary's C 的取值范围为[0,2],数学期望恒为1,当全局 Geary's C 的观察值小于1,并且有统计学意义时,提示存在正空间自相关;大于1时,存在负空间自相关;等于1时,无空间自相关。其假设检验的方法同全局莫兰指数。

值得注意的是,全局 Geary's C 的数学期望不受空间权重、观察值和样本量的影响,恒为1,导致了全局 Geary's C 的统计性能比全局莫兰指数要差,这可能是全局莫兰指数比全局 Geary's C 应用更加广泛、更受欢迎的原因。

(3)全局 Getis-Ord G。全局 Getis-Ord G 与全局莫兰指数和全局 Geary's C 测量空间自相关的方法相似,其分子的交叉乘积项不同,即测量邻近空间位置观察值近似程度的方法不同,其计算公式为(Getis,1991):

$$G(d) = \frac{\sum_i \sum_j \omega_{ij}(d) x_i x_j}{\sum_i \sum_j x_i x_j} \quad (i \neq j) \tag{4.33}$$

全局 Getis-Ord G 直接采用邻近空间位置的观察值之积来测量其近似程度，与全局莫兰指数和全局 Geary's C 不同的是，全局 Getis-Ord G 定义空间邻近的方法只能是距离权重矩阵 $\omega_{ij}(d)$，是通过距离 d 定义的，认为在距离 d 内的空间位置是邻近的，如果空间位置 j 在空间位置 i 的距离 d 内，那么权重 $\omega_{ij}(d)=1$，否则为 0。

从公式(4.33)中可以看出，在计算全局 Getis-Ord G 时，如果空间位置 i 和 j 在设定的距离 d 内，那么它们包括在分子中；如果距离超过 d，则没有包括在分子中，而分母中则包含了所有空间位置 i 和 j 的观察值 x_i、x_j 对，即分母是固定的。如果邻近空间位置的观察值都大，全局 Getis-Ord G 的值也大；如果邻近空间位置的观察值都小，全局 Getis-Ord G 的值也小。因此，可以区分"热点区"和"冷点区"两种不同的正空间自相关，这是全局 Getis-Ord G 的典型特性，但是它在识别负空间自相关时效果不好。

全局 Getis-Ord G 的数学期望为 $E(G)=\dfrac{W}{n(n-1)}$，当全局 Getis-Ord G 的观察值大于数学期望，并且有统计学意义时，提示存在"热点区"；当全局 Getis-Ord G 的观察值小于数学期望，提示存在"冷点区"。假设检验方法同全局莫兰指数和全局 Geary's C。

全局 Getis-Ord G 计算时未将空间位置自身作为邻近的空间位置，即公式(4.33)中限定 $i \neq j$，而如果将空间位置自身作为邻近的空间位置，即公式(4.33)中允许 $i=j$，那么就变成了 Getis 和 Ord(Getis,1991)提出的全局 Getis-Ord G^*，两者的区别仅仅是公式(4.33)计算时是否允许 $i=j$，其余方面完全相同。因此，本书仅以全局 Getis-Ord G 进行理论的讲解与介绍。

2)局部空间自相关

局部空间自相关统计量(local indicators of spatial association，LISA)的构建需要满足两个条件(Anselin,1995)：

①局部空间自相关统计量之和等于相应的全局空间自相关统计量；②能够指示每个空间位置的观察值是否与其邻近位置的观察值具有相关性。

相对于全局空间自相关而言，局部空间自相关分析的意义在于：

• 当不存在全局空间自相关时，寻找可能被掩盖的局部空间自相关的位置；

• 存在全局空间自相关时，探测分析是否存在空间异质性；

• 空间异常值或强影响点位置的确定；

• 寻找可能存在的与全局空间自相关的结论不一致的局部空间自相关的位置，如全局空间自相关分析结论为正全局空间自相关，分析是否存在有少量的负局部空间自相关的空间位置,这些位置应该是研究者所感兴趣的。

由于每个空间位置都有自己的局部空间自相关统计量值,因此可以通过显著性图(significance map)和聚集点图(cluster map)等图形将局部空间自相关的分析结果清楚地显示出来,这也是局部空间自相关分析的优势所在。

(1)局部莫兰指数。为了能识别局部空间自相关,每个空间位置的局部空间自相关统计量的值都要计算出来,空间位置为 i 的局部莫兰指数的计算公式为(Anselin,1995):

$$I_i = \frac{x_i - \bar{x}}{\sigma} \sum_j \omega_{ij} \frac{x_j - \bar{x}}{\sigma} \quad (i \neq j) \tag{4.34}$$

$$U(I_i) = \frac{I_i - E(I_i)}{\sqrt{\mathrm{var}(I_i)}} \tag{4.35}$$

其中,σ 是观察值之间的标准差,$E(I_i)$ 表示空间位置 i 的观察值的数学期望,$\mathrm{var}(I_i)$ 表示空间位置 i 的观察值的方差,其余参数的定义同全局莫兰指数。公式(4.34)计算的是空间位置为 i 的局部莫兰指数,公式(4.35)是对空间位置为 i 的局部莫兰指数进行 u 变换计算标准正态离差,通过 u 检验进行有无统计学意义的假设检验(陈炳为,2003)。

局部莫兰指数的值大于数学期望,并且有统计学意义时,提示存在局部的正空间自相关;小于数学期望时,提示存在局部的负空间自相关,缺点是不能区分"热点区"和"冷点区"两种不同的正空间自相关。

(2)局部 Geary's C。局部 Geary's C 的计算公式为(Anselin,1995):

$$C_i = \sum_j \omega_{ij} \left(\frac{x_i - \bar{x}}{\sigma} - \frac{x_j - \bar{x}}{\sigma} \right)^2 \quad (i \neq j) \tag{4.36}$$

$$U(C_i) = \frac{C_i - E(C_i)}{\sqrt{\mathrm{var}(C_i)}} \tag{4.37}$$

参数的定义和假设检验的方法同局部莫兰指数。

局部 Geary's C 的值小于数学期望,并且有统计学意义时,提示存在局部的正空间自相关;大于数学期望时,提示存在局部的负空间自相关,缺点也是不能区分"热点区"和"冷点区"两种不同的正空间自相关。

(3)局部 Getis-Ord G。局部 Getis-Ord G 同全局 Getis-Ord G 一样,只能采用距离定义的空间邻近方法生成权重矩阵(Getis and Ord,1992;Ord and Getis,1995),其计算公式为:

$$G_i(d) = \frac{\sum_j \omega_{ij}(d)x_j}{\sum_j x_j} \quad (i \neq j) \tag{4.38}$$

$$U(G_i) = \frac{G_i - E(G_i)}{\sqrt{\mathrm{var}(G_i)}} \tag{4.39}$$

公式(4.38)中参数的定义同全局 Getis-Ord G,公式(4.39)中参数的定义同局部莫兰指数。

当局部 Getis-Ord G 的值大于数学期望,并且有统计学意义时,提示存在"热点区";当局部 Getis-Ord G 的值小于数学期望,提示存在"冷点区",缺点是识别负空间自相关时效果较差。

相应于全局 Getis-Ord G,局部 Getis-Ord G 仅是在公式(4.38)的计算中允许 $i=j$,其余与局部 Getis-Ord G 完全相同。

4.3.2.4　空间自相关的可视化分析

除了使用上述统计量研究数据的空间自相关性外,图形(如空间自相关散点图、空间自相关系数图等)也常被用来进行可视化的空间自相关分析,同时也可以进行交互式的探索异常观察值和强影响点的空间位置等。

1) 空间自相关散点图

空间自相关散点图[autocorrelation(Moran)scatterplot]绘制的是空间变量(x 轴)与其滞后值(spatially lagged value)(y 轴)之间的散点图(图 4.9),可用来观察空间变量的自相关性,具有自相关性的变量的散点应该大致分布在一条直线附近,还可以观察变量的异常值或强影响点,这样的点会明显远离大多数散点

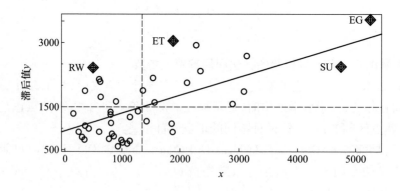

图 4.9　空间变量 X 的空间自相关散点图

所在的直线附近。

2）空间自相关系数图

空间自相关系数图（spatial autocorrelation coefficient correlogram）绘制的是不同阶滞后（x 轴）下对应的空间自相关系数（y 轴）变化图（图 4.10），可用来分析研究事件在空间上是否有层次性分布，其中 y 轴的空间自相关可使用前述的全局空间自相关的任一统计量。

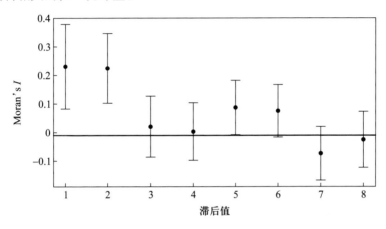

图 4.10　基于莫兰指数的空间自相关系数图

4.3.3　地统计数据的空间自相关分析

地统计学的空间自相关常通过可视化图形的方法进行探索性分析，如趋势分析（trend analysis）、Voronoi 地图（Voronoi map）、半变异/协方差函数云图（semivariogram/covariance cloud）、交叉协方差函数云图（cross covariance cloud）。

4.3.3.1　趋势分析

趋势分析提供的是地统计数据的三维透视图，它将采样点的位置绘制在 x/y 轴定义的平面上，采样点的值由 z 轴上的值指示，然后将其分别投影到 x/z 平面和 y/z 平面上，再根据两个投影平面上的散点图通过全局多项式插值法拟合多项式曲线，以反映地统计数据总体的变化趋势，受全局性、大范围的因素影响，常采用二阶多项式来拟合散点图，也可以通过设置多项式的不同阶数以提高数据的拟合优度以获取更加准确的趋势分析结果。

如果拟合的多项式曲线呈水平的直线,则表明数据不存在某种趋势;而如果拟合的多项式曲线具有某种确切的形态模式,则表明数据中存在某种全局趋势,如图 4.11 所示,两个投影平面上的多项式曲线均具有一定的趋势(上升或下降)。

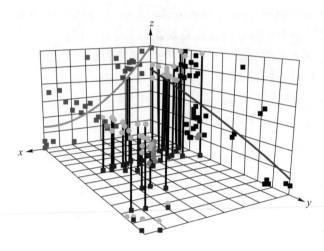

图 4.11   某地区血吸虫病患病率的趋势分析图(参见书末彩插)

趋势分析图是三维图,因此可以进一步旋转和改变图的视角以动态、全面地观察结果。

4.3.3.2   Voronoi 地图

Voronoi 地图是由围绕采样点位置形成的一系列多边形所构成的地图,可以直观地观察数据的空间可变性和稳定性(如通过多边形的大小、密度来识别采样点样本值的总体分布情况、根据其中一个多边形与相邻多边形的差异情况来识别研究对象中的异常值),其核心是 Voronoi 多边形的创建,它将使多边形内的各个位置离该多边形内采样点的距离小于离任何其他采样点的距离,而Voronoi 多边形的值基于邻域计算(简单赋值法除外)。

对于某采样点而言,其相邻点定义为与其共享多边形一条边的任何其他采样点,基于相邻点可计算多种局部统计量,如简单赋值法(simple)、平均值(mean)、众数(mode)、聚类(cluster)、熵(entropy)、中位数(median)、标准差(standard deviation)、四分位数范围(interquartile range,IQR),然后以计算的统计量作为 Voronoi 多边形的属性,对于所有 Voronoi 多边形及其相邻 Voronoi 多边形,重复这一计算和赋值过程,并通过不同的颜色显示统计量的结果,即得到Voronoi 地图。对于计算的不同统计量,它们的用途有所不同,如平均值、众数和中位数用于局部平滑的目的,标准差、四分位范围和熵用于局部变化探测,聚类用于局部异常值的识别,而简单赋值法则用于局部影响的分析。图 4.12 显示了分别以平均值、熵、聚类作为统计量的某地区血吸虫病患病率的 Voronoi 地图。

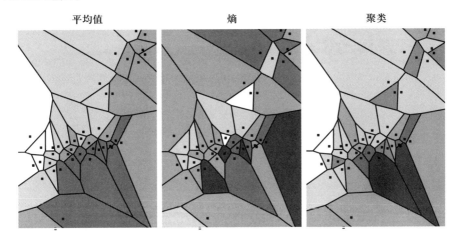

平均值　　　　　　　熵　　　　　　　聚类

图 4.12　某地区血吸虫病患病率的 Voronoi 地图

4.3.3.3　半变异/协方差函数云图

半变异/协方差函数表示的是所有采样点对的理论半变异函数值和协方差值,把它们用两点间距离的函数来表示,并以此函数作图,称半变异/协方差函数云图(图 4.13),它可用来检查数据集中空间自相关的局部特征以及查找局部异常值。如果数据集中有一个异常高值的离群值,则与这个离群值形成的采样点对,无论距离远近,在半变异/协方差函数云图中都会明显远离其他点对,结合数据联动技术(选中云图中的点,则对应的点会在地图上同时高亮选中),很容易识别这些异常值及其空间位置。

4.3.3.4　交叉协方差函数云图

交叉协方差函数表示的是两个地统计数据集中所有采样点对的理论交叉协方差,把它们用两点间距离的函数来表示,并以此函数作图,称交叉协方差函数云图,它可用来查看两个数据集空间关联性的局部特征,并可结合数据联动技术查找两个数据集间关联性的空间变化情况(图 4.14)。

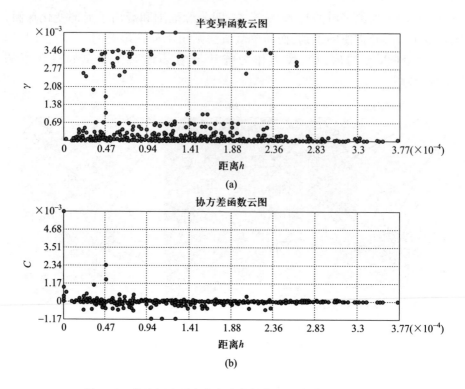

图4.13　某地区血吸虫病患病率的半变异/协方差函数云图

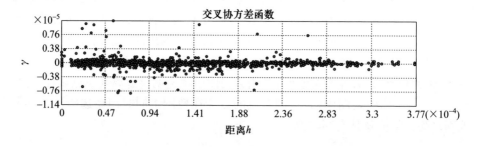

图4.14　某地区血吸虫病患病率的交叉协方差函数云图

参 考 文 献

陈炳为 . 空间统计模型在四川省碘缺乏病中的应用[D].四川大学博士研究生学位论文 . 2003.

陈斐,杜道生 . 空间统计分析与 GIS 在区域经济分析中的应用[J].武汉大学学报:信息科学版,2002,27(4):391-396.

陈峰,杨树勤.β-二项分布及其医学应用——疾病的统计分布(二)[J].中国卫生统计,
1996a,13(2):10-13.

陈峰,杨树勤.PP 分布、PB 分布及其应用[J].中国卫生统计,1996b,13(4):10-13.

陈小勇,林鹏.我国红树植物分布的空间自相关分析[J].华东师范大学学报(自然科学版),
2000(3):104-109.

曾辉,江子瀛,孔宁宁,等.快速城市化景观格局的空间自相关特征分析——以深圳市龙华地
区为例[J].北京大学学报:自然科学版,2000,36(6):824-831.

方立群,曹务春,陈化新,等.应用地理信息系统分析中国肾综合征出血热的空间分布[J].中
华流行病学杂志,2003,24(4):265-268.

方立群,李承毅,杨华,等.应用地理信息系统研究我国肾综合征出血热疫区类型与主要宿主
动物构成的关系[J].中华流行病学杂志,2004,25(11):929-933.

何宗贵,韩世民,崔道永,等.空间自相关分析的统计量探讨[J].中国血吸虫病防治杂志,
2008,20(4):315-318.

胡晓抒,周晓农,孙宁生,等.江苏省恶性肿瘤分布态势地理信息系统的空间分析[J].中华流
行病学杂志,2002,23(1):73-74.

金则新.浙江天台山七子花种群结构与分布格局研究[J].生态学杂志,1997,16(4):15-19.

汤国安,刘学军,闾国年,等.地理信息系统教程[M].北京:高等教育出版社,2007.

薛付忠,王洁贞,谢超,等.疾病空间分布状态的量化统计指标研究与应用[J].中国卫生统
计,2000,17(3):146-150.

张志杰,彭文祥,周艺彪,等.安徽省池州市贵池区急性血吸虫病的空间自相关分析[J].中国
血吸虫病防治杂志,2007a,19(5):341-344.

张志杰,彭文祥,周艺彪,等.湖沼地区湖北钉螺小尺度分布的空间自相关分析[J].中国血吸
虫病防治杂志,2007b,19(6):418-423.

Anselin L. Local indicators of spatial association-LISA [J].Geogr Anal, 1995, 27(2):93-116.

Anselin L, Griffith DA. Do spatial effects really matter in regression analysis[J].Papers of the
Regional Science Association,1988,65:11-34.

Baddeley AJ, Kerscher M, Schladitz K, et al. Estimating the J function without edge correction [J].
Stat Neerl, 2000, 54(3):315-328.

Burt JE, Barber GM. Elementary Statistics for Geographers (2nd Ed.)[M].New York:The
Guilford Press, 1996.

Cliff AD, Ord JK. Spatial Autocorrelation [M].London:Pion, 1973:1-70.

Cliff AD, Ord JK. Spatial Processes:Models and Applications [M].London:Pion, 1981:10-65.

Cressie NAC. Statistics for Spatial Data [M].New York:John Wiley & Sons, 1991.

Diggle PJ. Statistical Analysis of Spatial Point Patterns (2nd Ed.) [M].London:Edward Arnold
Publishers, 2003.

Dorling D. The visualization of local urban change across Britain[J].Environment and Planning B:
Planning and Design,1995, 22:269-290.

Ebdon D. Statistics in Geography (2nd Ed. with corrections) [M]. Oxford: Blackwell

Publishers, 1988.

Getis A. Spatial interaction and spatial autocorrelation: a cross-product approach[J]. Environ Plan A, 1991, 23(9): 1269-1277.

Getis A, Franklin J. Second-order neighborhood analysis of mapped point patterns [J]. Ecology, 1987, 68: 473-477.

Getis A, Ord JK. The analysis of spatial association by use of distance statistics [J]. Geogr Anal, 1992, 24(3): 189-206.

Haining R. Spatial Data Analysis: Theory and Practice[M]. Cambridge: Cambridge University Press, 2004: 273-275.

Lee J, Wong DWS. Statistical Analysis with Arcview GIS [M]. New York: John Wiley & Sons, 2001.

Levine N. CrimeStat: A Spatial Statistics Program for the Analysis of Crime Incident Locations (v 3.0) [EB].: Ned Levine & Associates, Houston, TX, and the National Institute of Justice, Washington, DC. May. 2004:

Ord JK, Getis A. Local spatial autocorrelation statistics: distributional issues and an application[J]. Geogr Anal, 1995, 27(4): 286-306.

Pfeiffer DU, Robinson TP, Stevenson M, et al. Spatial Analysis in Epidemiology[M]. UK: Oxford University Press, 2008.

Rosenberg MS, Sokal RR, Oden NL, et al. Spatial autocorrelation of cancer in Western Europe [J]. Eur J Epidemiol, 1999, 15(1): 15-22.

Ripley BD. Statistical Inference for Spatial Processes [M]. UK: Cambridge University Press, 1988.

Ripley BD. The second-order analysis of stationary point processes [J]. J Appl Probab, 1976, 13(2): 255-266.

Ripley BD. Modelling spatial patterns (with discussion) [J]. J R Stat Soc Ser B, 1977, 39: 172-212.

Tobler W. A computer movie simulating urban growth in the Detroit region[J]. Economic Geography, 1970, 46(Supplement): 234-240.

Unwin A, Unwin D. Exploratory spatial data analysis with local statistics[J]. J R Stat Soc Ser D, 1998, 47(3): 415-421.

Van Lieshout MNM, Baddeley AJ. A nonparametric measure of spatial interaction in point patterns [J]. Stat Neerl, 1996, 50: 344-361.

第 5 章

疾 病 制 图

　　疾病分布图常被用来描述疾病发生情况的地理分布模式,它是反映疾病地理分布状况的一种专题地图,而疾病制图所表现的是一个过程,是制作成连续分布的疾病地图的过程,疾病分布图是疾病制图的结果体现。疾病制图是基于已知的带有空间分布信息的疾病观测数据,利用合适的空间插值方法,来估计未知区域的疾病发生情况,进而制作成连续分布的疾病地图,其根据是已知观测点数据、显式或隐含的空间点群之间的关联性、数学模型以及误差目标函数,目的是将疾病危险的空间变异或时空变异在地图上呈现出来,是空间流行病学的重要组成部分,是流行病学研究以及疾病监测防控所需的重要工具之一,在识别疾病分布的异质性上非常有帮助,可为进一步的病因学研究或其他研究提供线索。

　　疾病制图一般包括以下过程:①疾病样本数据的获取;②通过对已获取到的样本数据进行分析,找出疾病数据的分布特征、统计特性和空间关联性;③根据所掌握的信息量,选择最适宜的插值方法;④对插值结果进行评价。从可获得的疾病观测数据属性出发,疾病制图方法可分为点模式数据、面数据和地统计数据的疾病制图方法,它们的运行代价不同、统计性质不同,没有绝对的最优,制图结果需要进行统计学检验。

5.1　点模式数据的疾病制图

5.1.1　核密度估计简介

　　令 $s_1,\cdots,s_n$ 是一组独立同分布样本,这里假设其总体密度函数 $f(s)$ 未知,我们的目的是估计密度函数 $f(s)$。在频率统计中对定量数据进行分析时,通常先绘制数据的直方图,如果得到的直方图呈钟形,就假定样本来自正态分布的总体。由于正态分布完全由均值和标准差决定,我们就只需用样本均值和样本方差估计相应的总体参数。一般来说,用参数方法估计密度函数需要假定概率密度服从某种参数分布族(如正态分布、Γ 或 β 分布族),要完全确定密度函数,我们必须采用某种方法(如最大似然估计)来估计未知参数,也可以用已有的知识与科学原理来确定参数分布族。因此,在初步描述性研究中,常用的数据分析方法是绘制样本的直方图,并由此得出有关总体密度的合理假设(范剑青等,2002),绘制直方图时,一般将数据的全距分为若干等长的区间,称为组段;在各组段上分别绘制直条,直条的高度等于落在组段内数据的比例除以该组段的宽度。确切地说,点 s 处的直方图估计为:

$$\widehat{f}(s,h) = \frac{s \text{ 所在组段的观察值个数}}{n \times h} \tag{5.1}$$

其中,h 为组段的宽度,即组距。如果组段定得适当,可以证明在一些很弱的条件下,$\widehat{f}(s,h)$ 是未知密度函数 $f(s)$ 的最大似然估计。

由此可见,绘制直方图时,必须选定组距和组段中心(组中值),如果组距 h 太小,得到的直方图轮廓就太粗略;反之,组距 h 太大又会使直方图过于光滑,所以实际上绘制适当的直方图并不简单。通常可以先作一个不太光滑的直方图,再逐渐增大组距 h,直到得到一个满意的结果。直方图可以看作最古老的也是应用最普遍的密度估计方法,其中组距的选取属于光滑问题。但是,直方图作为密度估计的方法,有三方面不足(Bowman and Azzalini,1997):①用组段中心代替个体数据,丢失了有用信息;②多数情况下,密度函数通常假定为光滑的,但直方图由于组段的"边界"问题导致其估计实际上不是光滑的;③直方图估计依赖于组段宽度的选择,以及区间起点的选择。

Rosenblatt(1956)、Whittle(1958)和 Parzen(1962)首先通过核密度估计的方法解决了直方图作为密度估计的前两个不足,使用光滑的核函数(kernel function)代替组段作为基本的估计单位,而核函数以每个观察值为中心进行估计。核密度估计是一种从一些随机的采样点重建概率密度函数的方法,在没有任何先验密度假设的情况下,只要给定一个合适的带宽,其就能得出一个质量高的概率密度估计值(Gaterell,1994),其最初目的是根据观测值获得单变量或多变量概率密度(probability density)的平滑估计值(smooth estimate)(Silverman,1986)。

一维核密度估计的公式为(Bowman and Azzalini,1997;范剑青等,2002):

$$\widehat{f}_h(s) = \frac{1}{nh} \sum_{i=1}^{n} K\left\{\frac{s - s_i}{h}\right\} \tag{5.2}$$

其中，$K(\cdot)$ 为单变量核函数，满足 $\int K(s)\,\mathrm{d}s = 1$；$h$ 为窗宽（bandwidth）或光滑参数（smoothing parameter）。根据定义，核密度估计实际上就是点式群体的密度函数 $\dfrac{1}{h}K\left\{\dfrac{s - s_i}{h}\right\}$ 的均值，这些点重新光滑地分布在点 x_i 处（即集中在 x_i 附近一个邻域的样本的平均），该方法还可以方便地进行不同组间的密度估计曲线的可视化比较（Bowman and Azzalini，1997）。

5.1.2　空间点核密度估计

为了进行疾病的空间聚集性分析，将一维核密度估计推广到二维核密度估计，其公式为（Bowman and Azzalini，1997）：

$$\widehat{f_h}(s) = \frac{1}{n\,h^2} \sum_{i=1}^{n} K\left\{\frac{s - s_i}{h}\right\} \tag{5.3}$$

其中，$\{s_i;\ i = 1,\cdots,n\}$ 表示二维观察数据，h 表示联合光滑参数。

对于核密度估计方法，有两点值得注意：

（1）核函数的选取对于核密度估计的影响较小（Marron and Nolan，1988；Silverman，1986），常用的核函数类型为均匀核（uniform）、高斯核（Gaussian）、Epanechnikov 核等。

（2）光滑参数 h 控制着密度估计的光滑程度，如果选得太大，不能很好地估计数据特征；而选得太小，又会出现明显的不规则形状。实际中常用的带宽选择方法有"拇指法则"（rule of thumb）、内插法（plug-in-method）、交叉验证法（cross validation，CV）等。事实上，可以证明窗宽选大了会增加估计偏倚，而窗宽选小了又会增加方差。因此，一个好的窗宽选择方法必须权衡偏倚和方差，光滑参数 h 的选择是核密度估计方法的关键，即直方图的第 3 个不足在核密度估计方法中依然存在（Jones et al.，1996a；Jones et al.，1996b）。

这里，$K(\cdot)$ 是一个双变量的概率密度函数，称为核（kernel），实际上就是以 X 为中心的一个圆的一个半径，每个点 X_i（$1 < i < n$）都对公式（5.3）的 $\widehat{f_h}(s)$ 有贡献。给定一个带宽，比较典型的核函数为：

$$K(u) = \begin{cases} \dfrac{3}{\pi}\,(1 - \boldsymbol{u}^{\mathrm{T}}\boldsymbol{u})^2 & \text{当 } \boldsymbol{u}^{\mathrm{T}}\boldsymbol{u} \leqslant 1 \\[2mm] 0 & \text{其他} \end{cases} \tag{5.4}$$

把这个函数代入到 $\widehat{f_h}(s)$ 估计值的表达式中，得：

$$\widehat{f_h}(s) = \frac{1}{n} \sum_{h_i \leqslant \tau} \frac{3}{\pi \tau^2} \left[1 - \frac{h_i^2}{\tau^2} \right]^2 \tag{5.5}$$

其中，h_i 是 X 点和被观测的点 X_i（$1 < i < n$）之间的距离，对 $\widehat{f_h}(s)$ 估计值有贡献的观测点的范围就是以 s 点为中心、以 τ 为半径的圆（图 5.1）。

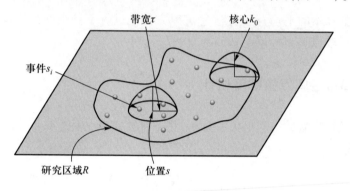

图 5.1   空间点核密度估计示意图

同一维度核密度估计类似，不管选什么样的核函数，带宽值的选择对估计量的影响很大，如果带宽太小，就会致使 $\widehat{f_h}(s)$ 的估计值出现许多错误的峰值；如果带宽太大，就会"拉平" X 周围的区域，平滑掉一些重要特征，$\widehat{f_h}(s)$ 估计值会呈现平坦的趋势，数据的特征就会变得模糊。

τ 值的选取是空间点核密度估计的关键。τ 值不同，就有不同的 $\lambda_\tau(s)$ 表面。如果设置一个 τ 值适合于样点布点稀疏地区，那么对于稠密地区就会模糊。为了优化核估计，对于不同的点要调整带宽，对于不同区域要选择不同的带宽，可以用 $\widehat{f_h}(s)$ 的估计偏差和方差来综合选取最合适的带宽。对于带宽的选择，有固定带宽（fixed bandwidth）和动态变化的带宽（adaptive bandwidth）两种选择策略。

5.1.3　空间连续点核密度估计

上述介绍的核密度估计都是基于离散的点（事件）的数据，即对应于空间点模式数据，它估计的是单位面积事件的个数，对于空间连续点的核密度估计，关心的则不是单位面积事件的个数，而是不同位置 s_i（$1 < i < n$）上的属性值 y_i（$1 < i < n$）的平均值 $\mu_\tau(s)$（吕安民等，2003），此时，问题为是否可以用核密度估计来计算 $\mu_\tau(s)$？

首先，需要把属性值引入核密度估计的公式中，此时应该考虑：

$$\widehat{u_h}(s) = \frac{1}{n h^2} \sum_{i=1}^{n} K\left\{\frac{s - s_i}{h}\right\} y_i \tag{5.6}$$

如果原始估计表示的是单位面积上观测值的个数,那么在某种意义上可以将其扩展到单位面积上属性值的总数量,因此如果要计算属性值的平均值,就要再除以单位面积上观测值的个数:

$$\widehat{u_h}(s) = \frac{\sum_{i=1}^{n} k\left[\frac{s - s_i}{h}\right] y_i}{\sum_{i=1}^{n} k\left[\frac{s - s_i}{h}\right]} \tag{5.7}$$

5.2　面数据的疾病制图

面数据的疾病制图最简单的是可以使用第 4 章介绍的分级地图、拓扑地图等可视化方法实现,但它们通常是基于行政边界在空间上离散地绘制疾病分布图,而且多是对原始的属性值(如疾病的粗率)进行制图。实际工作中,经常会碰到小概率事件或者小样本问题,此时率(rate)的标准误差和变异系数可能不稳定(variance instability),分析结果容易出现虚假的异常值,这在罕见疾病的研究中尤为明显,并且疾病的风险在空间上的变化应该是连续的,而非离散的形式,而且容易受到区域形状和大小规模不均匀的影响,从而导致视觉上的偏差(Berke,2005),所以需要应用平滑或内插技术引入空间相关性,消除潜在的噪声和离群值,通过从研究区域内其他子区域的观测数据"借来力量"的方式提高率(crude rate)的准确性,获得率的稳健估计(Haining,2003)。

5.2.1　标准贝叶斯方法

首先,我们看一下贝叶斯定理,其公式为:

$$P(B \mid A) = \frac{P(A \mid B) P(B)}{P(A)} \tag{5.8}$$

其中,"｜"表示条件,例如,$P(A \mid B)$ 表示事件 B 已经发生的前提下,事件 A 发生的概率,即事件 B 发生下事件 A 的条件概率,也称似然(likelihood),公式为:

$$P(A \mid B) = \frac{P(AB)}{P(B)} \tag{5.9}$$

$P(B)$是先验概率,表示观察数据 A 获取之前已经固定的假设 B 的概率分布;$P(A)$是边际似然或模型证据。

A 是观察到的数据,也称证据,它不用于计算先验概率;B 表示假设,它的概率受观察数据的影响(即证据),通常有一些竞争假设,目的是确定哪个是最可能的假设;$P(B|A)$是后验概率;是观察数据 A 获取之后,假设 B 的概率分布,这是我们感兴趣的。

标准贝叶斯方法(standard Bayesian method)统计推断时使用的先验分布 $P(B)$在观察数据 A 获取前是确定的(fixed),并且相关的要估计的参数均使用一定的先验分布,有时也称完全贝叶斯方法(fully Bayesian method)。

5.2.2　经验贝叶斯方法

经验贝叶斯方法(empirical Bayes method)则是从观察到的数据估计先验分布,然后进行统计推断的技术。通常使用最大似然法进行参数估计,代表的是一种设置超参数(hyperparameter)的方法,可看成是层次贝叶斯模型的近似,只是其最高层次水平的参数设置成最可能的值,而不是分布,如下面的泊松-伽马模型介绍中将 α、β 设置成固定值的两水平贝叶斯模型。

经验贝叶斯方法在疾病制图中较为常用,但它存在以下问题:①采用迭代估计,收敛速度可能很慢;②估计后验方差时没有考虑到由于模型参数估计造成的额外变异,从而无法衡量参数估计的不确定性(Maiti,1998)。

假设 O_i 和 N_i 分别代表区域 i($i=1,\cdots,m$)的某疾病观察病例数和风险人口数,区域 i 的疾病相对危险度为 θ_i,在给定 θ_i 的情况下,假设 O_i 是期望值 $E(O_i|\theta_i)=e_i\theta_i$ 的独立泊松随机变量,即:

$$O_i|\theta \sim \text{Poisson}(e_i\theta_i) \qquad (5.10)$$

进一步假设 θ_i 有先验密度函数 $f(\theta_i)$,其数学期望和方差分别为:

$$E_\theta(\theta_i)=\mu_i \qquad (5.11)$$

$$Var_\theta(\theta_i)=\sigma_i^2 \qquad (5.12)$$

根据平方误差损失函数,θ_i 的最佳线性贝叶斯估计值为:

$$\widehat{\theta_i}^B=(1-B_i)\,\widehat{\theta_i}+B_i\mu_i \qquad (5.13)$$

$$B_i=\mu_i/(e_i\sigma_i^2+\mu_i) \qquad (5.14)$$

以先验贝叶斯估计值 $\widehat{\mu_i}$ 和 $\widehat{\sigma_i^2}$ 取代未知值 μ_i 和 σ_i^2,那么公式变为:

$$\widehat{\theta_i}^{EB}=(1-\widehat{B_i})\,\widehat{\theta_i}+\widehat{B_i}\widehat{\mu_i} \qquad (5.15)$$

$$\hat{B}_i = \hat{\mu}_i / (\, e_i \hat{\sigma}_i^{\,2} + \hat{\mu}_i \,) \tag{5.16}$$

$\hat{\theta}_i^{EB}$ 则为经验贝叶斯模型估计的相对风险度,再借助于面数据的可视化方法进行结果的地图呈现。

5.2.3　层次贝叶斯模型

层次贝叶斯模型(也称多水平贝叶斯模型)是从经验贝叶斯模型上发展而来,它允许多个参数之间的复杂关系在不同层次上得到分离,从而把一个复杂的估计问题分解为依赖于每个参数或每个参数子集的条件分布的简单估计问题(Clark,2007)。它对经验贝叶斯模型进行了改进,利用后验均值估计参数,后验方差衡量估计的误差,克服了经验贝叶斯模型无法衡量参数估计不确定性的局限,能充分描述模型、允许参数的推理,有着较好的推广性和普适性。

如前假设,某种疾病的观察发病数为 O_i,期望发病数为 e_i,模型参数为 θ_i,参数的先验分布为 $g(\theta)$,似然函数为 $L(O|\theta)$,那么后验分布为:

$$P(\theta \mid O) \propto L(O \mid \theta)\, g(\theta) \tag{5.17}$$

在疾病制图中,当似然函数为泊松分布时,存在一个 Gamma(伽马)分布为先验分布的相对危险度参数,即泊松-伽马模型:

$$O_i | \theta \sim \text{Poisson}(e_i \theta) \tag{5.18}$$

$$\theta \sim \text{Gamma}(\alpha, \beta) \tag{5.19}$$

如果指定 α 和 β 为固定值,注意它们的选择应该是无信息的,通常是从观察到的数据进行估计得到,属于经验贝叶斯方法,可以证明此时的后验分布也是伽马分布,即:$\theta | O_i \sim \text{Gamma}(O_i + \alpha, e_i + \beta)$

而如果指定参数 α 和 β 服从一定的分布,此时的后验分布就比较复杂了,此时即两水平的完全贝叶斯模型(简称两水平贝叶斯模型)。

然后,就可以分别通过最大似然法或者 MCMC 模拟进行后验推断了。

$\theta | O_i$ 的最大似然估计就是研究区域的平均率,即:

$$\sum O_i / \sum e_i \tag{5.20}$$

假设在某一特定时间内子区域 i 的某种疾病发病人数为 O_i,独立且服从泊松分布,即:

$$O_i \mid r_i \sim \text{Poisson}(e_i r_i) \tag{5.21}$$

r_i 是子区域 i 疾病发生的相对危险度。r_i 的估计值 $\hat{r}$ 可以通过最大似然法估计获得:

$$\hat{r} = O_i / e_i \tag{5.22}$$

$\hat{r}$ 表示不同地区的发病危险性,事实上就是 i 地区的标准化死亡比 (standardized mortality rate,SMR)。

对于 r_i,可以进一步整合疾病的潜在影响因素进行分析,以泊松分布为例:

$$\log(r_i) = a + X^T U + v(i) + e(i) \tag{5.23}$$

其中,a 为常数项,X^T 为解释变量或者协变量,$v(i)$ 是随机因素产生的随机效应,$e(i)$ 是随机误差,这就是广义线性混合效应模型(generalized linear mixed model,GLMM),如果没有 $v(i)$ 项,则变为广义线性模型(generalized linear model,GLM)。

由于 $\text{SMR}_i = O_i / e_i$,人口稀少的地方往往 $\hat{r}$ 估计值的变异性会很大,需要进一步修改,层次贝叶斯模型基于公式(5.23)可以建立各种变化的空间模型,例如,提出各种先验分布和后验估计进行随机效应 $v(i)$ 分析和光滑处理(smoothing),以减少各种潜在噪音对 r_i 的干扰,减少非正常的空间变异,从而减少 SMR 受到人口基数的影响。

5.2.4 经验贝叶斯平滑法

经验贝叶斯平滑法(empirical Bayesian smoothing)以每个地区的风险人口数作为可靠性(confidence)的度量,对于风险人口数多的地区给予那个地区的数据一个高的可信度,因此对于风险人口数少的地区会进行比较大的调整,以期处理由于小样本导致的率的不稳定性问题,其计算公式为(Waller and Gotway,2004):

$$\tilde{\varepsilon}_i = m + \tilde{C}_i(r_i - m) = \tilde{C}_i r_i + (1 - \tilde{C}_i)m \tag{5.24}$$

其中,$\tilde{\varepsilon}_i$ 是平滑后的率,r_i 是区域的粗率,m 是全局的风险人口数加权平均值($\bar{r}$),计算公式为:

$$m = \bar{r} = \frac{\sum_{i=1}^{N} r_i n_i}{\sum_{i=1}^{N} n_i} \tag{5.25}$$

C 是收缩因子,设置的是观察值和期望值(m)之间的相对重要性,计算公式为:

$$\tilde{C}_i = \begin{cases} \dfrac{s^2 - m/\bar{n}}{s^2 - m/\bar{n} + m/n_i}, & s^2 \geqslant m/\bar{n} \\[2mm] 0, & s^2 < m/\bar{n} \end{cases} \tag{5.26}$$

其中,s^2 是全局样本方差,计算公式为:

$$s^2 = \frac{\displaystyle\sum_{i=1}^{N} n_i (r_i - \bar{r})^2}{\displaystyle\sum_{i=1}^{N} n_i} \tag{5.27}$$

当区域的人口数较小时,收缩因子 C 接近 0,平滑后的值接近全局的加权平均值(m),当区域的人口数较大时,收缩因子 C 接近 1,平滑后的值接近观察的值。

5.2.5　空间经验贝叶斯平滑法

空间经验贝叶斯平滑法(spatial empirical Bayes smoothing)的计算公式同经验贝叶斯平滑,不同的是参数的计算方式是基于局部的加权方式。

其中,m 是局部的风险人口数加权平均值($\bar{r}_i$),计算公式为:

$$m = \bar{r}_i = \frac{\displaystyle\sum_{j=1}^{N} w_{ij} r_j n_j}{\displaystyle\sum_{j=1}^{N} w_{ij} n_j} \tag{5.28}$$

s^2 是局部样本方差,计算公式为:

$$s_i^2 = \frac{\displaystyle\sum_{j=1}^{N} w_{ij} n_j (r_j - \bar{r}_i)^2}{\displaystyle\sum_{j=1}^{N} w_{ij} n_j} \tag{5.29}$$

5.2.6　非参数的经验贝叶斯方法

非参数的经验贝叶斯方法(non-parametric empirical Bayes,NPEB)由 Robbins 于 1956 年提出,考虑的是混合分布抽样的情况,它在给定 θ_i 的前提下,假设观察值 O_i 服从泊松分布,即其概率为:

$$p(y_i \mid \theta_i) = \frac{\theta_i^{y_i} e^{-\theta_i}}{y_i!} \tag{5.30}$$

其中，θ 的先验分布不指定，只知道其是来自未知分布、并且 θ_i 独立同分布，其累积分布函数为 $G(\theta)$。

这里我们以 θ_i 的点估计值来讲解该方法，因为先验分布未知，因此累积分布函数 $G(\theta)$ 也是未知的，无法使用。

在平方误差损失（squared error loss，SEL）最小的情况下，θ_i 的条件期望 $E(\theta_i|O_i = o_i)$ 是一个可用于预测的统计量，对于泊松复杂抽样模型而言，其计算公式为：

$$E(\theta_i \mid y_i) = \frac{f(\theta^{y_i+1}\, e^{-\theta}/y_i!\ )\,\mathrm{d}G(\theta)}{f(\theta^{y_i}\, e^{-\theta}/y_i!\ )\,\mathrm{d}G(\theta)} \tag{5.31}$$

进一步可以简化为：

$$E(\theta_i \mid y_i) = \frac{(y_i + 1)pG(y_i + 1)}{pG(y_i)} \tag{5.32}$$

其中，pG 是在 G 上对 θ 进行积分的边际分布。

Robbins 建议以它们的经验频率来估计边际分布，因此得到了完全的非参数估计形式（Robbins，1956）：

$$E(\theta_i \mid y_i) \approx (y_i + 1)\frac{\#(Y_j = y_i + 1)}{\#(Y_j = y_i)} \tag{5.33}$$

其中，# 表示个数（number of）。

5.2.7　空间移动平均法

面数据的疾病制图虽然很多是基于贝叶斯技术的，但也有一些是基于传统空间统计学方法的，但是后者的应用远没有前者广泛，这里介绍一个非贝叶斯技术的制图方法——空间移动平均法（spatial moving average，SMA）。

空间移动平均法是一种空间平滑（spatial smoother）技术，使用的是邻近区域随机变量的加权平均值，通常情况下，y 需要经过中心化处理，即：

$$y = y^* - \mu\mathbf{1} \tag{5.34}$$

其中，μ 是随机变量 y_i^* 的均值，$\mathbf{1}$ 是元素为 1 的 $n \times 1$ 的向量。

空间移动平均法的计算公式为：

$$y = \lambda W\varepsilon + \varepsilon = (I + \lambda W)\varepsilon \tag{5.35}$$

其中，I 是 $n \times n$ 的单位矩阵，W 是 $n \times n$ 空间连接（邻近）矩阵，ε 是均数为 0、方差为 σ^2 的独立同正态分布，λ 是移动平均参数。

5.3　地统计数据的疾病制图

5.3.1　反距离加权插值法

反距离加权插值法(inverse distance weighting,IDW)是较为常用的一种比较简单的空间局部插值方法,核心思想是以空间内的插值点与样本点之间的距离作为权重,距离越近权重越大。影响的权重用点之间距离乘方(k)的倒数表示。乘方为1意味着点之间数值变化率为恒定,该方法称为线性插值法。乘方为2或更高则意味着越靠近已知点,数值的变化率越大,远离已知点,变化率趋于平稳。

假设平面上存在若干个离散的样本点,其位置坐标和属性值分别为X_i、Y_i、$Z_i(i=1,2,\cdots,n)$,那么可以根据周围离散点的值,通过距离加权值的方法求出另一位置s点的值:

$$z_s = \left[\sum_{i=1}^{n} \frac{z_i}{d_i^k} \right] \Big/ \left[\sum_{i=1}^{n} \frac{1}{d_i^k} \right] \tag{5.36}$$

其中,z_s为点s的估计值;z_i为已知点i的值;d_i为已知点i与点s之间的距离;n为在估计中用到的已知点的数目;k为指定的幂,一般取值为2。

IDW插值法通过对邻近区域的每个样本点值加权平均运算获得内插单元值,它是一个均分过程,要求离散点均匀分布,并且密集程度足以满足在分析中反映局部表面变化,其计算量较少,具有普遍性,但是插值结果受半径r值(即插值点个数)的影响大。

5.3.2　局部多项式插值法

局部多项式插值法(local polynomial interpolation,LPI)是一种局部加权最小二乘拟合方法,它引入了"距离权重"的概念,例如,求网格点(a, b)的值,要考虑在局部范围内全部数据点对(a, b)的贡献,距(a, b)近的点权重大,远的点权重小,换一个栅格点则形成另外一些权重值。它的算法原理可归结为以下三个主要步骤:

(1)选择插值函数。最简单的插值函数是多项式,一般常用的多项式有三种,分别为一次、二次和三次多项式。在实践中一般情况下二次多项式已能满足需求:

$$F(X,Y) = a + bX + cY + dXY + eX^2 + fY^2 \tag{5.37}$$

（2）确定"权重"。"权重"的值由搜索范围、权重系数和实际样本点数据的几何分布（即"距离"）等因素决定，但在实际计算中往往只考虑其中几种。所以在确定"权重"的过程中要考虑这些因素的体现。

$$W_i = (1 - R_i)^p \tag{5.38}$$

其中，W_i 就是数据 (X_i, Y_i) 的"权重"，p 是"权重系数"。

（3）把以上分析的一个点的情况，推广到搜索范围内的点集合 $\{(X_i, Y_i, Z_i), i = 1, 2, \cdots, N\}$，然后根据最小二乘原理，解出多项式的系数 a、b、c、d、e、f，确定多项式，从而确定相应节点上的值：

$$\text{Minimiaze} \sum_{i=1}^{N} W_i \left[F(X_i, Y_i) - Z_i \right]^2 \tag{5.39}$$

这样每一个栅格点值都对应一个多项式，求一个栅格点的值就要解一次联立方程。所以该方法一方面有趋势面法考虑全部数据点反映趋势性变化的优点，另一方面又有距离法反映局部特征的优点，对曲面作局部平滑的效果较好。

5.3.3 径向基函数插值法

径向基函数插值法（radial basis function，RBF）是一系列精确插值法的组合，核心思想是以最小曲率面充分逼近各插值点，如同弯曲的橡胶薄板通过各点同时使整个表面的曲率最小，近似解可表示为：

$$uN(X,Y) = \sum_{j=1}^{N} u_j \varphi(r_j) \tag{5.40}$$

其中，u_j 为待定系数；$\varphi(r_j)$ 为径向基函数（表5.1）；r_j 是点 (X,Y) 与点 (X,Y) 的距离范数。

该方法所拟合的表面经过所有样点数据，适用于采样点数据集大、表面变化平缓的情况，当局部变异性大，且无法确定样点数据的准确性，或样点数据具有很大不确定性时，该方法不适用。该方法可以在任意纬度进行插值，算法复杂度没有太大变化，在规则曲面上进行插值计算具有简单、高效、精确度高的优点。径向基函数插值法目前已经大量应用于地质勘测、外形设计、水文学、绘图、遥感等广泛领域。

表 5.1　径向基函数的 5 种类型

函　　数	$\varphi(r)$
Gaussians(G)	$\exp(-r^2)$
Duchon 的 Thinplate 样条(TPS)	$r^2 \log r$
Hardy 的 MultiQuadrics(MQ)	$(1 + r^2)^{1/2}$
Inverse MultiQuadrics(IMQ)	$(1 + r^2)^{-1/2}$
Wendland 的紧支径向基函数(W2)	$(1-r)^4 + (4r + 1)$

5.3.4　克里格插值法

克里格插值法(Kriging interpolation)是地统计插值法的代表之一,是一种最优线性无偏估计的空间插值法,其基本假设是建立在空间相关的先验模型之上的,假定空间随机变量具有二阶平稳性,或者服从地统计的本征假设(intrinsic hypothesis)(Webster et al.,1990)。若区域化变量 $Z(x)$ 满足二阶平稳假设,那么它具有这样的性质:距离较近的样本点比距离远的样本点更相似。相似的程度或空间协方差的大小,是通过点对的平均方差度量的。点对差异的方差只与样本点间的距离有关,而与它们的绝对位置无关(Ferguson et al.,1998)。

在克里格插值法中,任意一个待插值点的估计值 $Z'(u_0)$ 都可以通过其周围影响范围内的 n 个已知样本点疾病数据值 $Z(x_i)$ 的加权线性和得到:

$$Z'(u_0) = \sum_{i=1}^{n} \lambda_i Z(x_i) \tag{5.41}$$

其中, λ_i 是需要求的 n 个权重系数,用来表示各样本点疾病数据值对待估值的贡献度,来保证 $Z'(u_0)$ 无偏。无偏指的是该方法的平均估计误差或残差趋近于零,即预测值 $Z'(u_0)$ 与真实值 $Z(u_0)$ 之间偏差的数学期望为零:

$$E[Z'(u_0) - Z(u_0)] = 0 \tag{5.42}$$

将式(5.41)带入式(5.42),得到:

$$\sum_{i=1}^{n} \lambda_i = 1 \tag{5.43}$$

最优指的是该方法估计的误差方差最小,即预测值 $Z'(u_0)$ 与真实值 $Z(u_0)$ 之间偏差的方差最小:

$$D[Z'(u_0) - Z(u_0)] = \min \tag{5.44}$$

将式(5.41)和式(5.43)代入式(5.44)得到

$$D[Z'(u_0) - Z(u_0)] = - \sum_{i=1}^{n} \sum_{j=1}^{n} \lambda_i \lambda_j \gamma(x_i, x_j) + 2 \sum_{i=1}^{n} \lambda_i \gamma(x_i, u_0) \tag{5.45}$$

其中, $\gamma(\cdot)$ 表示协方差。因此, 求式(5.41)中各项权重系数的问题就转化为在式(5.43)的约束条件下求式(5.44)的最小值问题, 利用拉格朗日乘数法求极值, 构造拉格朗日函数:

$$F(\lambda_i) = Var(Z'(u_0) - Z(u_0)) + \mu \sum_{i=1}^{n} \lambda_i - \mu \tag{5.46}$$

其中, μ 表示拉格朗日算子, 用构造的拉格朗日函数 $F(\lambda_i)$ 分别对各权重系数 λ_i 求偏导即得:

$$\sum_{j=1}^{n} \lambda_i \gamma(x_i, x_j) - 2\gamma(x_i, u_0) + \mu = 0, i = 1, 2, 3, \cdots, n \tag{5.47}$$

公式(5.47)和约束条件(5.43)式合称为求解 λ_i 和 μ 的克里格方程组, 各项权重数 λ_i 和拉格朗日系数 μ 均可由方程组求得, 而 $\gamma(x_i, x_j)$ 和 $\gamma(x_i, u_0)$ 可以通过半变异函数得到。

不同的研究背景和数据分布产生了许多不同的克里格插值法, 目前克里格插值法家族包括: 简单克里格插值法(simple Kriging)、普通克里格插值法(ordinary Kriging)、对数正态克里格插值法(log-normal Kriging)、泛克里格插值法(universal Kriging)、指示克里格插值法(indicator Kriging)、区域克里格插值法(block Kriging)、析取克里格插值法(disjunctive Kriging)、协同克里格插值法(co-Kriging)等。

克里格插值法可以简单地表达为:

$$Z(s) = \mu(s) + \varepsilon(s) \tag{5.48}$$

其中, s 为不同位置的点, 可以认为是用经纬度表示的空间坐标; $Z(s)$ 为 s 处的变量值, 它可以分解为确定趋势值 $\mu(s)$ 和自相关随机误差 $\varepsilon(s)$。通过对这个公式进行变化, 可以生成上述克里格插值法家族的不同类型。

首先, 对于趋势值 $\mu(s)$, 可以简单地赋予一个常量, 即在任何位置 s 处 $\mu(s) = \mu$, 如果 μ 是未知的, 这便是普通克里格的基本模型; $\mu(s)$ 也可表示为协变量的线性函数, 例如,

$$\mu(s) = \sum \beta_k X_k(s) \tag{5.49}$$

其中, X_k 是 s 处第 k 个协变量, β_k 为其相应的系数。

如果趋势面方程中的回归系数是未知的, 则形成泛克里格模型; 如果在任何时候趋势已知的(如所有系数和协方差均已知), 无论趋势常量与否, 都会形成

简单克里格模型。

此外,无论趋势如何复杂,$\mu(s)$ 仍无法获得很好的预测,在这种情况下需要对误差项 $\varepsilon(s)$ 进行假设,即假设误差项 $\varepsilon(s)$ 的期望均值为 0,且 $\varepsilon(s)$ 和 $\varepsilon(s+h)$ 之间的自相关不取决于 s 点的位置,而取决于位移量 h。为了确保自相关方程有解,必须允许某两点间自相关相等。

然后,当式(5.45)中 $\gamma(x_i, u_0) = \bar{\gamma}(x_i, V)$,$\bar{\gamma}(x_i, V)$ 为样本点 i 与区域 V 内所有点的协方差的均值,即:

$$\bar{\gamma}(x_i, V) = \frac{\sum_{j=1}^{n} \gamma(x_i, v_j)}{n} \tag{5.50}$$

其中,v_j 为区域 V 内任意一点。由此得到的式(5.47)和式(5.43)的解则是区域克里格模型。

另外,可以对方程式左边 $Z(s)$ 进行变换。例如,可以将其转换成指示变量,即如果 $Z(s)$ 低于一定的阈值,则将其值转换为 0,将高于阈值的部分转换为 1,然后对高于阈值部分做出预测,基于此模型做出预测便形成了指示克里格模型。如果将指示值转变成含有变量的函数 $f(Z(s))$,即形成析取克里格的指示函数。

最后,如果有多个变量的情况,以两个变量 j_1、j_2 为例,假设 j_1 的测量或者收集比较困难或者非常昂贵,因此它的数据量较少,用于插值通常不充分,而 j_2 变量的获取则非常容易,因此可以测量得到较多的数据,所以 j_2 用于插值的数据量是充分的。如果 j_1、j_2 之间是不独立的,即空间相关的,那么 j_2 的空间变异信息可以用于辅助 j_1 变量的预测,即模型为:

$$Z_{j_1}(s) = \mu_{j_1}(s) + \varepsilon_{j_1}(s) \tag{5.51}$$

$$Z_{j_2}(s) = \mu_{j_2}(s) + \varepsilon_{j_2}(s) \tag{5.52}$$

其中,$\mu_{j_1}(s)$、$\mu_{j_2}(s)$ 为变量的趋势项,随机误差 $\varepsilon_{j_1}(s)$、$\varepsilon_{j_2}(s)$ 之间存在相关性,正是这种相关性使得 j_2 的空间变异信息可以用于辅助 j_1 变量的预测。当变量个数多于 2 个时的情形类似,这种基于多个变量(其中,1 个是真正感兴趣的插值变量,其他的是为该变量插值提供辅助信息的变量)的克里格模型,即为协同克里格模型。

不同的方法有其适用的条件,当数据不服从正态分布时,若服从对数正态分布,则选用对数正态克里格插值法;若不服从简单分布时,选用析取克里格插值法;当数据存在主导趋势时,选用泛克里格插值法;当只需要了解属性值是否超过某一阈值时,选用指示克里格插值法;当同一事物的两种属性存在相关关系,且一种属性不易获取时,选用协同克里格插值法,借助另一属性实现该属性的空间内插;当假设属性值的期望值为某一已知常数时,选用简单克里格插值法;当假设属性值的期望值是未知的时,选用普通克里格插值法。

克里格法的优点是以空间统计学作为其坚实的理论基础,可以克服内插中误差难以分析的问题,能够对误差做出逐点的理论估计,不会产生像回归分析那样在边界处造成偏差(边界效应)。一个缺点是复杂,计算量大,尤其变异函数为几个标准变异函数模型的组合时,计算量更大;另一个缺点是变异函数需要根据经验人为选定(李新等,2000),或根据一定的指标(如理论离差方差和实验离差方差的偏差)来自动确定。

5.3.5   三明治制图

三明治制图的理论基础是"三明治空间抽样"理论(Wang et al.,2002),该理论框架是由样本层、知识层和报告层组成的三层结构(图5.2),故被称为"三明治"结构。在疾病制图中,样本层由疾病观测数据组成(如血吸虫病感染率),知识层由与疾病相关或决定疾病空间分布的数据组成(如地貌类型和土地利用),报告层则由需要推断或呈现的区域组成(如县、市、省等行政单元)。三明治制图的核心思想是计算每个知识层的样本均值和方差,并将知识层的均值和方差传递到报告层中,得到每个报告层的均值和方差,其实质是完成了从样本层、知识层和报告层的信息和误差传递,具体的信息和误差传递流程如下(图5.2):

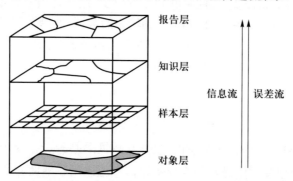

图5.2   三明治模型(Wang et al.,2002)

(1)根据样本值估计知识单元均值和方差。根据每个知识单元的样本量,知识层的抽样均值($\overline{y_z}$)和方差($v(\overline{y_z})$)为:

$$\overline{y_z} = \frac{1}{n_{zp}} \sum_{p=1}^{n_{zp}} y_p \tag{5.53}$$

$$v(\overline{y_z}) = \frac{1}{n_{zp}} \sum_{p=1}^{n_{zp}} (y_p - \overline{y_z})^2 \tag{5.54}$$

其中，n_{zp} 表示知识层 z 中样本数。

（2）从知识层计算报告层均值和方差。报告单元可能由一个或多个区域组成。根据分层抽样的性质（Cochran，1977），报告单元的均值（$\overline{y_r}$）和方差（$v(\overline{y_r})$）为：

$$\overline{y_r} = \frac{1}{N_{rp}} \sum_{z=1}^{N_{rz}} N_{rzp} \overline{y_z} = \sum_{z=1}^{N_{rz}} (W_{rz} \overline{y_z}) \tag{5.55}$$

$$v(\overline{y_r}) = \sum_{z=1}^{N_{rz}} W_{rz}^2 v(\overline{y_z}) \tag{5.56}$$

其中，$W_{rz} = \dfrac{N_{rzp}}{N_{rp}}$，$N_{rp}$ 表示全体样本数量，N_{rz} 表示知识层分区数量，N_{rzp} 表示报告单元 r 内知识层 z 里的样本数量。有时，报告单元内没有样本，但是均值和方差还是可以通过知识层均值和方差获得。因为对报告层均值和方差的估计是基于知识层的均值和方差，而不是基于抽样样本。

和区域克里格插值法一样，三明治模型也实现了点到面的数据融合，是一种自下而上的实现模型，但与区域克里格插值法擅长处理空间相关性较强的空间数据不同，三明治模型擅长处理空间异质性较强的空间数据。

参 考 文 献

范剑青,李润泽,颜杰. 核密度估计和非参数局部多项式回归[A].见：方积乾,陆盈. 现代医学统计学[M].北京：人民卫生出版社,2002:577-607.

李新, 程国栋, 卢玲. 空间内插方法比较[J].地球科学进展, 2000, 15(3):260-264.

吕安民,李成名,林宗坚,等. 人口密度的空间连续分布模型[J].测绘学报,2003,32(4):344-348.

Berke O. Exploratory spatial relative risk mapping[J]. Preventive Veterinary Medicine, 2005, 71(3): 173-182.

Bowman AW, Azzalini A. Applied Smoothing Techniques for Data Analysis：The Kernel Approach with S-PLUS Illustrations [M].New York：Oxford University Press, 1997.

Burgess T M, Webster R. Optimal interpolation and isarithmic mapping of soil properties I：The semivariogram and punctual kriging [J].J Soil Sci, 1980,31:315-331.

Cambardella CA, Moorman TB, Nocak JM, et al. Field-scale variability of soil properties in Central Iowa soils [J].Soil Sci Soc Am J,1994,58:1501-1511.

Clark J S. Models for Ecological Data: An Introduction [M]. Princeton: Princeton University Press,2007.

Cochran W. Sampling Techniques, 3 rd edition [M]. New York: John Wiley & Sons, 1997.

Ferguson CC,Darmendrail D,Freier K, et al. Better methods for risk assessment. In:VegterJ(ed.). Risk Assessment for Contaminated Sites in Europe, Vol. 1. Scientific Basis [M]. Nottingham: LQM Press,1998,135-146.

Gaterell AC, Density Estimation of Spatial Point Patterns. In: Hearnshaw HJ, and Unwin DJ (eds.), Visualisation and Geographical Information Systems [M]. Chichester: John Wiley & Sons, 1994.

Haining R, Spatial data analysis: Theory and Practice [M]. London: Cambridge University Press,2003.

Hastie T, Tibshirani R.Generalized additive models [J].Stat Sci,1986, 1(3):297-318.

Jones MC, Marron JS, Sheater SJ. A brief survey of bandwidth selection for density estimation[J].J Amer Statist Assoc, 1996, 91: 401-407.

Jones MC, Marron JS, Sheater SJ. Progress in data-based bandwidth selection for kernel density estimation[J].Comput Stat, 1996, 11: 337-381.

Maiti T. Hierarchical Bayes estimation of mortality rates for diseasemapping. Journal of Statistical Planning and Inference,1998,69 (2):339-348.

Marron JS, Nolan D. Canonical kernels for density estimation [J].Statist Prob Lett, 1988, 7: 195-199.

Parzen E. On the estimation of a probability density and mode [J].Ann Math Statist, 1962, 33: 1065-1076.

Robbins H. An Empirical Bayes approach to statistics. Proceedings of the Third Berkeley Symposium on Mathematical Statistics and Probability, Volume 1: Contributions to the Theory of Statistics, Berkeley, Calif. :University of California Press,1956:157-163.

Rosenblatt M. Remarks on some non-parametric estimates of a density function [J]. Ann Math Statist, 1956, 27: 832-837.

Silverman BW. Density Estimation for Statistics and Data Analysis [M]. London: Chapman and Hall, 1986.

Waller LA, Gotway CA. Applied Spatial Statistics for Public Health Data [M] . New Jersey, Hoboken: John Wiley and Sons,2004.

Wang JF, Liu JY, Zhuang DF, et al. Spatial sampling design for monitoring the area of cultivated land [J]. International Journal of Remote Sensing, 2002, 13, 263-284.

Webster R, Oliver MA.Statistical Methods in Soil and Land Resource Survey [M].London: Oxford University Press,1990.

Whittle P. On the smoothing of probability density functions [J].J Roy Statist Soc Ser B, 1958, 55: 549-557.

第6章

疾病风险的空间聚集性分析

空间聚集性指相对于风险人群的随机样本而言,疾病病例更趋向于在相邻的位置发生,即假设位置 y,在其邻近位置 x 为病例的前提下,位置 y 是病例的条件概率要大于它的非条件概率,内含着病例间的某种空间依赖性。研究探讨疾病的聚集性,即分析疾病风险的空间变异及高风险的空间位置,既可为寻找疾病的高危险因素及疾病病因提供线索,也可为卫生资源的有效分配和制定合理的疾病预防控制策略提供重要帮助,其在地理学、生态学、环境科学、统计学等领域中有着很长的研究历史,如地理分析机器(geographical analysis machine,GAM)(Openshaw et al., 1987a, 1988a)、Cuzick-Edwards 方法(Cuzick and Edwards, 1990)等。根据研究目的的不同,相关的技术方法可分为全局聚集性检验、局部聚集簇探测和焦点聚集性分析(即疑源风险评估)三大类:

(1)全局聚集性检验:用于确定在整个研究区域是否存在聚集性,而不考虑局部的单个聚集簇是否具有统计学意义。

(2)局部聚集簇探测:在没有任何先验假设的情况下对局部的聚集性进行定位,研究聚集簇发生在哪些位置,并确定其是否具有统计学意义。

(3)焦点聚集性分析(疑源风险评估):用于检验在一个事先确定的点、线或其他可疑源附近是否有局部聚集簇的存在以及其周围风险的变化模式。本章将对常用的三大类空间聚集性分析方法进行介绍,同时也将简单介绍一下包含时间属性的时空聚集性分析的方法,以使读者全面了解相关技术和方法。

6.1 空间全局聚集性检验

6.1.1 全局空间自相关分析指标

全局空间自相关分析指标有全局莫兰指数(Moran's I)、全局 Geary's C 和全局 Getis-Ord G,适用于面数据(参见第 4 章相关内容),它们分析的是属性值的相近性(proximity),而当考虑背景风险人群的影响时,通常通过分析某个"率"(rate)指标的相近性来推断其是否具有空间全局聚集性,与下面介绍的基于"风险"(risk)的方法不同。

6.1.2 Potthoff-Whittinghill 方法

Potthoff-Whittinghill 方法适用于面数据,检验方法包括非参数的排列检验法(permutation model)和基于特定分布的参数检验法,后者包括分别基于二项分布、多项分布(Potthoff and Whittinghill, 1966a)和泊松分布(Potthoff and Whittinghill, 1966b)的检验方法,这里仅以泊松分布为例介绍其方法和原理。

假设我们有 k 个独立的随机变量 $x_1, x_2, \cdots, x_k$,在无空间聚集性的 H_0 假设下,每一个随机变量 x_i 均服从参数为 λ 的泊松分布(λ 可以有一个已知的倍数常数 b_i),那么,H_0 假设下,x_i 分布的一般形式可表示为:

$$f_0(x_i) = \mathrm{e}^{-b_i\lambda}\,(b_i\lambda)^{x_i}/x_i! \tag{6.1}$$

其中,b_i 的含义为:举例,以 x_i 表示某种液体 k 个样本中第 i 个样本的细菌数,那么 b_i 表示的就是样本的体积,λ 是单位体积的平均细菌数,而样本的平均细菌数就为 $b_i \times \lambda$。当样本的体积为单位体积时,$b_i = 1$。

6.1.2.1 分布参数已知情况下的检验

对于泊松分布而言,其参数为 λ,因此这里指,当 λ 已知时,Potthoff-Whittinghill 方法的检验,其统计量为 G,定义为:

$$G = \sum_i \frac{(x_i - b_i\lambda)^2}{b_i\lambda} = \frac{1}{\lambda} \sum_i \frac{x_i^2}{b_i} - 2\sum_i x_i + \lambda \sum_i b_i \tag{6.2}$$

G 服从自由度为 k 的 χ^2 分布,其数学期望和方差分别为:

$$E(G) = k \tag{6.3}$$

$$\sigma^2(G) = 2k + \frac{1}{\lambda} \sum_i \frac{1}{b_i} \qquad (6.4)$$

上面构建的 G 统计量的统计效能(power property)不是最优的,因此,如果我们可进一步假设对于 i,随机变量 λ_i^* 来自均数为 λ、方差为 σ^2 的伽马分布(gamma distribution),那么 x_i 来自均数为 $b_i\lambda_i^*$ 的泊松分布。如果伽马分布的方差接近于 0,那么有无空间聚集性检验的更好统计量可定义为:

$$U = \sum_i x_i^2 - \sum_i x_i - 2\lambda \sum_i b_i x_i \qquad (6.5)$$

在无空间聚集性的 H_0 假设下,它的数学期望和方差分别为:

$$E(U) = -\lambda^2 \sum_i b_i^2 \qquad (6.6)$$

$$\sigma^2(U) = 2\lambda^2 \sum_i b_i^2 = -2E(U) \qquad (6.7)$$

其正态近似统计量为:

$$z = \frac{U + \lambda^2 \sum_i b_i^2}{\sqrt{2\lambda^2 \sum_i b_i^2}} \qquad (6.8)$$

其相应的近似 χ^2 分布的统计量则为:

$$gU + h \sim \chi_v^2 \qquad (6.9)$$

$$g = \sum_i \frac{b_i^2}{\frac{1}{2} \sum_i b_i^2 + \lambda \sum_i b_i^3} \qquad (6.10)$$

$$h = g(g+1)\lambda^2 \sum_i b_i^2 \qquad (6.11)$$

$$v = g^2 \lambda^2 \sum_i b_i^2 \qquad (6.12)$$

公式(6.10)~公式(6.12)的确定,目的是使公式(6.9)的左边和右边具有相同的一、二、三阶矩。

如果 $b_i = 1$,那么式(6.10)、式(6.11)、式(6.12)可简化为:

$$g = \frac{1}{\lambda + \frac{1}{2}} \qquad (6.13)$$

$$h = \left(\lambda + \frac{3}{2}\right)v \qquad (6.14)$$

$$v = \left(\frac{\lambda}{\lambda + \frac{1}{2}} \right)^2 k \tag{6.15}$$

6.1.2.2　分布参数未知情况下的检验

对于泊松分布而言,其参数为 λ,因此这里指,当 λ 未知时,Potthoff-Whittinghill 方法的检验,其统计量为 G',定义为:

$$G' = \sum_i \frac{\left\{ x_i - \frac{b_i}{\sum_j b_j} \sum_j x_j \right\}^2}{\frac{b_i}{\sum_j b_j} \sum_j x_j} = \left(\sum_i \frac{x_i^2}{b_i} \right) \left(\frac{\sum_i b_i}{\sum_i x_i} \right) - \sum_i x_i \tag{6.16}$$

在无空间聚集性的 H_0 假设下,统计量 G' 服从自由度为 $k-1$ 的 χ^2 分布,其数学期望和方差分别为:

$$E(G') = k - 1 \tag{6.17}$$

$$\sigma^2(G') = 2(k - 1) + \frac{1}{\sum_i x_i} \left\{ \left(\sum_i b_i \right) \left(\sum_i \frac{1}{b_i} \right) - k^2 - 2k + 2 \right\} \tag{6.18}$$

如果 $b_i = 1$,那么统计量 G' 可简化为:

$$G' = \sum_i \frac{\left(x_i - \sum_i x_i / k \right)^2}{\sum_i x_i / k} = \frac{\sum_i x_i^2}{\bar{x}} - \sum_i x_i \tag{6.19}$$

6.1.3　Cuzick-Edwards 方法

Cuzick-Edwards 方法是一种基于病例对照间距离的方法,不需要风险人群的空间匀质性(spatial homogeneous)的前提假设,它通过比较每一病例的最近邻位置是病例还是对照的方法来构建统计量进行统计学检验(Cuzick and Edwards,1990)。

该方法的无效假设 H_0:病例分布无空间聚集性。从数学的角度讲,无空间聚集性指疾病病例的空间位置服从一个非匀质性的泊松过程,该过程的密度即疾病的期望密度,为风险人群即总体密度的函数,如果该函数和总体密度已知,那么疾病的期望密度就可以推算得到,通常情况下它们是不知道的或者是很难计算的。然而,通过选取合适对照的方法,无空间聚集性的 H_0 就等价于病例和对照来源于同一总体。

假设在研究区域 R 内有 n_0 个对照 $(x_1, \cdots, x_{n_0})$,n_1 个病例 $(x_{n_0+1}, \cdots, x_{n_0+n_1})$,用 $(T_1, \cdots, T_n, n = n_0 + n_1)$ 表示总样本量,δ_i 为指示函数,表明 T_i 是病例还是对照(如果 T_i 是病例,那么 $\delta_i = 1$;反之,$\delta_i = 0$)。用 NN 表示某一位置 T_i 的最邻近位置(nearest neighbor,NN),定义新的变量 d_i,如果 T_i 的最邻近位置是病例,那么 $d_i = 1$,反之;$d_i = 0$。Cuzick-Edwards 方法的检验统计量为:

$$T = \sum_{i=1}^{n} \delta_i d_i \tag{6.20}$$

即统计了病例的最邻近位置仍然是病例的数量;对于 k 阶邻近位置,定义新变量 d_i^k 表示 T_i 的 k 阶邻近位置内是病例的个数,此时统计量为:

$$T_k = \sum_{i=1}^{n} \delta_i d_i^k \tag{6.21}$$

当 $k = 1$ 时,则为最邻近位置 NN 的结果。

设 η_i 指示 $\{T_i\}$ 中每一个位置是否是 T_j 的 k 阶邻近位置,如果 $i \in \eta_i$,那么 $a_{ij} = 1$;反之,$a_{ij} = 0$,那么公式(6.21)等价于:

$$T_k = \sum_i \sum_j a_{ij} \delta_i \delta_j \ (i, j = 1, \cdots, n) \tag{6.22}$$

Cuzick-Edwards 推导出了统计量 T_k 的用于统计推断的各阶矩。

如果定义 p 为:

$$p = \frac{n_0}{n} \frac{n_0 - 1}{n - 1} \tag{6.23}$$

那么,T_k 的一阶矩为:

$$E(T_k) = p \sum_i \sum_j a_{ij} = pkn \tag{6.24}$$

如果定义 p_j 为:

$$p_j = \prod_{l=0}^{j} \frac{n_0 - l}{n - l} \tag{6.25}$$

可以保证 $p_0 = n_0/n$,$p_1 \equiv p$,那么 T_k 的 j 阶矩为:

$$E(T_k)_j = p_j kn \tag{6.26}$$

如果定义:

$$N_s = \sum_i \sum_j a_{ij} a_{ji} \tag{6.27}$$

$$N_t = \sum_{i \neq l} \sum \sum a_{ij} a_{lj} \tag{6.28}$$

$$E_\delta(\alpha) = E(\delta_i \delta_j \delta_l \delta_m) = \begin{cases} p_1, & \text{如果 } \alpha \text{ 有 2 个不同的元素} \\ p_2, & \text{如果 } \alpha \text{ 有 3 个不同的元素} \quad (\alpha = (i,j,l,m)) \\ p_3, & \text{如果 } \alpha \text{ 有 4 个不同的元素} \end{cases}$$

$$\tag{6.29}$$

那么,T_k 的方差为:

$$\begin{aligned} Var(T_k) = {} & (kn + N_s) p_1 (1 - p_1) + \\ & \{(3k^2 - k)n + N_t - 2N_s\}(p_2 - p_1^2) - \\ & \{k^2(n^2 - 3n) + N_s - N_t\}(p_1^2 - p_3) \end{aligned} \tag{6.30}$$

Cuzick-Edwards 证明了 T_k 有限集的联合分布在 H_0 假设下近似正态分布,将观察值 T_k 与空间随机分布的理论值进行比较,当观察到比理论值更多的 k 阶 NN 病例对子数,并且有统计学意义时,认为存在空间聚集性。

Cuzick-Edwards 方法仅适用于点模式(mapped point)数据,只能回答空间上是否存在聚集性的问题,因此属于空间全局聚集性检验,但结合其邻近的不同定义(1 阶,2 阶,…,k 阶),可进行多尺度的全局聚集性检验,不能用于空间局部聚集簇的探测,无法探测到聚集的形状、大小等信息,也不能用于时空聚集性分析。

6.1.4　基于 *K* 函数的方法

前面第 4 章空间流行病学数据的统计描述介绍了描述点过程二阶属性的 Ripley's K 函数,我们可以基于 K 函数发展建立两个用于点模式数据的空间全局聚集性检验的基于点过程二阶属性的方法——K 函数差法和 K 函数比法(张志杰,2008)。

6.1.4.1　*K* 函数差法

基于无空间聚集性的无效假设,可以认为病例($x_i: i = n_0+1, \cdots, n_0+n_1$)与对照($x_i: i = 1, \cdots, n_0$)是从同一风险人群中抽取的空间随机样本,因此,无效假设也等价于对病例与对照的双变量点过程的一个随机分配(random labeling)过程。

由点过程的二阶属性 K 函数构建统计量 D:

$$D(r) = K_1(r) - K_0(r) \tag{6.31}$$

其估计公式为(Diggle,2003):

$$\hat{D}(r) = \hat{K}_1(r) - \hat{K}_0(r) \tag{6.32}$$

在满足无效假设的条件下,$D(r)$ 的理论值为 0(Diggle,1991)。其中,$K_0(r)$ 测量的是对照所代表的风险人群的空间聚集性(degree of spatial aggregation),而 $K_1(r)$ 测量的是风险人群和疾病共同作用引起的空间聚集性大小(cumulative effect of spatial aggregation),因此 $D(r)$ 反映的是疾病所引起的空间聚集性大小,由于统计量 D 是基于 K 函数的差构建的,所以我们称该方法为 K 函数差法(difference between K function)。

为了进行统计推断,还需要估计 $\hat{D}(r)$ 的理论抽样分布,可以借鉴(Diggle,2003)的方法应用基于设计的推断方法(design-based inference),首先在固定病例与对照空间位置的基础上,通过对某一位置按一定概率(其值与病例对照的样本量比有关)指定为病例还是对照(random labeling process)的方法来模拟得到新的病例对照模拟数据集,样本量与原病例对照的样本量相同,只是病例对照的空间分布发生变化。进行 m 次上述独立操作,然后对模拟数据集计算 $\hat{D}(r)$,通过伪可信区间(envelope)的方法进行统计推断,见第 4 章中探索性空间数据分析部分关于统计推断的介绍。

6.1.4.2　K 函数比法

上面的 K 函数差法是基于相加模型的原理,我们也可以基于相乘模型的原理构造统计量进行分析,即 K 函数比法(ratio of K functions),计算公式为:

$$R(r) = K_1(r)/K_0(r) - 1 \tag{6.33}$$

$R(r)$ 在 H_0 假设下的理论值为 0,估计公式为:

$$\hat{R}(r) = \hat{K}_1(r) / \hat{K}_0(r) - 1 \tag{6.34}$$

K 函数比法的统计推断方法同 K 函数差法。

6.1.5　Tango's MEET 方法

假设我们研究的面数据是以县为单位的,县 i 的人口数和病人数分别为 n_i 和 c_i,所有县的总人口数和总病人数分别为 N 和 C,县的总数为 H,县 i 和县 j 之间的距离为 d_{ij},县 i 以及它的邻近县 j 的人口数的和为 $u_{j(i)}$,县 i 与研究中所有其他县的最大距离为:$d_{\max_i} = \max_{1 \leqslant j \leqslant n} d_{ij}$。

Tango's MEET 方法(maximized excess events test)是在其 EET(excess events test)方法(针对时间聚集性分析的 Tango 指数的空间拓展)的基础上发展的,因此我们首先介绍 Tango's EET 方法,Tango 原始定义的 EET 方法的统计量为 C(Tango,1995),这里为了避免混淆,我们以 EET 表示其统计量(Song and Kulldorff,2005):

$$\text{EET} = \sum_i \sum_j w_{ij}\left(c_i - n_i \frac{C}{N}\right)\left(c_j - n_j \frac{C}{N}\right) \tag{6.35}$$

其中,w_{ij} 为权重函数,Tango 推荐了两个基于距离的指数权重函数:

$$w_{ij} = e^{-4\left(\frac{d_{ij}}{\lambda}\right)^2} \tag{6.36}$$

和

$$w_{ij} = e^{-\frac{d_{ij}}{\lambda}} \tag{6.37}$$

其中,λ 用于反映空间聚集性程度的尺度参数。

在给定 λ 的情况下,如果无空间聚集性的假设 H_0 成立,那么 EET 的检验统计量近似服从自由度为 v 的 χ^2 分布(Tango,1995):

$$P(\text{EET}(\lambda) > \text{eet}(\lambda) \mid H_0,\lambda) = P\left\{\chi_v^2 > v + \right.$$
$$\left. \sqrt{2v}\left(\frac{\text{eet}(\lambda) - E(\text{EET}(\lambda))}{\sqrt{Var(\text{EET}(\lambda))}}\right) \,\middle|\, \lambda\right\} \tag{6.38}$$

其数学期望、方差和自由度分别为:

$$E(n \cdot \text{EET}(\lambda)) = \text{tr}(A(\lambda)V_p) \tag{6.39}$$

$$Var(n \cdot \text{EET}(\lambda)) = 2\text{tr}(A(\lambda)V_p)^2 \tag{6.40}$$

$$v = 8/\left\{\sqrt{\beta_1(\text{EET}(\lambda))}\right\}^2 \tag{6.41}$$

其中,

$$\sqrt{\beta_1(\text{EET}(\lambda))} = 2\sqrt{2\text{tr}(A(\lambda)V_p)^3/\{(\text{tr}(\lambda)V_p)^2\}^{1.5}} \tag{6.42}$$

$$V_p = \sum_{k=1}^K \frac{n_k}{n}\{\text{diag}(p) - pp^T\} \tag{6.43}$$

为了在分析空间聚集性时消除地理尺度的影响,Tango 在 EET 方法的基础上提出了 Tango 最大超额事件检验(Tango's maximized excess events test,MEET)方法,原始统计量为 $P_{\min}$,这里我们以 MEET 表示:

$$\text{MEET} = \min_{0 \leqslant \lambda \leqslant U} P(\text{EET}(\lambda) > \text{eet}(\lambda) \mid H_0,\lambda)$$

$$= P(\text{EET}(\lambda) > \text{eet}(\lambda) \mid H_0, \lambda = \lambda^*) \tag{6.44}$$

其中，$\text{eet}(\lambda)$ 是 $\text{EET}(\lambda)$ 在给定 λ 下的条件观察值，U 是 λ 的上限值。

MEET 使用公式（6.44）中的最小 p 值作为检验统计量，λ^* 为 p 值最小时对应的 λ 值，通过将 λ 离散化后使用"线性搜索法"（line search）获得，而最小 p 值（$p_{\min}$）的无效分布通过 Monte Carlo 模拟得到。

Tango's MEET 方法校正了 EET 方法由于要考虑的参数较多而导致的多重比较问题，因此它在全局聚集性的检验中，统计效能较高（Tango，2000；Song and Kulldorff，2005）。

6.2　空间局部聚集簇探测

6.2.1　局部空间自相关分析指标

相对于全局空间自相关分析的指标，局部空间自相关分析有局部莫兰指数、局部 Geary's C 和局部 Getis-Ord G，它们分析的是属性值的相近性（proximity），当考虑背景风险人群的影响时，通常通过分析某个"率"（rate）指标的相近性来推断其是否具有空间局部聚集性，与后述介绍的基于"风险"（risk）的方法不同，具体的理论见第 4 章相关介绍。

6.2.2　Besag-Newell 方法

Besag-Newell 方法用于疾病空间局部聚集簇的探测分析（Besag and Newell，1991），它适用的数据是面数据，常以面的质心坐标表示该面区域（以下简称研究单元），其思想非常简单，即寻找达到聚集簇大小 k（指观察病例数为 k，不包括中心的一个病例）所需要的研究单元数：

依次以每一个病例为研究对象，其所在质心表示的面区域为初始研究单元，为了使其邻近病例数达到预定的值 k（如果包括该病例本身，那么就是 $k+1$），计算一下需要周围邻近研究单元的个数（设为 M）。以 Tango's MEET 方法中的符号定义为例，在无空间聚集性的假设下，任一病例在研究单元 i 出现的概率为：n_i / N。如果标记某病例所在的研究单位为 A_0，那么其他的研究单元可按照距离 A_0 的远近（由近到远，如果存在距离相等的研究单位，即等秩，那么可以随机分配标记或进行区域合并）依次标记为 A_i（$i = 1, 2, \cdots$），我们可定义累积病例数 D_i 和累积风险人口数 u_i 分别为：

$$D_i = \left(\sum_{j=0}^{i} C_j \right) - 1 \tag{6.45}$$

$$u_i = \left(\sum_{j=0}^{i} n_j \right) - 1 \tag{6.46}$$

其中，$D_0 \leqslant D_1 \leqslant \cdots$ 是在研究单元 $A_0, A_1, \cdots$ 中根据距离定义的邻近关系所得到的累积病例数；$u_0 \leqslant u_1 \leqslant \cdots$ 是相应的累积风险人口数。

进一步定义：

$$M = \min\{i : D_i \geqslant k\} \tag{6.47}$$

M 的含义为：研究单元 $A_0, \cdots, A_M$ 包括 $\geqslant k$ 个病例数，而研究单元 $A_0, \cdots,$ A_{M-1} 包含的病例数则 $< k$ 个。如果 M 较小，说明有几个预期病例数较少的研究单元存在较多的观察病例数，即在 A_0 的周围存在一个聚集簇，因此可将该初始研究单元 A_0 定义为聚集簇大小为 K 的中心，可将 A_0 标识出来。

以 m 表示 M 的观察值，在无空间聚集性的假设下，聚集簇的概率 $P(M \leqslant m)$ 可由式(6.48)计算得到：

$$P(M \leqslant m) = 1 - P(M > m) = 1 - \sum_{s=0}^{k-1} \exp(-u_m p)(u_m p)^s / s! \tag{6.48}$$

其中，s 表示 u_m 中发生的病例数，$p = C/N$。

Besag-Newell 方法在探测空间聚集簇时，需要研究者通过先验知识来设定 k 值，k 值不同，分析结果会有所变化。为了保证结果的准确性，我们建议研究中选择多个 k 值(通常 k 取 3)分别进行聚集簇的探测，在 3 个 k 值下均具有统计学意义的聚集簇被认为是"稳定一致"的"聚集簇"(Zhang et al.，2008)。此外，k 值大小很大程度上决定了邻近区域的搜索半径大小，如果关注的是大范围的聚集簇，那么需要指定较大的 k 值，如果关注的是小的聚集簇，那么就要指定较小的 k 值，例如，D'Aignaux 等(2002)在分析 1992—1998 年法国散发疯牛病的地理分布时，为了使聚类半径最大可达 70 km，设定了 4,6,9 三个 k 值，并将在三个 k 值下均有统计学意义的聚集簇定义为"稳定一致"的"聚集簇"。

6.2.3　地理分析机器

地理分析机器用于空间点模式数据的局部聚集簇分析(Openshaw et al.，1987a，1988a)，最初 Openshaw 等认为可能需要 5—10 年来实现地理分析机器方法(Openshaw et al.，1987b)，没想到的是半年后，针对点模式分析的可用的地理分析机器原型居然开发出来了(Openshaw et al.，1988b)。其实，地理分析机器的思想本身很简单，它通过绘制覆盖整个研究区域的有规律分布的不同大小的

重叠的圆来寻找聚集簇:

（1）首先,指定圆形的半径 r,如设定最小、最大搜索半径以及半径大小的增加量,以自动化该过程。

（2）然后,绘制密集的方形格网来覆盖整个研究区域,即将研究区域网格化（square lattice）,格子大小为 g,设定 $g=z×r$,z 为圆之间的重叠参数,r 为当前圆的搜索半径,格子大小 g 是随着搜索半径的变化而变化的,z 值的设定既可以保证所有可能的位置均被探测分析,又能考虑位置的不确定性从而针对结果提供一定程度的敏感性分析,例如,Openshaw 等（1988a）应用地理分析机器研究英格兰 1968—1985 年发生的儿童急性淋巴细胞白血病的聚集簇中,z 取值为 0.8。

（3）以 $i=1, 2, \cdots, K(r)$ 表示格子交叉点（grid intersection）,地理分析机器将依次以这些点 i 为中心,绘制半径为 r 的圆,然后计算该情形下圆内的观察病例数 c_{ir},最后通过 Monte Carlo 模拟得到无空间聚集性的 H_0 假设下 c_{ir} 对应的理论分布,进而推断该位置的圆形搜索区域 r 内是否有较多的病例,如果具有统计学意义,则记录该情形圆形中心 i 及相应的搜索半径 r,在当前搜索半径 r 下遍历所有的点 i。

（4）按照（1）的设定,有规律地变动半径 r,重复步骤（2）~（3）,完成所有半径 r、所有点 i 下聚集簇的搜索探测。

地理分析机器的圆形搜索区域存在较大程度的重叠,因此邻近圆的 c_{ir} 的相关性较大,将导致聚集簇处的圆形存在大量的重叠,即通常所见的地理分析机器结果是用一些具有较大重叠度的圆形叠置在地图上进行显示,圆形密度越高的地区,出现疾病聚集簇的可能性越大。地理分析机器是一种用于探索性分析目的的描述性分析技术,即通过它只能初步确定潜在高风险的值得注意的区域,其结果需要进一步验证,或者,设定更加明确的假设以检验（Openshaw et al., 1987a）,它一方面只能定性地评价是否是聚集簇,无法给出定量的评估结果,另一方面在 Monte Carlo 模拟中通过 499 次模拟,选取的检验水准 0.002 过于主观,无客观标准,更为重要的是其分析结果没有校正多重比较的问题,容易出现假阳性的结果（Turnbull et al., 1990）。因此,地理分析机器已经被后来发展的空间动态窗口扫描统计量法所取代,但它在相关理论发展上的贡献还是非常重大的。

6.2.4　聚集簇评估排列程序法

聚集簇评估排列程序法（cluster evaluation permutation procedure, CEPP）由 Turnbull 等于 1990 年提出,用于空间局部聚集簇分析,并以纽约北部地区白血病空间聚集性为例进行了应用分析（Turnbull et al., 1990）。聚集簇评估排列程序法是在地理分析机器的基础上发展起来的,可以认为它与地理分析机器类似,通过一系列重叠的圆对研究区域进行扫描(本质上利用的是邻近概念,没有半径的概念,见下面解释),但要求扫描窗口内的风险人口数(population size)为固定值 R,具体步骤如下:

(1)将研究区域划分为不同的单元格,它指示的风险人口的分布,如普查区(census tract)、街区(block group),不同单元格之间的距离以它们质心之间的距离表示,设第 i 个单元格的风险人口数和病例数分别为 N_i 和 C_i,研究区域的总风险人口数和总病例数分别为 $N=\sum N_i$ 和 $C=\sum C_i$,通常 $C_i=0$ 或 1,因此要求单元格足够的小以保证病例数至多为 1 个。

(2)对于每个单元格 i,绘制一个窗口(原始论文未提及窗口形状)使得其包含的风险人口数为固定的常数 R(如 Turnbull 等在其研究中取的 R 为 2500),窗口的具体绘制过程为:依次以每一个单元格 i 为研究对象,初始窗口为只包含当前 1 个单元格 i 的窗口,如果 $N_i>R$,那么窗口仅包括单元格 i 本身,风险人口数只能是单元格 i 中满足 R 的部分风险人口数,实际工作中可通过选择较大的 R 以避免该问题出现,而如果 $N_i<R$,则将其最邻近的单元格 j 与其合并重新计算风险人口数,此时会出现下面三种情况:

- 如果 $N_i+N_j=R$,则单元格 i 与 j 组成一个新的需要分析确定其是否为聚集簇区域的窗口;
- 如果 $N_i+N_j>R$,那么单元格 j 的风险人口数只能有一部分风险人口数($(R-N_i)/N_j$)归于单元格 i,单元格 i 与部分单元格 j 组成一个新的需要分析确定其是否为聚集簇区域的窗口;
- 如果 $N_i+N_j<R$,那么单元格 j 与单元格 j 组成新的区域,继续寻找与单元格 i 第二邻近的区域,聚集簇区域探测的窗口确定以及处理的方法同上。

这样,便可以得到一些重叠的具有固定风险人口数 R 的区域,这些区域需要分析其是否为具有统计学意义的聚集簇,当然也可以看作包含固定风险人口数的扫描窗口,即以单元格 i 为中心的由其邻近单元格组成,与地理分析机器的以格子交叉点为中心、相对固定的扫描圆半径不同。

(3)可以计算窗口内的病例数(C_{iR}),注意对扫描窗口仅贡献了部分的风险人口数的单元格,它们在计算病例数时同样按照相同比例进行换算:由于聚集簇评估排列程序法的扫描窗口要求窗口内部的风险人口数必须是固定的,因此 C_{iR} 与疾病率成一定的固定比例(R 倍)。在无效假设 H_0(病例在人群中随机分布)下,$C_{iR}(i=1,2,\cdots)$ 可以看作具有相同概率分布、但不独立的随机变量。

(4)基于 C_{iR} 可以构建各种统计量,聚集簇评估排列程序法方法基于 C_{iR} 构建的是最大值统计量:$M_R=\max(C_{1R},C_{2R},\cdots)$,通过 Monte Carlo 模拟或排列法分析确定 M_R 是否具有统计学意义,即相应的窗口是否为有统计学意义的局部聚集簇。

　　与地理分析机器方法用无效假设 H_0 下每个圆形区域内的病例数进行多次假设检验相比,聚集簇评估排列程序法仅用最大值统计量 M_R 来检验单一备择假设(H_1:存在一个聚集簇,即 M_R 对应窗口区域),大大减少了多重比较的问题,但可能会遗漏一些有意义的聚集簇,此外,聚集簇评估排列程序法中需要指定窗口内的固定风险人口数 R,这没有客观标准可以参考,对于不同的数据,所选的 R 值也不尽相同,如何确定合适的 R 值是聚集簇评估排列程序法的一大难题。

6.2.5　空间动态窗口扫描统计量法

　　Naus(1965)首次研究了扫描统计量方法的理论(scan statistic),但它要求事先确定扫描窗口的大小,然而对于流行病学研究而言,疾病聚集性的大小通常是不知道的,因此预先确定的扫描窗口的大小对于分析结果的影响很大,而且它是通过统计分布模型的方法进行统计学检验,忽略了相邻位置疾病发生的相关性。Nagarwalla(1996)从一维的时间序列角度尝试将固定大小的扫描窗口变为动态、不固定的,即动态窗口扫描统计量法,而 Kulldorff(1997)进一步将其推广到二维及三维的空间研究,我们称其为空间动态窗口扫描统计量法(spatial scan statistic through moving window),与其他类似方法相比,它是在固定了总病例数的基础上进行分析,理论上允许扫描窗口为任意形状和大小(实际上仅实现了圆形和椭圆形窗口的扫描方法),并且窗口在整个研究区域上进行移动来确定最可能的聚集区域,这对于所研究疾病的聚集性缺乏了解时非常有帮助。

　　固定窗口扫描统计量法通常是选择固定窗口内包含的最多疾病例数作为聚集性检验统计量进行分析,而对于动态窗口扫描统计量法这是不可行的,每个不同窗口大小对应的最多疾病例数是不同的,不能简单进行比较,此时可以借助于似然比检验统计量(likelihood ratio test statistic)作为聚集性检验统计量进行分析(Loader,1991),而且由于空间分析中,似然比检验统计量的确切概率分布通常是很难确定的,因此 Monte Carlo 模拟方法被用来进行统计学检验。空间动态窗口扫描统计量法就是在借鉴了上述聚集簇评估排列程序法、地理分析机器等方法思想的基础上发展起来的,其核心思想为:

　　运用一系列半径变化的动态扫描窗口(圆形或椭圆形)探测研究区域疾病的空间局部聚集性,这些扫描窗口以病例点为圆心(初始随机选取一个病例点),所用扫描半径由 0 到规定的上限(如窗口内的风险人口数≤总风险人口数的50%),扫描半径按照一定的步长有规律地变化,当扫描半径达到规定的上限后,便完成对该点的所有扫描,然后接着以区域内另外一个病例点为圆心,开始新一轮的聚集簇扫描,整个扫描过程直到遍历研究区域内所有的病例点后结束,于是研究区域内便可生成有限个位置、大小不一的扫描窗口,最后对每个扫描窗口,利用窗口内外病例数的实际值和期望值计算似然比统计量。病例概率分布情况不同,所选择的分析模型便不同,因而所用的似然比统计量求解公式也不同。

空间动态窗口扫描统计量法可以用于点数据和面数据,有很多模型可以使用(如泊松模型、伯努利模型、指数模型、有序分布的模型),以空间病例对照的数据、圆形扫描窗口为例,分析所采用的是针对 0/1 变量的伯努利模型。假设 n_W 表示窗口 W 内的观察病例数,n_T 表示观察病例的总数,E_W 表示窗口 W 内的期望病例数,E_T 表示期望病例的总数,伯努利模型的似然函数则为(Kulldorff, 1997):

$$L(W,p,q) = p^{n_W}(1-p)^{E_W-n_W}q^{n_T-n_W}(1-q)^{[(E_T-E_W)-(n_T-n_W)]} \quad (6.49)$$

那么,最大似然函数对应的窗口即为最可能的聚集区域(most likely cluster)。

对于某一窗口而言,

当 $\dfrac{n_W}{E_W} > \dfrac{n_T-n_W}{E_T-E_W}$ 时,其最大似然函数为:

$$
\begin{aligned}
L(W)_{max} &= \sup_{p>q} L(W,p,q) \\
&= \left(\frac{n_W}{E_W}\right)^{n_W}\left(1-\frac{n_W}{E_W}\right)^{E_W-n_W}\left(\frac{n_T-n_W}{E_T-E_W}\right)^{n_T-n_W}\left(1-\frac{n_T-n_W}{E_T-E_W}\right)^{[(E_T-E_W)-(n_T-n_W)]}
\end{aligned}
$$
$$(6.50)$$

当 $\dfrac{n_W}{E_W} \leqslant \dfrac{n_T-n_W}{E_T-E_W}$ 时,

$$L(W)_{max} = \sup_{p=q} L(W,p,q) = \left(\frac{n_T}{E_T}\right)^{n_T}\left(\frac{E_T-n_T}{E_T}\right)^{(E_T-n_T)} \quad (6.51)$$

当获得最大似然函数 $L(W)_{max}$ 后,再计算似然比统计量(与无效假设 H_0 下的似然函数比较)。

假设 L_0 为 H_0 下的似然函数,则

$$L_0 = \sup_{p=q} L(W,p,q) = \left(\frac{n_T}{E_T}\right)^{n_T}\left(\frac{E_T-n_T}{E_T}\right)^{(E_T-n_T)} \quad (6.52)$$

那么似然比检验统计量(likelihood ratio test statistic, LRTS)为:

$$\text{LRTS}_W = \frac{\sup_{w\in W,p>q} L(W,p,q)}{\sup_{p=q} L(W,p,q)} = \frac{L(W)_{max}}{L_0} \quad (6.53)$$

获得最大似然比统计量后,通过 Monte Carlo 模拟进行统计学检验,并根据最大似然比统计量的大小顺序,显示最可能的聚集簇(most likely cluster)以及其

他可能的聚集簇(secondary likely cluster),后者由于是与来自 Monte Carlo 模拟的最可能聚集簇进行比较,所以其统计检验结果趋于保守,模拟数据集的产生同 K 函数差法。

空间动态窗口扫描统计量法的窗口大小是不断变化的,其窗口的数量理论上是无限多的,但是由于研究中疾病的病例数是有限的,而且对于固定的病例数而言,随着窗口的增大,似然函数将减少,所以最终的计算次数是有限的。以圆形窗口为例,对于一个固定的感兴趣的病例位置,如果我们增大窗口的大小,只有当有新的病例/对照位置进入窗口内时,我们才需要重新计算似然函数。因为总的样本量(包括病例和对照)是有限的,所以对于每个病例位置而言,需要计算的似然值次数是有限的,同时由于病例数也是有限的,因此二者的乘积也是有限的,所以从理论上分析,计算得到最大似然比统计量是可以实现的。

空间动态窗口扫描统计量法有很多的优点,它校正了多重比较、风险人群的异质性,并且在空间聚集性分析时不必预先指定聚集簇的位置和大小,因而克服了所谓的预选择偏倚(Kulldorff, 1997;Chaput et al., 2002;Kulldorff et al., 1997),其不足如下:

(1)最大窗口的设定过于主观,没有客观标准可以参考,因此不同的最大窗口选择,会导致不同的分析结果。

(2)进行空间扫描的窗口目前只能是圆形或者椭圆形窗口,由于聚集簇本身的形状可以是任何形状,它可能降低了探测其他形状聚集簇的效能(Brooker et al., 2002)。圆形窗口的一个重要特点是圆形扫描统计量对于研究区域的旋转是各向同性的,而椭圆形扫描统计量则不是各向同性(Brooker et al., 2002)。不同于圆形扫描统计量,椭圆形扫描统计量使用的是对数似然比与形状惩罚项 $[4s/(s+1)^2]^a$ 的乘积作为其检验统计量,其中 s 指示了椭圆窗口的形状,它定义了椭圆的长短轴之比,当 $s=1$ 时,为圆形窗口;a 为惩罚参数,当 $a=0$ 时,不管 s 为什么数值,惩罚函数始终为 1,即不进行惩罚,为圆形窗口,当 a 为无穷大时,惩罚函数对于所有的 $s>1$ 都为 0,此时只允许探测圆形聚集簇,用 $a=1$ 表示强惩罚,$a=1/2$ 表示中等程度的惩罚。当使用椭圆形扫描统计量进行空间聚集性分析时,该方法的实现软件 SaTScan 分别使用圆形窗口($s=1$)以及长短轴比 s 分别为 1.5,2,3,4,5 不同值的椭圆窗口,并取多个等间隔的角度进行聚集区域的探测,所有可能的椭圆形状和角度都被分析,直到指定窗口的最大半径(如风险人口数的 50%),它与圆形窗口法除了检验统计量有差异外,其余内容一样。

(3)由于会将无高风险的邻近区域包括进探测的聚集簇,因此其探测的最可能聚集簇往往比真实的聚集簇大很多。Tango(2008)对空间动态窗口扫描统计量法的似然比统计量进行了改进,构建了限制性似然比(restricted likelihood ratio)统计量以仅探测高风险的区域,通过 Monte Carlo 模拟发现,该方法在圆形

聚集模型下的表现要明显优于 Kulldorff 基于似然比统计量的方法,并建议实际
应用中,限制性似然比统计量计算中 α 的选择意见:①聚集簇比较小,并且风险
快速增加时,$\alpha_1 = 0.1 \sim 0.2$;②聚集簇小到中等大小,并且风险处于中等程度增加
时,$\alpha_1 = 0.2 \sim 0.3$;③聚集簇较大,并且风险增加较小时,$\alpha_1 = 0.3 \sim 0.4$,默认值建
议为 $\alpha_1 = 0.2$。

6.2.6　自由形状空间动态窗口扫描统计量法

自由形状空间动态窗口扫描统计量法(flexibly shaped spatial scan statistic,
或者 flexible spatial scan statistic,FleXScan)由 Tango 和 Takahashi 于 2005 年提出
(Tango and Takahashi,2005),仅适用于面数据。

设研究区域可分为 m 个地区(如县),其位置以质心坐标表示,地区 i 的观
察病例数和风险人口数分别为 n_i 和 w_i,n_i 的随机变量用 N_i 表示,在无空间聚集
性的 H_0 假设下($H_0 : E(N_i) = \xi_i$),N_i 是独立的泊松变量:

$$N_i \sim Pois(\xi_i) \quad (i = 1, \cdots, m) \tag{6.54}$$

其中,ξ_i 是 H_0 下地区 i 的期望病例数,$Pois(\xi_i)$ 表示均数为 ξ 的泊松分布。
如果不考虑混杂因素(如性别、年龄)的问题,可通过下式计算 ξ_i:

$$\xi_i = n \frac{w_i}{\sum_{k=1}^{m} w_k} = \sum_{i=1}^{m} n_i \frac{w_i}{\sum_{k=1}^{m} w_k} \quad (i = 1, \cdots, m) \tag{6.55}$$

前述介绍的 Kulldorff 空间动态窗口扫描统计量法由于其扫描窗口的形状只
能为固定的圆形或椭圆形,因此称为固定形状的空间动态窗口扫描统计量法,简
称空间动态窗口扫描统计量法,它是以每个地区的质心为圆形窗口 Z 的中心,圆
半径从 0 到最大覆盖研究区域全部风险人口数的 50%(软件 SatScan 的默认设
置),注意如果一个地区的质心落在扫描窗口内部,则在统计量的计算中,该地
区的数据便被包括在扫描窗口中。以 $Z_{ik}(k = 1, 2, \cdots, K)$ 表示地区 i 及其邻近
$k-1$ 个地区组成的窗口,那么空间动态窗口扫描统计量法中将被扫描的所有窗
口为下面的集合:

$$Z_1 = \{ Z_{ik} \mid 1 \leq i \leq m, 1 \leq k \leq K \} \tag{6.56}$$

而自由形状的空间动态窗口扫描统计量法则允许扫描窗口 Z 为不规则的形
状:以地区 i 为例,可以建立一系列不规则形状的长度为 k 的窗口(由 k 个"连接
地区(connected region)"组成,包括地区 i 本身,"连接"的概念见下面算法中的
解释),k 从 1 到预设的允许邻近地区的最大个数 K。为避免探测到的聚集簇是
不可能的特殊形状,需要限制连接区域为地区 i 和它的 $K-1$ 个邻近地区组成集

合的子集:以 $Z_{ik(j)}(j=1,2,\cdots,j_{ik})$ 表示第 j 个窗口,它为从地区 i 开始与其"连接"的 k 个地区的集合,j_{ik} 表示的是满足条件 $Z_{ik(j)} \subseteq Z_{ik}$ 的 j 的个数($k=1,2,\cdots,K$),则所有将被自由形状空间动态窗口扫描统计量法扫描的窗口为下面的集合(图 6.1 和表 6.1):

$$Z_2 = \left\{ Z_{ik(j)} \mid 1 \leqslant i \leqslant m, 1 \leqslant k \leqslant K, 1 \leqslant j \leqslant j_{ik} \right\} \tag{6.57}$$

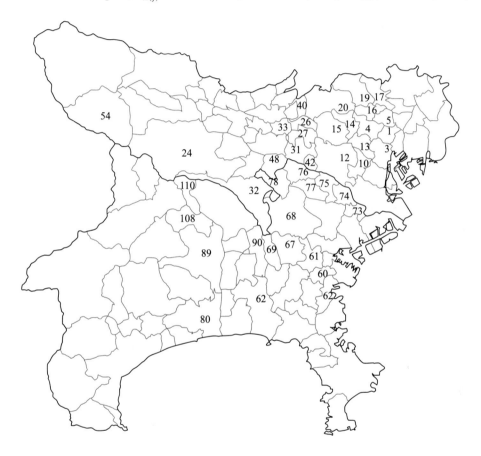

图 6.1 解释获取集合 Z_2 算法的图形(Tango and Takahashi, 2005)

表 6.1　用于获取集合 Z_2 的算法步骤（以图 6.1 为例）

第一步:定义研究区域中不同地区间的 $m\times m$ 阶邻近矩阵 $A=(a_{ij})$，如果地区 i 和 j 是邻近的地区，则 $a_{ij}=1$，反之，$a_{ij}=0$。设初始状态，$Z_2=\varnothing$，$i_0=0$	定义邻近矩阵 $A=(a_{ij})$
第二步:以 i_0 为起始地区，$i_0<-i_0+1$，创建包括 i_0 及其 $K-1$ 个邻近地区的集合:$W_{i0}=\{i_0,\ i_1,\ i_2,\ \cdots,\ i_{k-1}\}$，其中 i_k 是第 k 个与 i_0 邻近的地区	以 $i_0=14$ 为起始地区，那么它的 $K-1$ 个邻近地区按照距离的远近以升序排列如下:$W_{14}=\{14,\ 15,\ 20,\ 4,\ 16,\ 13,\ 19,\ 12,\ 5,\ \cdots\}$
第三步:考虑包含起始地区 i_0 的所有的 W_{i0} 的子集 Z，对于任何给定的 Z，重复下面的第四步至第七步	假设我们有一子集 $Z=\{14,\ 15,\ 20,\ 26\}$
第四步:将 Z 分为两个互不包含的集合:$Z_0=\{i_0\}$ 和 $Z_1=\{$包含 Z 里面除 i_0 外的其他地区$\}$	$Z_0=\{14\}$，$Z_1=\{15,\ 20,\ 26\}$
第五步:生成两个新的子集 Z_0' 和 Z_1'，前者包括与第四步中的 Z_0 相邻近的在 Z_1 中的地区，后者则包括与 Z_0 非邻近的 Z_1 中的地区，然后用 Z_0' 和 Z_1' 分别替换 Z_0 和 Z_1	因为 $a_{14,15}=a_{14,20}=1$，$a_{14,26}=0$，因此得到:$Z_0=\{15,\ 20\}$，$Z_1=\{26\}$
第六步:重复第五步，直至 Z_0 或 Z_1 变为空集	继续上面的第五步，$a_{15,26}=a_{20,26}=1$，因此得到:$Z_0=\{26\}$，$Z_1=\varnothing$
第七步:如果 Z_1 先变为空集，称子集 Z 为"连接的地区"（connected region），而如果是 Z_0 先变为空集，那么称子集 Z 为"非连接的地区"（disconnected region）。如果找到的 Z 是连接的，那么 Z 就被加入自由形状的空间动态窗口扫描统计量法的扫描窗口集合 Z_2，而如果 Z 是非连接的，那么就舍弃不用	因为 Z_1 先变为空集，因此 $Z=\{14,\ 15,\ 20,\ 26\}$ 是"连接的地区"，被加入集合 Z_2，成为 Z_2 的一员；如果假设最开始选择的子集为 $Z=\{14,\ 15,\ 20,\ 5\}$，那么我们会发现 Z_0 先变为空集，它就成为"非连接的地区"，因为 $a_{14,5}=a_{15,5}=a_{20,5}=0$，导致:$Z_0=\varnothing$ 且 $Z_1=\{5\}$
第八步:重复第二步至第七步，直至最终得到集合 Z_2，Z_2 由最大长度为 K 的任意形状的窗口 Z 组成	重复第二步至第七步，得到最终的集合 Z_2

　　获得集合 Z_2，即获得所有要扫描的窗口集合，对其进行探测分析，确定有统计学意义的聚集簇的方法同空间动态窗口扫描统计量法:如以泊松分布为例，每个扫描窗口对应的似然比统计量为:

$$\lambda_K = \max_{Z \in \mathbf{Z}} \lambda_K(Z) = \max_{Z \in \mathbf{Z}} \left(\frac{n(Z)}{\xi(Z)} \right)^{n(Z)} \left(\frac{n - n(Z)}{n - \xi(Z)} \right)^{n - n(Z)} I \left(\frac{n(Z)}{\xi(Z)} > \frac{n - n(Z)}{n - \xi(Z)} \right)$$

$$(6.58)$$

其中,$n(\cdot)$表示窗口中的观察病例数,$\xi(Z)$表示窗口中的期望病例数,$I(\cdot)$为指示函数。

相对于Z_1只包括K个同心圆的地区(至多是mK),Z_2还包括质心落在K个同心圆内部的"连接地区"的集合,因此Z_2的数量要远远大于Z_1,相应的计算量呈组合式增长,计算负荷较大,因此基于上述(常规)最大似然比统计量方法的自由形状空间动态窗口扫描分析中,建议K的最大长度小于30,而在其实现软件 FleXScan 中,默认值设为15。为了能消除K的限制问题,Tango 和 Takahashi (2012)对自由形状空间动态窗口扫描统计量法中的常规似然比进行了改进,进一步纳入个体地区的风险,提出基于"限制性似然比统计量(restricted likelihood ratio statistic)"进行自由形状空间动态窗口扫描分析的算法:

$$\lambda_T(Z) = \left(\frac{n(Z)}{\xi(Z)} \right)^{n(Z)} \left(\frac{n - n(Z)}{n - \xi(Z)} \right)^{n - n(Z)} I \left(\frac{n(Z)}{\xi(Z)} > \frac{n - n(Z)}{n - \xi(Z)} \right) \prod_{i \in Z} I(p_i < \alpha_1)$$

$$(6.59)$$

其中,α_1是每个地区预先设定的检验水准,p_i是H_0下检验的单侧p值,计算公式为:

$$p_i = P\{(N_i \geq n_i + 1 \mid N_i \sim Poisson(\xi_i)\} + \frac{1}{2} P\{N_i = n_i \mid N_i \sim Poisson(\xi_i)\})$$

$$(6.60)$$

自由形状空间动态窗口扫描统计量法,不管是常规的似然比统计量,还是限制性似然比统计量,均同空间动态窗口扫描统计量法一样,借助于 Monte Carlo 模拟进行聚集簇有无统计学意义的检验,并确定最可能的(most likely cluster, MLC)和其他可能(secondary likely cluster, SLC)的聚集簇。

6.2.7　基于核密度估计的方法

点过程的一阶属性(即空间强度λ)可以用于分析空间聚集性,即基于点过程一阶属性的方法,主要借助于密度进行估计,与前面介绍的几种方法不同,它是非参数的分析方法。密度估计的方法很多,如核密度估计法和正交序列法等(Bowman and Azzalini,1997),这里介绍两种基于核密度估计进行聚集簇探测的方法——核密度比法和核密度差法(核密度估计的介绍见第 5 章),它们属于非参数的局部建模方法,最近 20 年来,越来越受到重视,并已成功地应用于经济学、工程学、医学、环境科学、卫生学以及社会学等各个领域（范剑青等，2002）。

6. 2. 7. 1　核密度比法

核密度比法（ratio of kernel density estimate）是基于相乘模型的原理构造的。假设 $x_i: i = 1, \cdots, n_0$（对照）和 $x_i: i = n_0 + 1, \cdots, n_0 + n_1$（病例）是独立地来自研究区域 R^2 上的一阶属性——强度（intensity）分别为 $\lambda_0(x)$ 和 $\lambda_1(x)$ 的泊松过程的子集，它们之间的关系是相乘模型：

$$\lambda_1(x) = \rho(x)\lambda_0(x) \tag{6.61}$$

其中，$\rho(x)$ 可以看作测量局部风险的相对危险度函数（relative risk function）。

在固定 n_1 和 n_0 的情况下，基于泊松过程模型的理论，病例对照的点过程数据等价于 R^2 上双变量分布的两个独立随机样本，概率密度分别为（Waller and Gotway, 2004）：

$$f_1(x) = \lambda_1(x) \Big/ \int_R \lambda_1(x)\,dx \tag{6.62}$$

$$f_0(x) = \lambda_0(x) \Big/ \int_R \lambda_0(x)\,dx \tag{6.63}$$

它们分别与 $\lambda_1(x)$ 和 $\lambda_0(x)$ 成一定的比例（Bithell, 1990; Kelsall and Diggle, 1995）。通过简单的推导，可以发现：

$$\rho(x) = \frac{\lambda_1(x)}{\lambda_0(x)} = \alpha \frac{f_1(x)}{f_0(x)} \tag{6.64}$$

其中，

$$\alpha = \frac{\displaystyle\int_R \lambda_1(x)\,dx}{\displaystyle\int_R \lambda_0(x)\,dx} \tag{6.65}$$

由于 α 代表的是整个研究区域上疾病的相对稳定的总体风险，并且其值与位置无关，所以可以在忽略 α 常数值，并且在不损失空间风险变异信息的情况下，完全可以通过密度比的方法：

$$r(x) = \frac{f_1(x)}{f_0(x)} \tag{6.66}$$

来代替初始的强度比：

$$\rho(x) = \frac{\lambda_1(x)}{\lambda_0(x)} \qquad (6.67)$$

为了将风险值限制在区间 $[0, 1]$ 上，Bithell（1990）首先建议通过估计病例的条件概率来进行变换，即：

$$r(x)' = \frac{f_1(x)}{f_0(x) + f_1(x)} \qquad (6.68)$$

$r(x)'$ 与 $r(x)$ 密切相关，并且 $r(x)'$ 对 $\rho(x)$ 的估计结果与 $r(x)$ 一致，像 $r(x)$ 一样除了少一个常数项以外不会损失任何用的信息（Kelsall and Diggle，1998），从而将疾病风险的空间变异估计问题转换为密度比的方法，我们应用的是核密度估计法，所以称该方法为核密度比法。当疾病的发病率很低，即罕见疾病时，$r(x)' \approx r(x)$，类似于流行病学中优势比（OR）与相对危险度（RR）之间的关系，因而可以将 $r(x)'$ 看作二维的 OR，$r(x)$ 为二维的 RR，由于两者在风险变异的空间估计上的等价性，仅相差一个常数，为了简便起见，我们将它们统称为二维相对危险度（或空间相对危险度），实践中应用的是 $r(x)'$。

当计算得到每个空间位置的二维相对危险度后，再通过空间插值技术进行插值，生成光滑表面，然后通过颜色深浅程度不同的灰度图进行输出，可视化地显示潜在的高风险区域，即空间相对危险度表面（spatial relative risk surface，SRRS），统计学检验见下文。

6.2.7.2 核密度差法

除了上面的相乘模型假设，也可以假设病例对照强度之间的关系为相加模型：

$$\lambda_1(x) = \lambda_0(x) + \theta(x) \qquad (6.69)$$

其中，$\theta(x)$ 可以看作超额风险函数（excess risk function）。

类似于相乘模型，可以用下面的公式来估计 $\theta(x)$：

$$r_e(x) = f_1(x) - f_0(x) \qquad (6.70)$$

为了将其值限制在区间 $[0, 1]$，我们应用 Bowman 和 Azzalini（1997）的方法，即密度平方根差的标化法实现，该变换同时也达到了稳定方差的目的，计算公式为：

$$r_e(x)' = \frac{\sqrt{f_1(x)} - \sqrt{f_0(x)}}{\sqrt{\dfrac{\alpha(\omega)^2\left(\dfrac{1}{n_0} + \dfrac{1}{n_1}\right)}{4h_0 h_1}}} \qquad (6.71)$$

其中，$\alpha(\omega) = \int \omega(z)^2 dz$，$\omega(z)$ 是核权重；n_0 和 n_1 是对照和病例的样本量；h_0 和 h_1 是对照和病例的光滑参数；$f_0(x)$ 和 $f_1(x)$ 分别是对照和病例的密度函数，我们应用的是核密度估计法，所以称该方法为核密度差法（difference between kernel density estimate）。借鉴流行病学上的超额危险概念，我们称 $r_e(x)'$ 为二维超额危险度（或空间超额危险度）。

当二维超额危险度的值得到后，通过空间插值技术进行插值，生成光滑表面，然后通过颜色深浅程度不同的灰度图进行输出，可视化地显示潜在的高风险区域，即超额危险度表面（spatial excess risk surface，SERS），统计学检验见下文。

6.2.7.3   统计学检验

核密度比法和核密度差法仅仅是计算得到了疾病风险的观察值表面，对于观察到的高风险区域必须进行统计学检验，以使结果更有说服力并避免假阳性的结果。假设利用来自同一研究区域的密度为 $f_0(x)$ 的数据 $x_i: i = 1, \cdots, n_0$（对照）和密度为 $f_1(x)$ 的数据 $x_i: i = n_0+1, \cdots, n_0+n_1$（病例）已经计算得到了二维相对危险度表面 $[r_0(x)']$ 和二维超额危险度表面 $[r_{e0}(x)']$，其统计学检验的基本原理如下：

1）核密度比法的统计学检验

对于核密度比法中二维相对危险度的统计学检验，可以使用逐点 p 值表面法（pointwise p-value surface）。在无效假设下，病例和对照可以看作来自同一密度函数的分布，即 $f_1(x) = f_0(x)$，这样我们可以通过对病例对照的混合样本重新划分为样本量分别为 n_0 和 n_1 的两个样本，将它们作为来自密度分别为 $f_0(x)$ 和 $f_1(x)$ 分布的两个随机样本，这样就得到无效假设 H_0 下再分配后的数据的二维相对危险度，$r_i(x)'$（$i = 1, \cdots, s$；s 是模拟次数）。对于每一个位置 x，通过 $r_i(x)'$ 小于 $r_0(x)'$ 的比例可以计算得到相应的 p 值，然后通过插值技术生成光滑表面，即所谓的逐点 p 值表面（Bowman and Azzalini，1995，1998），然后通过选定不同的检验水准 α 将相应的表示有统计学意义的 p 值等值线（contour line）提取出来（如 $\alpha = 0.05$），并与二维相对危险度表面叠加显示，确定有统计学意义的高风险区域。

2）核密度差法的统计学检验

对于核密度差法中的二维超额危险度的检验，可以采用标准差表面法（standard deviation surface）。首先计算得到相应位置的标准差 [公式（6.71）的分母],然后确定观察值处在偏离均值几个标准差的位置,最后根据预先确定的检验标准将相应的标准差等值线显示出来(如超过 2 个标准差的等值线确定为有统计学意义),并与二维超额危险度表面叠加显示,确定有统计学意义的高风险区域。

6.3 疑源风险评估

如果要评估在某特定位置(如污染源)周围的疾病风险变化,即回答该污染源是否引起了某疾病发病风险的增高问题,这与前面的空间全局聚集性检验和局部聚集簇探测不同,需要使用特定的分析方法,这里介绍一个基于简单的有序性限制(simple order restriction)的各向同性回归估计(isotonic regression estimator)方法来检验是否在污染源周围存在超额的发病风险,即所谓的 Stone 检验(Stone's Test)。

以 A 表示污染源,假设随着离 A 距离的增加,疾病的发病风险不增加(non-increasing),要评估的是在 A 周围的疾病风险是如何变化的,或者说,其风险变化模式。在无空间聚集性的 H_0 假设下,O_i 服从泊松分布,即:

$$H_0:O_i \sim P(E_i) \ versus \quad H_1:O_i \sim P(\lambda_i E_i) \quad (i=1, \cdots, N) \quad (6.72)$$

H_0:疑源周围的相对危险度不变(constant),即 $\lambda_1 = \lambda_2 = \cdots = \lambda_n$

H_1:离疑源距离的增加,RR(descending trend)降低,即 $\lambda_1 \geqslant \lambda_2 \geqslant \cdots \geqslant \lambda_n$

研究区域可划分为 N 个地区,地区 i 的观察病例数为 $O_i(i=1,2,\cdots,N)$,H_0 下的期望病例数为 E_i,下标 i 表示了距离可疑风险源的远近,并且随着可疑风险源的距离增加,导致风险的因素水平不会增加。设研究地区离污染源 A 的距离已经按照升序排序,基于似然比,可以选择最大似然比检验:

$$T_l = \frac{l(O;\hat{\lambda})}{l(O;1)} \quad (6.73)$$

其中,$\hat{\lambda}$ 是 H_1 下 λ 的最大似然估计,即为 Stone 统计量:

$$\hat{\lambda}_i = \min_{s \leqslant i} \max_{t \geqslant i} \frac{\sum\limits_{r=s}^{t} O_r}{\sum\limits_{r=s}^{t} E_r} \quad (6.74)$$

注意,λ 具有有序性限制,因此,其最大似然比的近似属性无法保证。在"有序性"的限制下,我们可以选择第一个参数估计值作为检验统计量:

$$T_\lambda = \widehat{\lambda}_1 \tag{6.75}$$

进一步,可以得到:

$$T_\lambda = \max_{1 \leqslant n \leqslant N} \frac{\sum_{i=1}^{n} O_i}{\sum_{i=1}^{n} E_i} \tag{6.76}$$

它的意义为:在可疑源周围的一定范围内的观察相对危险度最大。

以 C_n 表示有序的 n 个距离内累积病例数(cumulative number of cases up to distance rank n),那么 T_λ 的观察值 t 的 P 值为:

$$p(t) = P\left(C_n \leqslant t\sum_{i=1}^{n} E_i; \quad n = 1,\cdots,N\right) = \sum_{c=0}^{[tN]} q(N,c) \tag{6.77}$$

其中,$[tN]$ 表示小于等于 tN 的最大整数(greatest integer less than or equal to tN),并且,

$$q(m,c) = P\left(C_m = c \cap C_n \leqslant t\sum_{i=1}^{n} E_i; \quad n = 1,\cdots,m\right) \tag{6.78}$$

可以通过递归算法获得:

$$q(m,c) = \begin{cases} \sum_{i=0}^{c} q(m-1,c-i)\exp(-\lambda_{m-1}E_{m-1})\,(\lambda_{m-1}E_{m-1})^i/i!\,, & c = 0,1,\cdots,[tm] \\ 0\,, & c > [tm] \end{cases} \tag{6.79}$$

其中,$q(0,0) = 1;q(m,-1) = 0(m = 1,\cdots,N)$。

污染源周围的相对危险度 λ 可以有多种不同形式的变化,例如,可以假定其以指数形式降低(declined exponentianlly):

$$\lambda_i = 1 + \delta\,\mathrm{e}^{-\beta(i-1)} \tag{6.80}$$

如果数据不是面数据,而是知道具体位置的点模式数据(病例、对照的位置均知道),那么将主要基于它们的距离信息进行风险–距离关系的检验。假设以病例和对照的距离编秩,没有等秩,如果秩 i 对应的个体是病例,那么 $Y_i = 1$,如果是对照,那么 $Y_i = 0$。在总的病例数 C 和对照数 $N-C$ 不变的情况下,Y_i 的无效分布(null distribution)是 C 个 1 和 $N-C$ 个 0 的随机排列(random permutation),统计量 T_p 的分布可以近似获得:

$$T_p = \max_{1 \leqslant n \leqslant N} \sum_{i=1}^{n} Y_i / n \tag{6.81}$$

基于 Takacs 的结果,可以得到 t_p 的显著性水平的上、下限分别为(Takacs, 1962):

$$p \leqslant \frac{C}{N - C + 1} [1/t_p] \tag{6.82}$$

$$p \geqslant \frac{C}{N} [1/t_p] \tag{6.83}$$

其中,$[1/t_p]$ 表示小于等于 $1/t_p$ 的最大整数。

6.4 时空聚集性分析

6.4.1 时空动态窗口扫描统计量法

1995 年,Martin Kulldorff 与其合作者提出来的时空动态窗口扫描统计量法是空间动态窗口扫描统计量在时间维度上的扩展应用,它是用一系列不同高度和大小的圆柱体来扫描研究区域内疾病在空间和时间上的异常,其中圆柱体的高度代表了探测时间的长短。类似于空间动态窗口扫描统计量,时空动态窗口扫描统计量首先随机选取区域中某一病例点为圆心,生成一系列圆柱体。圆柱体的高度和底圆半径都由 0 到各自预先设定值之间变化。必须说明的是,圆柱体的高度变化都是以探测当前时间为基准点的。依此类推,空间动态窗口扫描统计量实际上是圆柱体高度为 0 时的一种特殊时空动态窗口扫描统计量方法。接着每生成一个圆柱体方法就会根据研究区域病例数概率分布,选择合适的公式来计算似然比值。当整个扫描过程结束后,对所有的圆柱体似然比值进行排序,选择几个似然比值大的圆柱体作为疾病时空聚类的备选区域。最后方法对所有的备选区域进行 Monte Carlo 检验。若有圆柱体能通过检验且具有统计学意义,便认为其所覆盖的区域是疾病时空聚集热点。

这种时空聚集性检验方法不仅能检验在整个研究区域内是否存在疾病时空聚类性,而且还能对探测到的时空聚集簇进行定位,这是其他常用时空聚集性方法所不能及的。但是这种方法不适合探测长时间周期内疾病的时空聚集性,而且很难将当前疾病发病情况与往年同期情况做比较。不管怎样,时空动态窗口扫描统计量,包括后来提出来的动态窗口扫描统计技术(Kulldorff,2005),还是成为目前疾病时空聚集性探测最为常用的手段。

6.4.2   Knox 方法

Knox 方法是最早的用于分析时空交互(space-time interaction)作用的方法,可用于初步的时空聚集性分析(Knox,1963,1964),其原理为:首先人为指定空间(Sc)和时间(Tc)的临界值以定义"邻近",然后将研究区域内的 N 个病例配成所有可能的对子,即 $N(N-1)/2$ 个病例对,判定每对病例对中的两个病例在时间上和空间上是"远"还是"近",得到列联表(contingency table)(表6.2)。

表 6.2   Knox 分析的列联表示例

	$<Sc$	$>Sc$
$<Tc$	a	b
$>Tc$	c	d

在时间和空间上均小于临界值的病例对子数为:

$$X = \sum_{i=1}^{N} \sum_{j=1}^{i-1} S_{ij} t_{ij} \tag{6.84}$$

其中,N 为病例数;S_{ij} 为空间邻近指示值,若病例 i 和 j 之间的距离小于空间临界值则为 1;反之,为 0;t_{ij} 是时间邻近指示值,若病例 i 和 j 的发病时间间隔小于时间临界值,则为 1,反之,为 0。当时空交互作用存在时,病例之间彼此靠近,X 值会变得很大。

由于所有可能的病例对之间是不独立的,因此针对非独立数据的 χ^2 检验以及类似的检验方法在这里并不能适用,可通过泊松近似法或 Monte Carlo 法对 X 值进行统计学检验(Mantel,1967),如果 X 具有统计学意义,则认为疾病存在时空聚集性。

Knox 仅适用于点模式数据,对资料信息要求比较严格,必须知道每个病例的具体发病时间和地理位置,并且它过度依赖距离和时间的临界值,不同临界值的选择,结果会有变化,因此通常是选择一系列不同的临界值进行分析。

参 考 文 献

范剑青,李润泽,颜杰. 核密度估计和非参数局部多项式回归.见:方积乾,陆盈. 现代医学统计学[M].北京:人民卫生出版社,2002:577-607.

武继磊,王劲峰,孟斌,等. 2003 年北京市 SARS 疫情空间相关性分析[J].浙江大学学报(农业与生命科学版），2005，31(1)：97-101.

张志杰. 湖沼地区血吸虫病高风险区域的空间分析及重点钉螺孳生地的探测[D].复旦大学博士研究生学位论文. 2008.

Besag J, Newell J. The detection of clusters in rare diseases [J].J R Stat Soc Ser A, 1991, 154：143-155.

Bithell JF. An application of density estimation to geographical epidemiology [J].Statist Med, 1990, 9：691-701.

Bowman AW, Azzalini A. Applied Smoothing Techniques for Data Analysis：The Kernel Approach with S-PLUS Illustrations [M].New York：Oxford University Press, 1997.

Brooker S, Clarke S, Njagi JK, et al. Spatial clustering of malaria and associated risk factors during an epidemic in a highland area of western Kenya [J].Trop Med Int Health, 2004, 9：757-766.

Chaput EK, Meek JI, Heimer R. Spatial analysis of human granulocytic ehrlichiosis near Lyme, Connecticut [J].Emerg Infect Dis, 2002, 8：943-948.

Clark PJ, Evans FC. Distance to nearest neighbour as a measure of spatial relations in populations [J].Ecology, 1954,35：445-453.

Cuzick J, Edwards R. Spatial clustering for inhomogeneous populations [J].J R Stat Soc Ser B, 1990, 52：73-104.

D'Aignaux J H, Cousens S N, et al. Analysis of the geographical distribution of sporadic creutzfeldt-jakob disease in France between 1992 - 1998 [J]. Int J Epidemiol, 2002, 31：490-495.

Diggle PJ, Chetwynd AG. Second-order analysis of spatial clustering for inhomogeneous populations [J].Biometrics, 1991, 47(3)：1155-1163.

Diggle PJ. Statistical analysis of spatial point patterns (2nd Ed.) [M].London：Edward Arnold Publishers, 2003.

Fogate GT, Carpenter BB, Chomel JT, et al. Time-space clustering of human brucellosis, California, 1973-1992 [J].Emerg Infect Dis, 2002, 8：672-678.

Kelsall JE, Diggle PJ. Nonparametric estimation of spatial variation in relative risk [J].Stat Med, 1995, 14：2335-2342.

Kelsall JE, Diggle PJ. Spatial variation in risk of disease：a nonparametric binary regression approach [J].Appl Statist, 1998, 47：559-573.

Knox G. Detection of low intensity epidemicity：application to cleft lip and palate[J].British Journal of Preventive & Social Medicine, 1963, 17：121-127.

Knox G. The detection of space-time interactions [J].Appl Stat, 1964, 13：25-30.

Kulldorff M, Feuer EJ, Miller BA, et al. Breast cancer in northeastern United States：a geographical analysis [J].Am J Epidemiol, 1997, 146：161-170.

Kulldorff M, Nagarwalla N. Spatial disease clusters：detection and inference [J]. Stat Med,1995,14：799-810.

Kulldorff M. A spatial scan statistic [J].Commun Stat Theor Meth, 1997, 26：1481-1496.

Kulldorff M. Syndromic surveillance without denominator data：the space-time permutation scan statistic for disease outbreak detection [J].PloS Med, 2005, 2:216-224.

Kurdorff M. Statistical methods for spatial epidemiology: tests for randomness. In:Loytonen M, and Gatrell A (eds). GIS and Health [M].London: Taylor & Francis, 1998: 49-62.

Loader CR. Large-deviation approximations to the distribution of scan statistics [J]. Adv Appl Probab, 1991, 23:751-771.

Mantel N. The detection of disease clustering and a generalized regression approach[J]. Cancer Research, 1967, 27: 209-220.

Nagarwalla N. A scan statistic with a variable window [J].Stat Med, 1996, 15: 845-850.

Naus JI. The distribution of the size of the maximum cluster of points on a line [J].J Am Stat Assoc, 1965, 60: 532-538.

Openshaw S, Charlton M, Craft A. Searching for leukaemia clusters using a Geographical Analysis Machine[J].Papers of the Regional Science Association, 1988b,64:95-106.

Openshaw S, Charlton ME, Wymer C, et al. A mark I geographical analysis machine for the automated analysis of point data sets [J].Int J Geogr Inf Syst, 1987a, 1: 335-358.

Openshaw S, Craft AW, Charlton M, et al. Investigation of leukaemia clusters by use of a Geographical Analysis Machine [J].Lancet, 1988a, 1(8580):272-273.

Openshaw S. An automated geographical analysis system [J]. Environment and Planning A, 1987b, 19: 431-436.

Potthoff RF, Whittinghill M. Testing for homogeneity: the binomial and multinomial distributions [J].Biometrika, 1966a, 53:167-182.

Potthoff R F, Whittinghill M. Testing for homogeneity: the Poisson distribution[J]. Biometrika, 1966b, 53: 183-190.

Song CH, Kulldorff M. Tango's maximized excess events test with different weights[J].Int J Health Geogr, 2005, 4:32.

Stone RA. Investigating of excess environmental risks around putative sources: statistical problems and a proposed test[J].Statistics in Medicine, 1988, 7: 649-660.

Takacs L. A generalization of the ballot problem and its application in the theory of queues[J]. Journal of the American Statistical Association, 1962,57:327-337.

Tango T, Takahashi K. A flexible spatial scan statistic with a restricted likelihood ratio for detecting disease clusters[J].Stat Med,2012, 31(30):4207-4218.

Tango T, Takahashi K. A flexibly shaped spatial scan statistic for detecting clusters[J].International Journal of Health Geographics, 2005, 4:11.

Tango T. A Class of Tests for Detecting 'General' and 'Focused' Clustering of Rare Diseases[J]. Statistics in Medicine, 1995, 14:2323-2334.

Tango T. A spatial scan statistic with a restricted likelihood ratio[J].Japanese Journal of Biometrics, 2008, 29:75-95.

Tango T. A test for spatial disease clustering adjusted for multiple testing[J].Stat Med, 2000, 19 (2):191-204.

Turnbull BW, Iwano EJ, Burnett WS, et al. Monitoring for clusters of disease: application to leukemia incidence in upstate New York [J].Am J Epidemiol, 1990, 132(suppl):136-143.

Waller LA, Gotway CA. Applied Spatial Statistics for Public Health Data [M].New Jersey: John Wiley & Sons,2004.

Zhang ZJ, Carpenter TE, Chen Y, et al. Identifying high-risk regions for schistosomiasis in Guichi, China: a spatial analysis[J].Acta Tropica, 2008, 107(3):217-223.

第 7 章

空间统计建模

众所周知,疾病的发生除了与其自身的生物学因素有关外,还受到自然、社会、经济、物理、化学等多种因素的影响,不同因素对疾病发生的作用大小不同,哪些因素的作用较强,哪些因素的作用较弱,哪些因素对于疾病的发生具有统计学意义,哪些因素没有统计学意义等,这一类问题需要通过空间统计建模的技术来回答。本章将从点数据、面数据和地统计数据三个角度分别介绍相应的建模方法与技术。

7.1　点模式数据建模

经典统计学中,大家都知道泊松(Poisson)分布主要用于描述某观察单位中某种事件的发生数,例如,放射性物质在单位时间内的放射次数、单位容积充分摇匀的水中的细菌数、野外单位空间中的某种昆虫数等。这里的观察单位既可以是时间,也可以是空间,后者则与空间点模式分析密切相关。对于空间点模式数据的建模,必须清楚点模式(point pattern)和点过程(point process)两个概念,前者是静态地空间点数据的一个实现,类似于样本的概念;后者则是动态的空间点数据产生的机制,类似于总体的概念。因此对于空间点模式数据的建模,实际上是对点过程进行推断,即通过对点模式样本建模推断其背后的点过程机制,该分析方法称为空间点模式分析,其理论基础是空间点过程,最基本的就是对应于泊松分布的泊松过程,本节主要介绍较常用的均质泊松过程(homogeneous Poisson process)和非均质泊松过程(inhomogeneous/heterogeneous Poisson process),它们通过作为零模型参照来定量分析实测点模式数据的特征,进而探讨点模式的形成过程(王鑫厅等,2012;杨萍等,2009)。

7.1.1 泊松过程的属性

像使用均数和方差刻画 Poisson 分布一样,泊松过程通常采用一阶属性(first-order property)和二阶属性(second-order property)进行描述(Diggle, 2003)。

泊松过程的一阶属性用强度函数(intensity function)刻画,公式为:

$$\lambda(x) = \lim_{|dx| \to 0} \left\{ \frac{E[N(dx)]}{|dx|} \right\} \tag{7.1}$$

对于下面将介绍的均质泊松过程,$\lambda(x)$ 是一个常数 λ,即单位面积内的平均事件数。

泊松过程的二阶属性用二阶强度函数刻画,可以类似地定义为:

$$\lambda_2(x,y) = \lim_{|dx|, |dy| \to 0} \left\{ \frac{E[N(dx)N(dy)]}{|dx||dy|} \right\} \tag{7.2}$$

对于平稳过程,$\lambda_2(x,y) = \lambda_2(x-y)$(与 x 和 y 之间的相对位置有关,与它们所在的具体位置无关),而对于平稳、各向同性的过程,$\lambda_2(x-y)$ 可进一步定义为:$\lambda_2(x,y) = \lambda_2(r) = \lambda_2(\|x-y\|)$(与 x 和 y 之间的距离有关,与方向无关),对于描述平稳、各向同性的均质泊松过程的二阶强度函数也可以通过另一个更加常用的函数 $K(r)$ 进行描述:

$$K(r) = \frac{E[N_0(r)]}{\lambda} \tag{7.3}$$

其中,$N_0(r)$ 是某事件距离 r 内的事件数,不包含事件本身。

假设同一个位置上有且只能发生 1 个事件,即 $P(N(dx) > 1)$ 相对于 $|dx|$ 是一个很小的数量级,即:

$$E[N(dx)] \sim P(N(dx) = 1) \tag{7.4}$$

当 $|dx|$ 趋近于 0 时,$E[N(dx)]/P(N(dx)=1)$ 趋近于 1。
同时假设,

$$E[N(dx)N(dy)] \sim P(N(dx) = N(dy) = 1) \tag{7.5}$$

那么,某事件距离 r 内的事件数可以通过积分的方式计算,以 O 表示中心事件,r 表示半径,则:

$$\lambda K(r) = \int_0^{2\pi} \int_0^r \lambda_c(x \mid O) x \, dx \, d\theta = \int_0^{2\pi} \int_0^r \frac{\lambda_2(x)}{\lambda} x \, dx \, d\theta = \frac{2\pi}{\lambda} \int_0^r \lambda_2(x) x \, dx \tag{7.6}$$

等价于：

$$\lambda_2(x) = \frac{\lambda^2}{2\pi t} K'(r) \tag{7.7}$$

这就是两个二阶强度函数指标 $K(r)$ 与 $\lambda_2(r)$ 之间存在的关系，实践应用中多使用 $K(r)$。

7.1.2　均质泊松过程

均质泊松过程，即完全空间随机模型（complete spatial randomness，CSR），是产生空间点模式数据的最简单的随机机制，是空间点过程的基础，在实际应用中通常作为完全空间随机模型的参照标准。

均质泊松过程具有下面两个特性：

- 平稳性（stationarity）：泊松过程的各种性质在不同的变换（translation）下是不变的，与具体位置无关，跟相对位置有关，通常对一阶矩（数学期望对任意位置存在且等于常数）和二阶矩（协方差对于任意位置 x 和距离 r 存在且平稳）有此要求，即二阶平稳性（second order stationarity）。
- 各向同性（lsotropy）：泊松过程的各种性质在不同的旋转（rotation）下是不变的，即在各个方向上的性质变化相同，确切地讲是变异相同，则称为各向同性；若在各个方向上的变异不同，则称其为各向异性（anisotropy）。

均质泊松过程满足下面 3 个条件：

（1）事件数的随机变量 $N(A)$ 服从均数为 $\lambda|A|$ 的 Poisson 分布（$\lambda>0$，A 为研究区域，$|A|$ 表示对应的面积，为简便起见，用 A 表示面积）：

$$p_k(A) = e^{-\lambda A} \frac{(\lambda A)^k}{k!} \tag{7.8}$$

其方差为 $V_{N(A)} = \lambda A$。其中，λ 为强度，k 为事件数（$k=0,1,2,\cdots$）。

（2）如果 $N(A)=n$，那么区域 A 中的这 n 个事件可看作 A 内均匀分布的一个随机样本。

（3）对于任意两个不相邻的区域 A 和 B，随机变量 $N(A)$ 和 $N(B)$ 是相互独立的。

实际工作中，均质泊松过程较少，而非均质泊松过程更常见。

7.1.3　非均质泊松过程

当泊松过程的强度 λ 不是常数，而是一个空间变化的强度函数 $\lambda(x)$，它便

成为一个非平稳的点过程,该类非均质泊松过程具有如下特点:

(1)事件数的随机变量 $N(A)$ 服从 Poisson 分布,均数为:

$$u = \int_A \lambda(x)\,\mathrm{d}x \tag{7.9}$$

(2)假设 $N(A) = n$,那么研究区域 A 内的 n 个事件可看作 A 上分布的独立随机样本,其概率密度函数与 $\lambda(x)$ 成比例。

非均质泊松过程为空间点模式分析中纳入潜在的影响点模式的协变量提供了分析框架,即可通过强度函数建立如下的模型:

$$\lambda(x) = \lambda\{z_1(x), z_2(x), \cdots, z_p(x)\} = \mathrm{e}^{\alpha + \beta Z(x)} \tag{7.10}$$

对于非均质泊松过程的推断有参数和非参数两大类方法,本节将介绍基于似然比推断的参数方法。

假设有限的研究区域 A 上,强度为 $\lambda(x)$ 的非均质泊松过程的一个点模式数据的实现为:

$$X = \{x_1, x_2, \cdots, x_n\} \tag{7.11}$$

我们知道对于 n 个事件、相互独立的位置 x_i 来讲,它们具有共同的分布,分布的密度为: $\lambda(x)/u$。而非均质泊松过程的分布则可由均数为:

$$u = \int_A \lambda(x)\,\mathrm{d}x \tag{7.12}$$

的 Poisson 分布的乘积来表达,对应的基于实现 X 的针对 $\lambda(\cdot)$ 的似然函数为:

$$L(\lambda) = (-u + n\log u - n!) + \left\{\sum_{i=1^n} \log\lambda(x_i) - \log u\right\} \tag{7.13}$$

由于 $n!$ 是一个常数,因此可以忽略,上述似然函数可以简化为:

$$L(\lambda) = \sum_{i=1}^{n} \log\lambda(x_i) - \int_A \lambda(x)\,\mathrm{d}x \tag{7.14}$$

实践应用中, $\lambda(x)$ 可以通过回归模型进行指定,如对数线性回归模型:

$$\log\lambda(x) = \sum_{j=1}^{p} \beta_j z_j(x) \tag{7.15}$$

其中, $z_j(x)$ 是空间参考的协变量。

基于此,空间点模式数据的建模就可以借助于经典统计学的软件进行实现了。

7.2   面数据建模

7.2.1   空间自回归模型

空间自回归模型是空间线性回归模型的一类模型(如联立自回归模型、条件自回归模型、空间滞后模型等),其理论均起源于经典的线性回归模型。首先,我们回顾一下普通线性回归模型(ordinary linear regression model):

$$y = X\boldsymbol{\beta} + \varepsilon \tag{7.16}$$

其中,y 为 $n \times 1$ 依赖向量;X 为 $n \times k$ 解释向量矩阵;$\boldsymbol{\beta}$ 为 $k \times 1$ 回归系数向量;ε 为随机误差向量。该模型的假定条件之一是:

$$\mathrm{Cov}(\varepsilon_i, \varepsilon_j) = E(\varepsilon_i, \varepsilon_j) = 0 , (i \neq j) \tag{7.17}$$

即 ε_i 与 ε_j 是相互独立的或称其没有自相关性。如果此条件不满足,则点估计将不再具有最优线性无偏估计(best linear unbiased estimation,BLUE)的性质。在现实中,尤其对于空间地理数据来说,该条件很难满足。空间数据通常存在着空间依赖性或空间自相关性,因此能够处理空间自相关性的空间线性回归模型的发展成为必然。

7.2.1.1   联立自回归模型

为解决变量的空间自相关问题,Whittle(1954)提出了著名的联立自回归模型(simultaneous autoregressive model,SAR)模型,对空间模型的发展做出了开创性工作,其模型公式为:

$$y_i = \sum_{i \neq j} g_{ij} y_j + \varepsilon_i \ (i = 1, 2, \cdots, n) \tag{7.18}$$

其中,$\{\varepsilon_i\}$ 是相互独立的误差项,且 $E(\varepsilon_i) = 0$,$\mathrm{Var}(\varepsilon_i) = \sigma^2$。
公式(7.18)写成矩阵的形式就是:

$$y = Gy + \boldsymbol{\varepsilon} \tag{7.19}$$

其中,$y = (y_1, y_2, \cdots, y_n)$,$\varepsilon = (\varepsilon_1, \varepsilon_2, \cdots, \varepsilon_n)$,$G = \{g_{ij}\}$,$G$ 是 $n \times n$ 矩阵,矩阵 G 又可以写成 ρW,W 是空间权重矩阵,ρ 是变量间的空间回归系数,因此 SAR 模型又可写成:

$$y = \rho Wy + \boldsymbol{\varepsilon} \tag{7.20}$$

公式(7.20)现已成为 SAR 模型的通用形式,其数学期望和方差分别为:

$$E(\boldsymbol{y}) = (1 - \rho\boldsymbol{W})^{-1} \tag{7.21}$$

$$\mathrm{Var}(\boldsymbol{y}) = E(\boldsymbol{y}\boldsymbol{y}^{\mathrm{T}}) = (1 - \rho\boldsymbol{W})^{-1}E(\boldsymbol{\varepsilon}\boldsymbol{\varepsilon}^{\mathrm{T}})(1 - \rho\boldsymbol{W}^{\mathrm{T}})^{-1} \tag{7.22}$$

7.2.1.2　条件自回归模型

在 SAR 模型基础上,为获得 Whittle(1954)提出的 SAR 模型的非线性估计的一种替代步骤,Besag(1974)提出了条件自回归模型(conditional autoregressive model,CAR)。

假设 $y_i^* = \{y_j, j \neq i\}$,模型形式同公式(7.18),其数学期望和方差分别为:

$$E(y_i/y_i^*) = \sum_{j \neq i} g_{ij}y_j \tag{7.23}$$

$$\mathrm{var}(y_i/y_i^*) = \delta_i^2 / \sum_{j \neq i} g_{ij} \tag{7.24}$$

CAR 模型通常用于拟合一阶相邻的空间关系,而模型 SAR 用于拟合二阶(即邻近的邻近)或二阶以上的空间关系。有研究表明,两者的拟合结果没有显著差异(Lichstein et al., 2002;Wall, 2004)。

7.2.1.3　空间滞后模型

由于空间自相关可通过空间滞后向量组来体现,因此 Ord(1975)提出了空间滞后模型(spatial lag model,SLM),它将普通线性回归模型与 SAR 模型相结合,也称为混合空间自回归模型(mixed regressive-spatial autoregressive model,MRSAM),模型公式为:

$$\boldsymbol{y} = \rho\boldsymbol{W}y + \boldsymbol{X}\boldsymbol{\beta} + \boldsymbol{\varepsilon} \tag{7.25}$$

其中,$\varepsilon \sim N(0, \sigma^2 I)$,其他参数解释同公式(7.16)和公式(7.20)。

此后,研究者陆续提出了空间误差模型(spatial error model,SEM)、移动平均模型(moving average model,MA)、广义空间过程模型(generalized spatial process model)、空间误差成分模型(spatial error component model,SEC)、空间联立方程模型(spatial simultaneous equation model,SSE)以及联立空间交叉回归模型(simultaneous spatial cross regressive model,SSC)。感兴趣的读者可以参考相关文献学习。

7.2.2　地理加权回归模型

地理加权回归模型(geographically weighted regression,GWR),由英国地理

学家 A. Stewart Fotheringham 于 2002 年提出,它是一种处理空间异质性的局部空间回归模型,直接使用与空间数据观测相关联的坐标位置数据建立参数的空间变化关系,目的是在考虑变量空间自相关性的前提下,分析自变量与因变量间空间依赖性的空间变化关系,展示自变量与因变量之间的空间依赖性在空间范围内的变化趋势及其空间分布模式。地理加权回归模型允许在不同的地理区域有不同空间关系的存在,可以在空间上对每个参数进行估计,其结果是局部性的、非全局性的参数估计,因而能够探测到空间数据的空间非平稳性,揭示影响因素对研究事件贡献大小的空间变化,而传统的普通最小二乘法作为全局估计,其参数(偏回归系数)为常数,无法展示其在空间上的变化趋势。

地理加权回归模型分析步骤如下(李骁,2011)。

7.2.2.1　模型公式

GWR 模型和一般的多元线性回归模型的不同在于 GWR 模型的自变量的回归系数是不同的,随着空间位置的改变而变化,其公式为:

$$y_i = \beta_0(u_i, v_i) + \sum_{j=1}^{k} \beta_j(u_i, v_i) x_{ij} + \varepsilon_i \tag{7.26}$$

其中,y_i 与 $x_{i1}, x_{i2}, \cdots, x_{ik}$ 是位置 (u_i, v_i) 处的因变量和解释变量的观测值;系数 $\{\beta_0(u_i, v_i), \beta_1(u_i, v_i), \cdots, \beta_k(u_i, v_i)\}$ 是所研究区域内需要估计的参数,它通过在每一个位置 (u_i, v_i) 处使用加权最小二乘法对系数进行估计;$\varepsilon_i (i = 1, 2, \cdots, n)$ 是均值为 0,方差为 δ^2 的误差项,一般来说 ε_i 服从正态分布。若各偏回归系数相同,此时地理加权回归模型便变成普通的线性回归模型。

7.2.2.2　模型参数估计

假设在每一空间位置 (u_i, v_i) 处的权重为 $w_t(u_i, v_i)$ ($t = 1, 2, \cdots, n$),那么空间位置 (u_i, v_i) 的参数估计需要满足下列最小化条件:

$$\sum_{t=1}^{n} w_t(u_i, v_i) \left[y_t - \beta_0(u_i, v_i) - \sum_{j=1}^{k} \beta_j(u_i, v_i) x_{tk} \right]^2 \tag{7.27}$$

如果定义:

$$\boldsymbol{X} = \begin{pmatrix} 1 & x_{11} & \cdots & x_{1k} \\ 1 & x_{21} & \cdots & x_{2k} \\ \vdots & \vdots & \vdots & \vdots \\ 1 & x_{n1} & \cdots & x_{nk} \end{pmatrix} \tag{7.28}$$

$$Y = \begin{pmatrix} y_1 \\ y_2 \\ \vdots \\ y_n \end{pmatrix} \tag{7.29}$$

$$W(u_i, v_i) = \begin{pmatrix} w_1(u_i, v_i) & 0 & \cdots & 0 \\ 0 & w_2(u_i, v_i) & \cdots & 0 \\ \vdots & \vdots & \vdots & \vdots \\ 0 & 0 & \cdots & w_n(u_i, v_i) \end{pmatrix} \tag{7.30}$$

$$\boldsymbol{\beta}(u_i, v_i) = \begin{pmatrix} \beta_0(u_i, v_i) \\ \beta_1(u_i, v_i) \\ \vdots \\ \beta_k(u_i, v_i) \end{pmatrix} \tag{7.31}$$

那么,根据加权最小二乘法理论可得到 $\beta(u_i, v_i)$ 的参数估计值:

$$\hat{\boldsymbol{\beta}}(u_i, v_i) = [\boldsymbol{X}^{\mathrm{T}} \boldsymbol{W}(u_i, v_i) \boldsymbol{X}]^{-1} \boldsymbol{X}^{\mathrm{T}} \boldsymbol{W}(u_i, v_i) \boldsymbol{Y} \tag{7.32}$$

设 $X_i^{\mathrm{T}} = (x_i^1 \quad x_i^2 \quad \cdots \quad x_i^k)$ 是矩阵 X 的第 i 行,则 y 在位置 (u_i, v_i) 处的拟合值为:

$$\hat{y}_i = \boldsymbol{X}_i^{\mathrm{T}} \hat{\boldsymbol{\beta}}(u_i, v_i) = \boldsymbol{X}_i^{\mathrm{T}} [\boldsymbol{X}^{\mathrm{T}} \boldsymbol{W}(u_i, v_i) \boldsymbol{X}]^{-1} \boldsymbol{X}^{\mathrm{T}} \boldsymbol{W}(u_i, v_i) \boldsymbol{Y} \tag{7.33}$$

记 $\hat{\boldsymbol{Y}} = (\hat{y}_1, \hat{y}_2, \cdots, \hat{y}_n)^{\mathrm{T}}, \hat{\boldsymbol{\varepsilon}} = (\hat{\varepsilon}_1, \hat{\varepsilon}_2, \cdots, \hat{\varepsilon}_n)^{\mathrm{T}}$ 分别为 n 个位置 $(u_i, v_i), i = 1, 2, \cdots, n$ 处 y 的拟合值向量和残差向量,于是有:

$$\hat{\boldsymbol{Y}} = \boldsymbol{P} \boldsymbol{Y} \tag{7.34}$$

$$\hat{\boldsymbol{\varepsilon}} = \boldsymbol{Y} - \hat{\boldsymbol{Y}} \tag{7.35}$$

其中,

$$\boldsymbol{P} = \begin{cases} \boldsymbol{X}_1^{\mathrm{T}} [\boldsymbol{X}^{\mathrm{T}} \boldsymbol{W}(u_1, v_1) \boldsymbol{X}]^{-1} \boldsymbol{X}^{\mathrm{T}} \boldsymbol{W}(u_1, v_1) \\ \boldsymbol{X}_2^{\mathrm{T}} [\boldsymbol{X}^{\mathrm{T}} \boldsymbol{W}(u_2, v_2) \boldsymbol{X}]^{-1} \boldsymbol{X}^{\mathrm{T}} \boldsymbol{W}(u_2, v_2) \\ \vdots \\ \boldsymbol{X}_n^{\mathrm{T}} [\boldsymbol{X}^{\mathrm{T}} \boldsymbol{W}(u_n, v_n) \boldsymbol{X}]^{-1} \boldsymbol{X}^{\mathrm{T}} \boldsymbol{W}(u_n, v_n) \end{cases} \tag{7.36}$$

7.2.2.3 权重函数的选择

为了估计 GWR 方程中的参数,加权矩阵 W 的选择是非常重要的。在空间分析中,受空间异质性影响,一般认为距离回归点 i 较近的观测值对回归点 i 处的参数估计值影响较大,而远离回归点 i 的观测值对其的影响就较小。所以在估计回归点 i 的参数时,必须给予离 i 较近的地区更多的关注,也就是优先考虑较近观测值的影响。以第 i 个位置的权重为例,空间权重的选择有以下几种常见方法。

(1)距离阈值法:

$$w_j(u_i, v_i) = \begin{cases} 1, d_{ij} \leqslant D \\ 0, d_{ij} > D \end{cases} \tag{7.37}$$

(2)距离反比法:

$$w_j(u_i, v_i) = \frac{1}{d_{ij}^{\alpha}} \tag{7.38}$$

(3)高斯距离权重:

$$w_j(u_i, v_i) = \exp\left(-0.5\left(\frac{d_{ij}}{b}\right)^2\right), j = 1, 2, \cdots, n \tag{7.39}$$

(4)二次平方距离权重:

$$w_j(u_i, v_i) = \begin{cases} \left(1 - \left(\frac{d_{ij}}{b}\right)^2\right)^2 & d_{ij} \leqslant b; j = 1, 2, \cdots, n \\ 0 & d_{ij} > b; j = 1, 2, \cdots, n \end{cases} \tag{7.40}$$

其中, d_{ij} 为位置 i 与位置 j 之间的距离, D 为定义的距离阈值, α 为合适的常数, b 为带宽(bandwidth)。

在权重函数中,带宽 b 的确定至关重要。目前确定带宽的方法有两种:一种是固定权重机制;另一种是自适应权重机制。

对于模型拟合效果的评价,Fotheringham 等提出了基于 AIC 的模型评价标准,认为若 GWR 模型与 OLS 模型的 AIC 之差大于 3,则表明模型拟合效果优于传统的 OLS 模型(Brunsdon et al, 1998)。

7.2.3   地理探测器

地理探测器的方法由国内学者王劲峰(2006)提出,主要是从地理学的角度回答在某疾病流行病学的研究中是否存在影响健康的环境危险因素? 这些环境危险因素在哪里? 危险因素之间的相对重要性如何? 危险因素是独立起作用还是具有交互作用? 对于这些问题,已经有一些方法可以解决,例如,通过比较疾病高风险与低风险区域间的差异性以找出导致疾病高发的可疑因素的聚集簇探测法

（Kulldorff，1997；Anselin，1995；Berta et al，2008），在消除空间自相关性的基础上通过类似传统的统计学思想进行多个危险因素识别与分析的空间线性回归模型（Haining，2003），而地理探测器则主要通过空间方差分析来解决上面四个问题，并且王劲峰认为该方法可考虑疾病的空间分布与自然、人文要素在空间分布上的一致性和差异性，因而可对疾病与地理因素的关系做出定量的描述。我们这里对该方法做一简单介绍，基于我们对该方法的理解，读者需要注意下面几个问题：

（1）该方法在差异性比较中，使用的是诸如 t 检验、方差分析之类的参数检验方法，而实际工作中的数据特征比较复杂，参数方法的检验条件不满足时，该方法的效能可能会降低，更加灵活的分析方法需要引入；

（2）该方法主要是基于分类因素进行研究，必然涉及多个分组的问题，而多重比较的问题未有提及；

（3）当可疑影响因素为连续型变量时，需要先将其转换为离散型变量，再进行分析，这必然损失了有用的信息，而如何能像广义空间线性回归模型那样在不损失信息的情况下同时纳入连续型变量和离散型变量进行分析是更有意义的研究内容。

7.2.3.1 方法原理

假设在研究区 A 中（图 7.1），疾病是以 B 中的方格为单位统计的，记作 $b1$，$b2$，$\cdots$，bn；C 和 D 是两个可能导致疾病的因素，$c1$，$c2$，$c3$ 和 $d1$，$d2$，$d3$ 是 C 因素和 D 因素各自的空间类别分区。

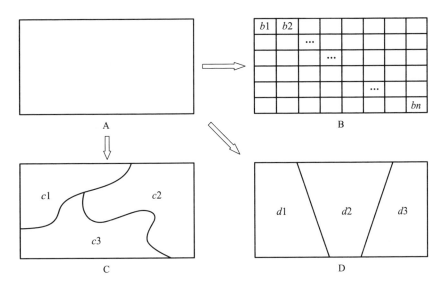

图 7.1　研究区的空间类别分区（王劲峰，2006）

我们以分析疾病风险 y(以发病率为例)和可疑影响因素之间的空间关系为例。首先,将疾病分布 B 层与可疑影响因素 C 层做空间叠加得到图 7.2,类别 $c1$, $c2$ 和 $c3$ 中疾病发病率的平均值和方差分别用 $\bar{y}_{c1}$, $\bar{y}_{c2}$, $\bar{y}_{c3}$ 和 Var_{c1}, Var_{c2}, Var_{c3} 来表示。

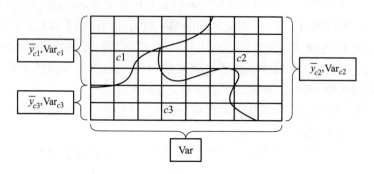

图 7.2   叠加后的图层及相应的参数(王劲峰,2006)

不同类别分区疾病发病率 y 的平均值 $\bar{y}_{c1}$, $\bar{y}_{c2}$ 和 $\bar{y}_{c3}$ 之间差异的显著性可以通过统计学方法进行检验,而且,当每个类别分区内疾病发病率的变异性非常小,极端情况下等于零,而不同类别之间的差异性非常显著,这就意味着这种类别分区可以部分或全部解释疾病发病率的空间变异。

$[(n_{c1}\mathrm{Var}_{c1} + n_{c2}\mathrm{Var}_{c2} + n_{c3}\mathrm{Var}_{c3}) / n] /\mathrm{Var}$ 可反映疾病发病率分区变异占研究区疾病发病率总体变异的比例,我们定义因素 C 对疾病发病率 y 的解释力(power of determinant,PD)为:

$$\mathrm{PD} = 1 - \frac{(n_{c1}\mathrm{Var}_{c1} + n_{c2}\mathrm{Var}_{c2} + n_{c3}\mathrm{Var}_{c3})}{n\mathrm{Var}} \quad (7.41)$$

PD 值为 0~1,值越接近于 1,因素对疾病的影响力越大。

对于图 7.1 中 D 因素的分区,情况类似。当按照某一种因素的类别分区,当疾病发病率在各个不同分区类别上的变异性等于零时,即 $n_{c1}\mathrm{Var}_{c1} = n_{c2}\mathrm{Var}_{c2} = n_{c3}\mathrm{Var}_{c3} = 0$ 时,则称这种分区为完美分区,此时,PD=1。

7.2.3.2   核心思想

建立地理探测器的核心思想如表 7.1 中所示。

表 7.1　地理探测器的主要思想

探测器	思　　想	目　　的
风险探测器	在某一地理因素控制下,依据该因素的水平将研究区划分为若干个区域(即水平分区),比较不同区域间疾病风险指标的平均值	在单因素控制下,找出高风险区域
危险因素探测器	在某一地理因素控制下,进行单因素水平分区;比较疾病风险指标在不同区域方差之和与疾病风险指标在整个研究区上的总方差,这个比率越小(PD 值),则该种因素对健康的影响越大	量化地理因素解释疾病风险分布的程度
生态探测器	比较按照不同地理因素进行水平分区的情况下,疾病风险指标在不同类别分区上的总方差的差异	比较不同地理因素在解释疾病的空间分布方面是否有显著的差异
交互作用探测器	将多个地理因素水平分区进行空间叠加,形成新的水平分区,计算 PD 值,与各单个地理因素的 PD 值相比较	量化多因素交互作用对疾病风险分布的影响

1) 风险探测器

风险探测器用于搜索健康风险的区域,其主要思想是将不同地理分区类别 $\{z, \forall z\}$ 按照该地理分区类别上的健康风险 $\bar{y}_z$ 进行排序,得到 $\{z^*, \forall z\}$。设 $\bar{y}(z_1^*) > \bar{y}(z_2^*) > \cdots > \bar{y}(z_i^*) > \cdots > \bar{y}(z_z^*)$,使用 t 检验度量方差不同的两个分布的均值之间的差异的显著性:

$$t_{\bar{y}_{z=1} - \bar{y}_{z=2}} = \frac{\bar{y}_{z=1} - \bar{y}_{z=2}}{\left[\mathrm{Var}(\bar{y}_{z=1})/n_{z=1,p} + \mathrm{Var}(\bar{y}_{z=2})/n_{z=2,p} \right]^{1/2}} \tag{7.42}$$

其中, $n_{z,p}$ 表示疾病风险指标(即图 7.1 中 b_i)在地理因子不同水平区域内的单元格数, $\bar{y}$ 表示 y 的平均值,Var 表示样本方差,统计量 t 近似地服从 Student t 分布,我们把这个检验称为风险探测器。

2) 危险因素探测器

危险因素探测器用于调查危险因素,检验是否某种地理因素是形成健康风险空间分布格局的原因。健康风险的样本方差和总体方差有如下关系:

$$\sigma_{Lp}^2 \equiv \frac{1}{n_{L,p}} \sum_{p=1}^{n_{L,p}} (y_{L,p} - \bar{y}_L)^2 > \frac{1}{n_{L,p}} \sum_{z=1}^{n_{L,z}} \sum_{p=1}^{n_{z,p}} (y_{z,p} - \bar{y}_z)^2 \equiv \sigma_{Lz}^2 \tag{7.43}$$

其中，$n_{L,p}$ 表示研究区内疾病风险指标单元格总数（即图 7.1 中 b_i 个数），$\bar{y}_L$ 表示 y 在研究区内的平均值，$n_{L,z}$ 表示地理因素的水平数，$n_{z,p}$ 表示某一地理因素水平区域内疾病风险指标单元格数。

统计量 $F = \dfrac{\sigma_{Lp}^2}{\sigma_{Lz}^2}$ 近似服从 $F(n_{L,p}-1,\ n_{L,p}-1)$ 分布。

$\mathrm{PD} = 1 - \sigma_{Lz}^2 / \sigma_{Lp}^2$ 为某种地理因素的解释力，如果某种地理因素可以完全解释疾病的空间分布特征，则 $\mathrm{PD}=1$；如果疾病分布与地理因素没有任何的关系，在空间上完全随机分布，则 $\mathrm{PD}=0$，我们把这个方法就叫作危险因素探测器。

3）生态探测器

生态探测器比较不同的地理因素在影响疾病的空间分布方面，是否有显著的差异。不同地理因素的样本方差为：

$$\sigma_{L=1,z}^2 \equiv \frac{1}{n_{L=1,p}} \sum_{z=1}^{N_{L=1,z}} \sum_{p=1}^{n_{zp}} \left(y_{L=1,zp} - \bar{y}_{L=1,z} \right)^2 >$$

$$\frac{1}{n_{L=2,p}} \sum_{z=1}^{N_{L=2,z}} \sum_{p=1}^{n_{zp}} \left(y_{L=2,zp} - \bar{y}_{L=2,z} \right)^2 \equiv \sigma_{L=2,z}^2 \qquad (7.44)$$

统计量 $F = \dfrac{n_{L=1,p}\,\sigma_{L=1,z}^2}{n_{L=2,p}\,\sigma_{L=2,z}^2} \dfrac{n_{L=1,p}-1}{n_{L=2,p}-1}$ 近似服从 $F(n_{L=1,p}-1,\ n_{L=2,p}-1)$ 分布。据此就可以检验不同地理因素的样本方差之间是否有显著差异，我们称这种方法为生态探测器。

4）交互作用探测器

交互作用探测器可以识别不同危险因素之间的交互作用。因素 A 和 B 合在一起是否会增加或者减弱某种健康风险，或者两种因素是独立起作用的。先分别计算 EP(A)、EP(B) 和 EP(A∩B)，则可能有以下几种情况：

- 协同作用：EP(A∩B) > EP(A) 或 EP(B)
- 双协同作用：EP(A∩B) > EP(A) 和 EP(B)
- 非线性协同作用：EP(A∩B) > EP(A) + EP(B)
- 拮抗作用：EP(A∩B) < EP(A) + EP(B)
- 单拮抗作用：EP(A∩B) < EP(A) 或 EP(B)
- 非线性拮抗作用：EP(A∩B) < EP(A) 和 EP(B)
- 相互独立：EP(A∩B) = EP(A) + EP(B)

7.3 地统计数据建模

7.3.1 广义线性模型

广义线性模型(generalized linear model, GLM)由 Nelder 和 Wedderburn 于 1972 年提出,为应变量为连续型、有序分类型和无序分类型等回归模拟提供了统一的建模框架与方法,但它仍然要求数据具有独立性。

广义线性回归模型在经典的线性回归模型[公式(7.16)]的基础上,假设

$$\mu_i = E(Y_i) \text{ 和 } g(\mu_i) = \eta_i$$

那么广义线性回归模型的公式可定义为:

$$g(\mu_i) = \eta_i = X\beta = \alpha + \beta_1 X_{i1} + \beta_2 X_{i2} + \cdots + \beta_k X_{ik} \tag{7.45}$$

其中,β 是要估计的回归系数,$\{y_i, i=1,\cdots,n\}$ 相互独立。

它包括以下三个部分:

(1)随机部分(random component)——因变量 Y_i 的概率分布:Y_i 的条件分布(或误差项)($i=1,2,\cdots,n$)服从指数型分布族(exponential family)中的分布,包括许多常见分布:如高斯(正态)分布、泊松分布、逆高斯分布、二项分布、伽马分布等。现在,已经推广到了多变量指数分布族(multivariate exponential families),如多项式分布,甚至是指数分布族,如两参数的负二项分布。

(2)系统部分(systematic component)——η_i:它是解释变量的线性函数,也称线性预测值(linear predictor)。

(3)连接函数(link function)——$g(\cdot)$:它严格单调且可导,通过对应变量 Y_i 的数学期望进行某种变换建立了随机部分与系统部分之间的线性关系。可见,在广义线性模型中,对因变量的预测值并不直接等于解释变量的线性组合,而是该线性组合的一个函数变换。常见的连接函数及其反函数如表 7.2 所示。

表 7.2 常见的连接函数及其反函数

连接函数	$\eta_i = g(\mu_i)$	$\mu_i = g^{-1}(\eta_i)$
Identity	μ_i	η_i
Log	$\log_e \mu_i$	e^{η_i}
Inverse	μ_i^{-1}	η_i^{-1}
Inverse-square	μ_i^{-2}	$\eta_i^{-1/2}$

续表

连接函数	$\eta_i = g(\mu_i)$	$\mu_i = g^{-1}(\eta_i)$
Square-root	$\sqrt{\mu_i}$	η_i^2
Logit	$\log_e \dfrac{\mu_i}{1-\mu_i}$	$\dfrac{1}{1+e^{-\eta_i}}$
Probit	$\Phi^{-1}(\mu_i)$	$\Phi(\eta_i)$
Log-log	$-\log_e[-\log_e(\mu_i)]$	$\exp[-\exp(-\eta_i)]$
Complementary log-log	$\log_e[-\log_e(1-\mu_i)]$	$1-\exp[-\exp(\eta_i)]$

基于不同的随机部分、连接函数、系统部分对应的常见模型如表 7.3 所示 (Agresti, 2013)。

表 7.3   不同类型广义线性模型的结构

随机部分	连接函数	系统部分	模型
正态分布	Identity	连续型变量	简单线性回归
正态分布	Identity	分类型变量	方差分析
正态分布	Identity	混合型变量	协方差分析
二项分布	Logit	混合型变量	Logistic 回归
泊松分布	Log	分类型变量	对数线性回归
泊松分布	Log	混合型变量	Poisson 回归
多项式分布	广义 logit	混合型变量	多项式分布回归

7.3.2   广义线性混合效应模型

在广义线性模型基础上,一些学者扩展出不同的模型以便能应用于具有相关性的数据,其中使用比较广泛的有边缘模型(marginal model)(Liang and Zeger, 1986)和混合效应模型(mixed effects model)(Breslow and Clayton, 1993)。本节主要讨论后者。广义线性混合效应模型(generalized linear mixed effects model, GLMM)的思路是将无法观测到的随机效应引入到解释变量中,其模型形式如下:

$$g(\mu_i) = \eta_i = X\beta + S_i \tag{7.46}$$

其中,$S_i = (S_1, \cdots, S_n)$ 为随机效应或潜在变量,服从均值为零的多变量分布,在实际应用中,最常用的就是将 S_i 指定为带有实际意义方差结构的多变量正态随机变量。

在广义线性混合效应模型中,我们对 S_i 进行最简单的假设:各 S_i 相互独立,这种情况下也可以认为该模型引入了相对于广义线性模型而言的额外变异,或者说是过离散(over-dispersion)。例如,当使用泊松对数线性模型来拟合独立的计数数据时,通常会发现对于拟合度比较好的模型而言方差较期望大,而从理论上来说服从泊松分布的随机变量的两者应该相等。而在构建描述具有相关性数据的模型时,通常需要指定各 S_i 间具有合适的相关性结构,例如,在流行病学中的纵向研究中,Y_i 是不同个体记录的重复观测结果,通常认为 S_i 在各个体间是相互独立的,对每个个体自身而言是相互联系的。

7.3.3 广义线性地统计模型

广义线性地统计模型是广义线性混合效应模型在地统计学领域应用的特例,其函数形式可记为:

$$g(\mu_i) = \eta_i = X_i\beta + S(X_i) \tag{7.47}$$

其中,i 表示空间位置,X_i 是与因变量 Y_i 对应的在空间位置 i 的自变量组成的向量,β 则是与各自变量对应的未知参数向量,$S(x_i)$ 为某一平稳高斯过程。如上所述,在有些情况下会遇到过离散情况,在这种情况下可以在模型中引入块金值效应,因此上述模型可扩展为:

$$g(\mu_i) = \eta_i = X_i\beta + S(X_i) + Z_i \tag{7.48}$$

其中,Z_i 是相互独立的正态分布 $N(0, \tau^2)$。

与广义线性混合效应模型不同,广义线性地统计模型的数据基础是地统计数据,接下来将分别介绍地统计数据以及描述其数学特征的高斯随机过程、相关函数与变异函数。

7.3.3.1 地统计数据

单变量地统计数据的最基本形式是:

$$(x_i, y_i) : i = 1, \cdots, n$$

其中,x_i 表示某一空间位置(通常为二维空间,有时也代表一维空间或三维空间),y_i 表示与空间位置 x_i 有关的观测值。我们把 y 称作响应变量,即应变量。

地统计变量的重要特征是应变量定义在一个连续的研究区域内(如研究区域 A),且假设空间位置 x_i 的分布是确定的(如规则的网格分布),或者是随机分布,独立于产生应变量 y_i 的过程。每一个 y_i 只是随机变量 Y_i 的一次实现,Y_i 的分布取决于某一潜在的、具有空间连续性的随机过程 $S(x)$ 在空间位置 x_i 处的值,而该值是无法直接观测到的。因此,地统计模型的基本形式至少融入了两类

元素:

- 信号:产生真实值的随机过程 $\{S(x):x \in A\}$,它是研究区域 A 内某一潜在的高斯信号过程在空间位置 x_i 的值。
- 应变量:随机变量 $Y = (Y_1, \cdots, Y_n)$ 基于 $S(\cdot)$ 下的多变量条件分布。通常情况下,认为 Y_i 在基于 $S(\cdot)$ 前提下是相互独立的,可看作是 $S(x_i)$ 的噪声值,是 n 维随机变量 Y 在研究区域 A 内的一次实现。

在实际应用中,随机过程 $S(x)$ 常通过平稳高斯模型来描述(以最简单的没有自变量的地统计数据为例):

(1) $\{S(x):x \in \Re^2\}$ 是均值为 μ、方差为 $\sigma^2 = \mathrm{Var}\{S(x)\}$ 的高斯过程,其相关函数为:

$$\rho(u) = \mathrm{Corr}\{S(x), S(x')\} \tag{7.49}$$

其中,$u = \|x - x'\|$,$\|\cdot\|$ 表示距离。

(2) 在 $\{S(x):x \in \Re^2\}$ 的条件下,y_i 是相互独立随机变量 Y_i 的实现,且 Y_i 服从以条件均值为 $E[Y_i|S(\cdot)] = S(x_i)$、条件方差为 τ^2 的正态分布。

地统计数据可表达为:

$$Y_i = S(x_i) + Z_i \qquad (i = 1, 2, \cdots, n) \tag{7.50}$$

其中,Z_i 为服从 $N(0, \tau^2)$ 正态分布的相互独立的随机变量。

7.3.3.2 高斯随机过程

高斯随机过程(Gaussian stochastic process)在地统计数据分析中被广泛使用,可通过指定不同的相关函数很好地描述出事物的空间特征,并适宜处理具有空间相关性的数据。此外,从地统计学的层面看,高斯假设也是一种基于模型的预测方法,该方法与广泛使用的诸如简单克里格、普通克里格和泛克里格等地统计预测方法具有同等重要的地位(Journel and Huijbregts, 1978; Chiles and Delfiner, 1999)。

高斯空间过程(Gaussian spatial process),$\{S(x):x \in \Re^2\}$,是基于空间位置集合 $\{x_1, \cdots, x_n : x_i \in \Re^2\}$、服从多变量高斯分布的随机过程,其均值和协方差分别为:

$$\mu(x) = E[S(x)] \tag{7.51}$$

$$\gamma(x, x') = \mathrm{Cov}\{S(x), S(x')\} \tag{7.52}$$

如果定义 $\boldsymbol{\mu}_S$ 为 n 维向量[其元素为 $\mu(x_i)$],$\boldsymbol{G}$ 为 $n \times n$ 矩阵(其元素 $G_{ij} = \gamma(x_i, x_j)$),那么 S 服从以 $\boldsymbol{\mu}_S$ 为均值向量、$\boldsymbol{G}$ 为协方差矩阵的多变量高斯分布,即 $S \sim \mathrm{MVN}(\boldsymbol{\mu}_S, \boldsymbol{G})$。如果 $T = \sum_{i=1}^{n} a_i S(x_i)$,则 T 服从单变量高斯分布,其均值

和方差分别为:

$$\mu_T = \sum_{i=1}^{n} a_i \mu(x_i) \tag{7.53}$$

$$\sigma_T^2 = \sum_{i=1}^{n} \sum_{j=1}^{n} a_i a_j G_{ij} = a'Ga \tag{7.54}$$

其中，$a = (a_1, \cdots, a_n)$。显然易见 $a'Ga \geqslant 0$，这对于任意的 n，$(x_1, \cdots, x_n)$ 和 $(a_1, \cdots, a_n)$ 都是成立的，因此，G 为正定矩阵，其相应的协方差函数为正定函数。反过来讲，任意一个正定函数 $\gamma(\cdot)$ 可以看作是某一高斯空间过程的协方差函数。

如果某一高斯空间过程处于平稳状态，那么其均值为一个常量，即 $\mu(x) = \mu$；其方差满足 $\gamma(x, x') = \gamma(u)$，其中 $u = x - x'$，即协方差只与 x 和 x' 两点之间的距离有关，与其空间位置无关。如果对于一个平稳状态过程满足 $\gamma(u) = \gamma(\|u\|)$，其中 $\|\cdot\|$ 表示欧几里得距离，那么该过程具有无方向异性，即各向同性。

7.3.3.3 相关函数

相关函数则可定义为（Diggle and Ribeiro Jr.，2007）：

$$\rho(u) = \gamma(u)/\sigma^2 \tag{7.55}$$

它具有对称性，即 $\rho(u) = \rho(-u)$。

构造相关（协方差）函数时保证函数参数族的正定性是必需的条件，但正定性较难直接确定。此外，相关函数中的平稳协方差结构的一个基本特征是随着距离 $u = \|x - x'\|$ 的增加，$S(x)$ 与 $S(x')$ 的相关性逐渐降低。因此，如果有一系列函数参数族既能满足正定性特征，又能满足相关性随距离增加而降低的变化特征，那对于地统计建模将是非常有用的，具备上述要求的函数参数族有以下几种。

1）Matérn 族

由 Matérn(1986)提出的双参数函数族，其函数公式为：

$$\rho(u) = 2\{2^{k-1}\Gamma(k)\}^{-1}(u/\varphi)^k K_k(u/\varphi) \tag{7.56}$$

其中，$\Gamma(k)$ 表示参数为 k 的伽马函数，K_k 表示 k 阶修正 Bessel 函数，$\varphi > 0$ 为与距离有关的尺度参数，$k > 0$ 是形状参数决定随机过程 $S(x)$ 平滑程度。确切地说，$S(x)$ 是 $\dot{k} - 1$ 次均方可导，$\dot{k}$ 表示大于或等于 k 的最小整数。

对于 k 的取值,理论上可以取任何大于 0 的数,但在实际应用中为方便起见通常取 0.5,1.5 和 2.5。当 $k=0.5$ 时,Matérn 相关函数就简化为指数函数:

$$\rho(u) = \exp(-u/\varphi) \tag{7.57}$$

需要注意的是当 $k \to \infty$, $\rho(u) \to \exp\{-(u/\varphi)^2\}$,即变为高斯相关函数。

2) 指数族

指数族的函数公式为:

$$\rho(u) = \exp\{-(u/\varphi)^k\} \tag{7.58}$$

与 Matérn 族类似, $\varphi > 0$ 为尺度参数, $k > 0$ 是形状参数,且 $0 < k \leq 2$。指数族构造的同样是随距离 u 单调递减的相关函数,但指数族比 Matérn 族灵活性要差,因为如果 $0 < k < 2$,那么服从该族的高斯过程 $S(x)$ 只是均方连续但不可导,而当 $k=2$ 时,$\rho(u)$ 无限次可导,注意,当 $k=2$ 时的指数族,正是 $k \to \infty$ 时的 Matérn 族;而当 $k \to \infty$ 时,指数族则会产生不合理的相关函数。

3) 球形族

在经典地统计学领域中,球形族被广泛地使用,其函数公式为:

$$\rho(u) = \begin{cases} 1 - 3/2(u/\varphi) + 1/2\,(u/\varphi)^3 & 0 \leq u \leq \varphi \\ 0 & u > \varphi \end{cases} \tag{7.59}$$

其中, $\varphi > 0$ 为与距离有关的单尺度参数。球形族与 Matérn 族和指数族的区别在于该族的变程(range)是确定的,即对于较大的 $u(u > \varphi)$, $\rho(u) = 0$。与具有双参数的 Matérn 族相比,球形族灵活性较差,并且其 $\rho(u)$ 在 $u = \varphi$ 仅一阶可导,因此如果使用最大似然法来估计它的参数,将是非常困难的(Warnes and Ripley,1987;Mardia and Watkins,1989)。

除了以上具有单调性的相关函数,还有一些非单调性相关函数(Schlather, 1999),它们更加复杂,这里就不一一赘述。

实际上,在大多数地统计建模应用中,以上三种相关函数已经可以满足需求。总的来说,我们更倾向于使用 Matérn 族,因为其具有独特的灵活性和描述随机过程 $S(x)$ 的可导性,但考虑到 Matérn 族的参数较多,在实际应用中通常会固定 k 值或取几个已知的 k 值,如前文提到的 $k = 0.5,1.5,2.5$。

7.3.3.4　变异函数

空间随机过程 $S(x)$ 的理论变异函数（theoretical variogram）为：

$$V(x,x') = \frac{1}{2}\mathrm{Var}\{S(x) - S(x')\} \tag{7.60}$$

对于平稳状态过程，其变异函数可以简化为关于 $u = \|x - x'\|$。因此，平稳随机过程 $S(x)$ 的二阶矩特征可以由其协方差函数或变异函数来描述：

协方差函数：

$$\gamma(u) = \mathrm{Cov}\{S(x), S(x-u)\} \tag{7.61}$$

变异函数：

$$V(u) = \frac{1}{2}\mathrm{Var}\{S(x) - S(x-u)\} \tag{7.62}$$

它们之间的关系如下：

$$V(u) = \gamma(0) - \gamma(u) = \sigma^2\{1 - \rho(u)\} \tag{7.63}$$

其中，$\sigma^2 = \mathrm{Var}\{S(x)\}$，$\rho(u) = \mathrm{Corr}\{S(x), S(x-u)\}$。由于平稳过程的均值是常量，变异函数[式(7.62)]等价于：

$$V(u) = \frac{1}{2}E[\{S(x) - S(x-u)\}^2] \tag{7.64}$$

假设地统计数据 $(x_i, y_i) : i = 1, \cdots, n$ 由平稳过程[式(7.50)]产生，定义观察过程的变异函数 $V_Y(u)$ 为：

$$V_Y(u_{ij}) = \frac{1}{2}E[(Y_i - Y_j)^2] \tag{7.65}$$

其中，$u_{ij} = \|x_i - x_j\|$，那么，

$$V_Y(u) = \tau^2 + \sigma^2\{1 - \rho(u)\} \tag{7.66}$$

注意，$\rho(u)$ 为单调递减的函数，并且 $\rho(0) = 1$，当 $u \to \infty$ 时，$\rho(u) \to 0$。方程 (7.66) 总结了经典地统计模型的实质内容：截距 τ^2 对应于块金值（nugget）的方差；渐进线 $\tau^2 + \sigma^2$ 对应于观察过程 Y 的方差，也被称作基台值（sill），该值也可看作是块金值方差（τ^2）与信号值方差（σ^2）之和。

变异函数曲线从截距递增到渐近线处的形态由相关函数 $\rho(u)$ 决定，它具有两个重要的特征：

（1）在 $u = 0$ 附近处曲线的形态与潜在信号过程的平滑度有关。

（2）当 u 增大时，$\rho(u)$ 是以何种形态趋近于零的，反映的是随机过程中所

包含的与空间关系有关的物理意义。当 u 大于某个有限值时，$\rho(u) = 0$，该值即为变异函数的变程，而当 u 增大时，$\rho(u)$ 无限接近零，其变程是无法确定的，这时我们常把 $\rho(u_0) = 0.05$ 处的 u 值称作实际变程（Practical range），因此 $V_Y(u_0) = \tau^2 + 0.95\sigma^2$，见图 7.3 的图形展示。

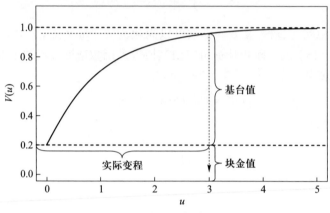

图 7.3   变异函数曲线图

高斯分布的线性地统计模型其实就是经典的地统计模型，要求应变量 Y 为连续型变量，而非高斯分布的线性地统计模型，即我们讲的广义线性地统计模型，则应变量 Y 可以为离散型变量，因此对于流行病学的研究而言，广义线性地统计模型的作用更加重要，这里我们仅以描述平稳随机过程的模型为例进行介绍。

假设 $S(x)$ 是均值为零、方差为 σ^2 的平稳高斯过程，基于该高斯过程的观察随机变量 Y_i 相互独立，条件期望和条件方差分别为：

$$\mu_i = g^{-1}(\alpha + S_i) \tag{7.67}$$

$$v_i = v(\mu_i) \tag{7.68}$$

其中，S_i 为 $S(x_i)$ 的简略形式，$g^{-1}(\cdot)$ 为连接函数 $g(\cdot)$ 的反函数。因此，Y 的变异函数为：

$$\gamma_Y(u) = E\left[\frac{1}{2}(Y_i - Y_j)^2\right] \tag{7.69}$$

其中，$u = \|x_i - x_j\|$。采用条件期望形式，$\gamma_Y(u)$ 亦可表示为：

$$
\begin{aligned}
2\gamma_Y(u) &= E_S[E_Y[(Y_i - Y_j)^2 \mid S(\cdot)]] \\
&= E_S[\{g^{-1}(\alpha + S_i) - g^{-1}(\alpha + S_j)\}^2 + v(g^{-1}(\alpha + S_j)) + v(g^{-1}(\alpha + S_j))] \\
&= E_S[\{g^{-1}(\alpha + S_j) - g^{-1}(\alpha + S_j)\}^2] + 2E_S[v(g^{-1}(\alpha + S_i))] \tag{7.70}
\end{aligned}
$$

最后一个等号成立是因为 $S(x_i)$ 的边缘分布在任意空间位置 x_i 都是相等的;等式右边的第二项为常量,可以写作 $2\tau'^2$,τ'^2 与平稳高斯过程的块金值类似;等式右边的第一项可以由一阶泰勒展开式来表示,因此公式(7.70)可以简化为:

$$\gamma_Y(u) \approx g^{-1'}(\alpha)^2 \gamma_S(u) + \tau'^2 \tag{7.71}$$

从公式(7.71)可以看出,应变量 Y 的变异函数与潜在高斯过程 $S(\cdot)$ 的变异函数存在近似的比例关系,其中 τ'^2 可以解释为模型误差的方差所引起的平均块金效应。

7.3.3.5   模型参数估计

如上所述,在广义线性地统计模型中一个重要的假设是已知潜在高斯过程 $S(\cdot)$ 条件下应变量 Y_i 相互独立。若 θ 表示确定 Y_i 函数分布的参数,$f_i(y_i;S,\theta)$ 表示应变量 Y_i 条件分布,则 θ 的条件似然函数为:

$$L(\theta \mid S) = \prod_{i=1}^{n} f_i(y_i;S,\theta) \tag{7.72}$$

若 $g(S;\varphi)$ 表示以 φ 为参数的高斯过程 S 的联合分布,则

$$L(\theta,\varphi) = \int \prod_{i=1}^{n} f_i(y_i \mid S,\theta) g(s \mid \varphi) \mathrm{d}s \tag{7.73}$$

由于 $S_i = S(x_i)$ 之间不独立,使用传统的数值积分方法难以得到式(7.73)的积分形式,可采用以下三种不同的方法获得。

1) 蒙特卡罗最大似然函数

公式(7.73)可改写成求 S 分布函数的期望形式:

$$L(\theta,\varphi) = E\Big[\prod_{i=1}^{n} f_i(y_i \mid S,\theta) \Big] \tag{7.74}$$

参数 (θ,φ) 的值可从 S 的多变量高斯分布中重复抽样所得的样本均值获得,即:

$$L_{MC}(\theta,\varphi) = K^{-1} \sum_{k=1}^{K} \Big[\prod_{i=1}^{n} f_i(y_i \mid S_k,\theta) \Big] \tag{7.75}$$

其中,S_k 表示 S 中第 k 个样本元素。

注意:采用独立样本得到的公式(7.75)的统计效能较低,需要对其方差进行调整(Ripley,1987)。

2) 层次似然函数

Lee 和 Nelder(1996)提出了层次似然函数的方法,类似于惩罚的对数似然函数估计方法,其似然方程为:

$$L(\theta,\varphi) = \sum_{i=1}^{n} \log f_i(y_i \mid S,\theta) + \log g(s \mid \varphi) \tag{7.76}$$

参数 θ、φ 和 S 可由极值化方法得到。

3) 贝叶斯推断

以上两种参数估计方法属于经典(频率)统计学的推断方法,我们也可以采用基于马尔可夫蒙特卡罗(Markov Chain Monte Carlo, MCMC)的贝叶斯推断方法进行参数的估计。

由贝叶斯公式可知:

$$[\theta \mid S] \propto [S \mid \theta][\theta] \tag{7.77}$$

$$[\beta \mid S,Y] \propto [Y \mid \beta,S][\beta] \tag{7.78}$$

其中,$[\cdot]$ 表示分布函数,θ 表示高斯过程 S 的协方差结构的所有参数,β 见广义线性地统计模型的公式(7.47),它满足以下假设:

$$p(Y \mid \beta,S) = \prod_{j=1}^{n} p(Y_j \mid \beta,S_j) \tag{7.79}$$

由贝叶斯公式可得:

$$p(\beta \mid S,Y) \propto \left\{ \prod_{j=1}^{n} p(Y_j \mid \beta,S_j) \right\} \pi(\beta) \tag{7.80}$$

再由方程(7.47)的条件独立假设可得:

$$p(S_i \mid S_{-1},\theta,\beta,Y) \propto p(Y \mid S,\beta) p(S_i \mid S_{-1},\theta) \tag{7.81}$$

联合方程(7.81)和(7.79)可得

$$p(S_i \mid S_{-1},\theta,\beta,Y) = \left\{ \prod_{j=1}^{n} p(Y_j \mid S_j,\beta) \right\} p(S_i \mid S_{-1},\theta) \tag{7.82}$$

由于 $S(\cdot)$ 是高斯过程,因此,公式(7.77)中 $[S \mid \theta]$ 和公式(7.81)中的 $p(S_i \mid S_{-1},\theta)$ 分别为多变量的高斯分布函数和单变量的高斯密度函数。公式(7.77)中的 θ 和公式(7.80)中的 β 需要指定其先验分布,而后验概率分布 $[\theta,$

$S,\beta\mid Y]$ 则可由 MCMC 算法得到,最后还要对其平稳性和收敛性做进一步地分析和评价。

参 考 文 献

李骁. 全球人群肾素-血管紧张素——醛固酮通路内关键基因的空间遗传学研究[D].山东大学硕士研究生学位论文,2011.

王劲峰. 空间分析[M].北京:科学出版社,2006.

王鑫厅,侯亚丽,梁存柱,等. 基于不同零模型的点格局分析[J].生物多样性,2012,20(2):151-158.

杨萍,侯威,支蓉. 利用空间点过程提取丛集点算法的适用性研究[J].物理学报,2009,58(3):2097-2105.

Agresti A. Categorical Data Analysis (3rd Eds) [M].New Jersey:John Wiley & Sons, Inc. 2013.

Anselin L. Local indicators of spatial association—LISA [J]. Geographical Analysis, 1995,27:93-115.

Berta M, Garlos GA, Miguel N. Spatial analysis to identify hotspots of prevalence of schizophrenia [J].Social Psychiatry and Psychiatric Epidemiology, 2008,43(10):782-791.

Besag J. Spatical interaction and the statistical analysis of lattice systems[J].Journal of the Royal Statistical Society Series B(Statistical Methodology), 1974,36:192-236.

Breslow NE, Clayton DG. Approximate inference in generalized linear mixed models[J].Journal of American Statistical Association,1993,88: 9-25.

Brunsdon C. Geographically weighted regression: a natural evolution of the expansion method for spatial data analysis[J].Environment and Planning A, 1980,30: 1905-1927.

Chiles JP, Delfiner P. Geostatistics: Modeling Spatial Uncertainty[M].New York: John Wiley & Sons,1999.

Diggle PJ, Ribeiro P J. Model-based Geostatistics[M].Berlin:Springer, 2007.

Diggle PJ. Statistical Analysis of Spatial Point Patterns[M].London:Arnold Publishers, 2003.

Fotheringham AS, Charlton ME, Brunsdon CB. Geographically Weighted Regression: the Analysis of Spatially Varying Relationships[M].West Sussex: John Wiley & Sons, 2002.

Haining R. Spatial Data Analysis: Theory and Practice [M]. Cambridge: Cambridge University Press, 2003.

Journel AG, Huijbregts CJ. Mining Geostatistics[M].London: Academic Press, 1978.

Kulldorff M. A spatial scan statistic[J].Commun Statist(Theory Meth), 1997,26: 1481-1496.

Lee Y, Nelder JA. Hierarchical generalized linear models (with discussion) [J]. Journal of the Royal Statistical Society(Series B),1996,58: 619-678.

Liang KY, Zeger SL. Longitudinal data analysis using generalized linear models[J].Biometrika, 1986,73: 13-22.

Lichstein JW, Simons TR, Shriner SA, et al. Spatial autocorrelation and autoregressive models in Ecology[J].Ecological Monographs, 2002,72: 445-463.

Mardia KV, Watkins AJ. On multimodality of the likelihood in the spatial linear model [J]. Biometrika, 1989,76:289-296.

Matérn B. Spatial Variation (second edn) [M].Berlin: Springer, 1986.

Nelder JA, Wedderburn RM. Generalized linear models[J].Journal of the Royal Statistical Society Series A(Statistics in Society), 1972,135: 370-384.

Ord JK. Estimation method for Models of spatial interaction [J]. Journal of American Statistical Association, 1975,70: 102-106.

Ripley BD. Stochastic Simulation[M].New York: John Wiley & Sons, 1978.

Schlather M. Introduction to positive definite functions and to unconditional simulation of random fields.In: Technical Report ST-99-10 [M].Maths and Stats, UK:Lancaster University,1999.

Wall MM. A close look at the spatial structure implied by the CAR and SAR models[J].Journal of Statistical Planning and Inference, 2004,121:311-324.

Warnes JJ, Ripley BD. Problems with likelihood estimation of covariance functions of spatial Gaussian processes[J].Biometrika, 1987,74: 640-642.

Whittle P. On the stationary processes in the plane[J].Biometrika, 1954,41:434-449.

第二部分　应　用　实　践

第 8 章

点模式数据的空间风险分布研究：以安徽省贵池区血吸虫病数据为例

　　日本血吸虫病(*Schistosomiasis japonica*,以下简称血吸虫病)是日本血吸虫寄生于人、牛、羊、猪、啮齿类及一些野生哺乳动物的门静脉系统而引起的人畜共患寄生虫病,主要由皮肤接触含有尾蚴的疫水而感染(Gryseels et al., 2006)。血吸虫病的主要病变为肝脏与结肠的肉芽肿,晚期症状主要表现为门静脉高压症、巨脾和腹水,因此又俗称"大肚子病",是危害我国农民身体健康最严重的寄生虫病之一。血吸虫病在我国已有 2100 多年的流行历史,20 世纪 50 年代后主要在长江流域及其以南的 12 个省(自治区、直辖市)长期流行。新中国成立初期,全国约有 1200 万血吸虫病感染者(Ross et al., 1997),因此血吸虫病又被毛主席诗称"瘟神"。经过 60 多年的有效防控,我国的血吸虫病防治工作已经取得了较大的成绩。截至 2015 年,全国共有 453 个血吸虫病流行县,推算血吸虫病人数为 77194 例,其中累计晚期血吸虫病人 30843 例,主要集中在湖北、湖南、江西、安徽"湖区四省"(张利娟等,2016)。在全国的 12 个血吸虫病流行省(自治区、直辖市)中,上海、浙江、福建、广东、广西等已达到血吸虫病传播阻断标准,四川、云南、江苏、湖北、安徽、江西和湖南 7 个省已达到传播控制标准(张利娟等,2016)。安徽省是我国血吸虫病流行较为严重的"湖区四省"之一,其流行区主要分布在长江两岸和皖南山区的 9 个市 51 个县(区),历史上全省有 2100 多万人口受到血吸虫病威胁,危害严重。几十年来,安徽省不断加强血防工作的防控力度,已于 2007 年达到了血吸虫病疫情控制标准。截至 2015 年,安徽省推算血吸虫病病人数 8904 例,晚期血吸虫病病例数 5684 例,在全省 51 个流行县(市、区)中,23 个已达到传播阻断标准,28 个达到传播控制标准(张利娟等,2016)。但是安徽省沿江地区有螺范围线长面广,钉螺孳生面积难以进一步压缩,耕牛等家畜传染源汇流现象仍难以避免,山丘型流行区野生动物传染源的存在在局部地区血吸虫传播中仍然发挥着重要作用(张世清等,2015),因此安徽省的血吸虫病疫情仍十分严峻,其中池州市的贵池区是全省最严重的血吸虫病流行区,流行范围主要分布在秋浦河、九华河、升金湖流域,其水域面积较大,是典型的湖沼型血吸虫病流行区(汪天平等,2009)。贵池区历史上曾是全国血吸虫病流行最为严重的10个县之一,全区有25个乡(镇、街)流行血吸虫病,流行区人口约40万人(肖广宜等,2007)。多年来,全区的急性血吸虫报告病例数位全国各流行县(区)前列。贵池区自2005年被列为以传染源控制为主的血吸虫病综合防治试点,开始全面实施以机代牛、改水改厕等传染源防治工作,并于2007年达到了血吸虫病控制标准,目前血吸虫病疫情基本稳定(夏聪聪等,2016)。

空间统计学已经开始探讨并应用于疾病的空间信息研究(方立群,2003;方立群,2004),但多集中在高深的空间建模技术研究(胡晓抒,2002),忽略了统计指标在空间描述性分析中的作用,而这在经典统计学的数据分析中通常是必需的第一步,它可以提供很多有用的信息和分析方向的指引。

本研究对收集的贵池区急性血吸虫病例进行流行病学资料常规描述的基础上,借鉴了经典统计学中描述性统计指标的构造思想和犯罪学中犯罪事件的描述性分析方法(Levine,2004),分集中趋势和离散趋势两个部分,对急性血吸虫病例进行系统地空间描述性分析,全面了解数据所包含的有用信息。在空间描述性分析的基础上,进一步应用G函数、F函数、K函数以及J函数量化指标对贵池区急性血吸虫病例的空间分布状态进行分析,探讨其为何种空间分布状态,即空间随机分布、空间规则分布,还是空间聚集性分布,并模拟比较了边界效应对分析结果的影响,不仅初步回答了其属于何种空间分布类型,同时也系统地研究了点模式数据空间分布状态的量化分析方法,最后通过选取对照代表风险人群的分布状态,从空间角度进行病例-对照分析,通过基于病例对照邻近关系的Cuzick-Edwards法、基于核密度的密度比和密度差法、基于点过程二阶属性的K函数差和K函数比法,以及空间动态窗口扫描统计量法探讨贵池区急性血吸虫病例的空间聚集性。

8.1　数据来源与分析方法

8.1.1　研究现场

安徽省池州市贵池区,位于中国东部,长江中下游南岸,地处江南丘陵地带,属北亚热带季风气候区,光、热、水资源丰富,气候温和,光照充足,无霜期长,年平均温度约16℃,年降水量约为1600 mm。每年约5—9月,秋浦河的水将慢慢淹没钉螺孳生地,为丰水期(wet season),10月至次年4月水退去,滩地再次裸露于陆地,称为枯水期(dry season),即典型的"冬陆夏水"(land in winter and water in summer)特征。贵池区的环境非常适合钉螺的生存与繁殖,是历史上全国十大重点血防县之一。

8.1.2　资料收集

8.1.2.1　急性血吸虫病数据

通过回顾性调查方法,收集2001—2006年贵池区各血防专业机构及其他医疗卫生机构诊断的急性血吸虫病例资料、个案卡以及有关的疫情调查报告,逐个核对确认病例,记录病例的性别、年龄和职业等基本信息,并收集病例所在村的年度人口数。

8.1.2.2　对照选择

对照是以贵池区各村的人口数为权重,通过按容量比例概率抽样法(probability proportionate to size, PPS)获得与急性血吸虫病例样本量相同(83例)的空间位置作为对照。

8.1.2.3　空间定位

以病例和对照所在的村委会作为空间位置,通过手持式 GPS 仪(MobileMapper)进行空间定位,在 ArcGIS 10.1 软件中使用西安 1980 坐标系统对经纬度进行平面投影,转换为平面直角坐标。

8.1.2.4　数字化电子地图

购买 1 : 250 000 贵池区的数字化电子地图。

8.1.3　数据预处理

将急性血吸虫病例的个案资料及其所在村的年度人口数作为属性数据库,通过 ArcGIS 10.1 软件在贵池区的数字化电子地图上与其相应的空间位置进行匹配连接,生成空间分析数据库。

8.1.4 分析方法

8.1.4.1 描述性分析

首先,通过流行病学资料的常规描述方法分析贵池区急性血吸虫病例的流行特征,了解其概况;然后选用相应的空间描述性指标进行空间描述性分析。由于村人口数可能影响急性血吸虫发生的病例数,以及病例的分布可能与疫水的走向有关,所以以病例所在村的年度人口数为权重,分别应用加权均数中心和加权标准差椭圆来描述急性血吸虫病例空间分布的集中趋势和离散趋势,并与常规描述结果进行比较,探讨其应用价值。

8.1.4.2 血吸虫病的空间分布状态研究

首先探讨边界效应对点模式分析结果的影响,然后应用 G 函数、F 函数、K 函数以及 J 函数量化指标对贵池区急性血吸虫病例的空间分布状态进行分析,探讨其为何种空间分布状态。点模式分布通常可以简单地分为规则分布(uniform distribution)、随机分布(random distribution)和聚集性分布(clustered distribution)三种模式(Brimicombe,2007;Diggle,2003)。本研究采用阻抑距离为 0.05 的 Matern 阻抑点过程(Matern inhibition point process)、泊松随机点过程和以 0.2 为聚集簇半径的 Neyman−Scott 聚集点过程(Neyman−Scott cluster point process)在 $(0,1) \times (0,1)$ 的单位正方形(unit square)区域内通过 R 3.6.1 软件(R Development Core Team,2019)分别产生三种不同的分布模式,点过程的密度分别取 10,100,500 和 1000,然后以 K 函数为评价指标分别计算理论 K 函数值、不考虑边界效应的未校正 K 函数值、缓冲区校正法的 K 函数值和加权校正法的 K 函数值并进行比较,分析边界效应对分析结果的影响。然后,在贵池区的多边形研究区域内通过 R 3.6.1 软件模拟(Baddeley,2005)产生 99 个与急性血吸虫病例等样本量的空间随机分布数据集,距离 r 的取值为 0 到 3 000 m,间隔为 50 m,分别计算观察数据与模拟数据的 G 函数、F 函数、J 函数和 K 函数四个量化指标的值,并校正边界效应,通过 Monte Carlo 模拟方法绘制伪可信区间进行统计推断。

8.1.4.3 血吸虫病的空间聚集性分析

首先,应用 Cuzick-Edwards 方法分析急性血吸虫病例是否存在空间聚集性,计算统计量 T_k,参数为 $k \leqslant 6$(阶)(Hoar,2003)。

然后应用基于点过程一阶属性的核密度比和核密度差法进行分析。研究中指定核函数为标准双变量正态密度：

$$K(z) = (z\pi)^{-1}\exp\left\{\frac{-(z_1^2 + z_2^2)}{2}\right\} \ (z = (z_1, z_2))\tag{8.1}$$

使用基于似然比的交互验证方法（likelihood-based cross validation）（Bowman，1997；Clark，2004）确定核密度估计的光滑参数，并用最小平方交互验证法（least square cross validation）和加权最小平方交互验证法（weighted least square cross validation）进行相互比较（Clark，2004），确定最佳光滑参数。

然后，先分别对病例和对照的核密度进行估计，并生成光滑平面，分析它们各自的空间分布特征，再分别应用基于相乘和相加模型的核密度比和核密度差法在考虑了对照所代表的风险人群空间异质性的情况下，进行聚集性分析，并进行统计学检验，其中核密度比法采用的是 95% p 值等值线（$\alpha = 0.05$），而核密度差法采用的是 2 个标准差的等值线显示有统计学意义的区域，最后将有统计学意义的区域与疾病风险的空间变异图进行叠加，可视化地显示了疾病风险的空间变异，所有操作在 R 3.6.1 软件中完成。

随后，应用基于点过程二阶属性的 K 函数差和 K 函数比法分析急性血吸虫病例的聚集性时，研究距离 r 取值为（0，15 000）m，间隔为 100 m，并对相应的检验统计量 D 和 R 进行统计学检验，Monte Carlo 模拟次数为 999 次，所有操作在 R 3.6.1 软件中完成。

空间动态窗口扫描统计量法分析急性血吸虫病例的聚集性时，采用 Bernoulli 模型进行回顾性空间分析（retrospective spatial analysis），扫描窗口为圆形窗口，窗口大小和位置处于动态的变化之中，窗口的位置根据病例的空间位置变动，聚集窗口的最大半径设定为风险人群的 50%，通过 Monte Carlo 模拟进行统计学检验，模拟次数为 999 次，输出最可能的聚集簇（mostly likely cluster，MLC）和其他可能的聚集簇（secondary likely cluster，SLC），并计算相应的聚集中心和相对危险度等聚集簇的信息，将分析结果与上面的核密度比和核密度差法的结果进行叠加显示，进行结果间的相互比较。此外，还使用椭圆作为扫描窗口进行分析，与圆形窗口的分析结果进行比较，聚集性分析在 SaTScan V9.6 软件（Kulldorff，2018）中实现，叠加显示的操作在 R 3.6.1 软件中完成。

8.2 结 果

8.2.1 贵池区急性血吸虫病例的流行特征

8.2.1.1 人群分布

2001—2006 年,贵池区共发生急性血吸虫病例 83 例,各年度病例数依次为 13、23、13、14、14 和 6(例)。其中,男性病例(65 例)多于女性(18 例),男女之比为 3.61∶1,各年度的男性发病也多于女性,但两者差异无统计学意义(Fisher 确切概率法,$P = 0.42$)。发病以青壮年为主,发病最小年龄 5 岁,最大 61 岁,病例集中在 10~15 岁,共 31 例,占 37.35%,其余年龄发病分散,年间差异不显著($H = 9.751$,$P = 0.08$)。职业以学生为主,占发病总数的 53%(44/83),其次为农民,占发病总数的 40%(33/83),年间差异不显著(Fisher 确切概率法,$P = 0.08$)。发病的感染方式主要是农业劳动和游泳,并且年间差异有统计学意义(Fisher 确切概率法,$P = 0.0003$)。

8.2.1.2 时间分布

急性血吸虫病例的发病时间集中在 7—10 月,共 74 例,占总病例数的 89%,而 12—3 月均无病例发生,年间差异有统计学意义(Fisher 确切概率法,$P = 0.02$)。

8.2.1.3 空间分布

将急性血吸虫病例与贵池区的数字化电子地图叠加显示,总体上看,病例似乎主要集中在长江和秋浦河附近,离水源较远的地方,病例数较少(图 8.1)。

8.2.2 贵池区急性血吸虫病例的空间描述性分析

8.2.2.1 空间分布的集中趋势

图 8.1a 显示了 2001—2006 年贵池区急性血吸虫病例的发病中心变化图,2002 年的发病中心相对于 2001 年明显偏离秋浦河,2006 年的发病中心相对于 2005 年也远离秋浦河。总体上看,2003 年、2004 年和 2006 年的发病中心相对于 2001 年和 2002 年的发病中心有向南移动的趋势,而 2005 年的疫情有所反复,发病中心向北移动。

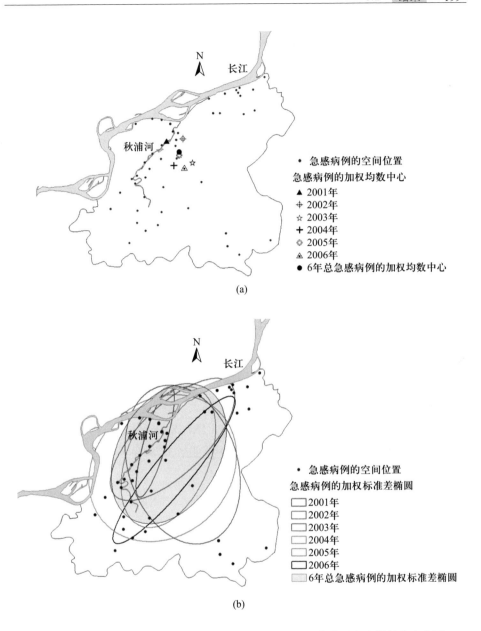

(a)

(b)

图 8.1 2001—2006 年贵池区急性血吸虫病例的发病中心变化图与离散趋势变化图
（参见书末彩插）

8.2.2.2 空间分布的离散趋势

图 8.1b 显示了 2001—2006 年贵池区急性血吸虫病例的加权标准差椭圆变化图,除 2003 年外,其他 5 年标准差椭圆的长轴均与秋浦河的方向相近;2003 年标准差椭圆的长轴大致沿与秋浦河垂直的方向。图 8.1b 中浅灰色填充的标准差椭圆表示了 6 年发生的急性血吸虫病例总的离散程度,清楚显示了贵池区急性血吸虫病例主要分布在秋浦河流域;2001 年、2003 年、2004 年和 2005 年的急性血吸虫病例数相当,但 2003 年的加权标准差椭圆明显不同,而其他三年的加权标准差椭圆的长轴方向相似,但短轴标准差变化很大,呈现先增加后减少的变化。

8.2.3　边界效应的模拟研究

8.2.3.1　空间规则分布的模拟结果

当点过程的密度为 10 且研究尺度较小时,未校正的 K 函数值与加权校正法和缓冲区校正法的结果相近。当研究尺度较大时,未校正的 K 函数值要优于 2 种校正方法,更接近理论值;当点过程的密度分别为 100,500 和 1000 时,未校正的 K 函数值明显偏离理论值,并且研究尺度越大,偏离越大,效果越差;而加权校正法在尺度较小时(如 $r<0.08$)与缓冲区校正法的效果相似,在尺度较大时效果要优于缓冲区校正法,更接近理论值;而缓冲区校正法始终低估 K 函数值(图 8.2)。

8.2.3.2　空间随机分布的模拟结果

当点过程的密度为 10 且研究尺度较小时,未校正的 K 函数值与加权校正法和缓冲区校正法的结果相近。当研究尺度较大时,未校正的 K 函数值要优于 2 种校正方法;当点过程的密度分别为 100,500 和 1000 时,未校正的 K 函数值明显偏离理论值,并且研究尺度越大,偏离越明显,效果越差;而加权校正法在点过程密度为 100 且研究尺度较小(如 $r<0.18$)的情况下与缓冲区校正法的效果相近,在研究尺度较大时效果要优于缓冲区校正法,在点过程的密度为 500 和 1000 的情况下;加权校正法的 K 函数值与理论值基本重合,缓冲区校正法的效果稍差,并且密度越大,缓冲区校正法的偏离越小(图 8.3)。

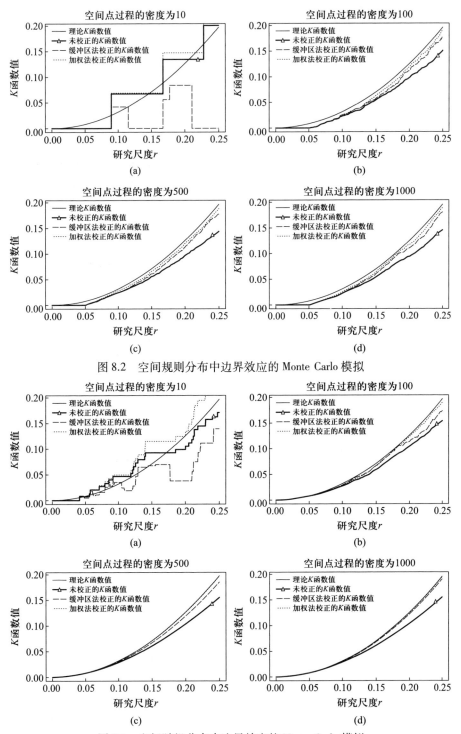

图 8.2 空间规则分布中边界效应的 Monte Carlo 模拟

图 8.3 空间随机分布中边界效应的 Monte Carlo 模拟

8.2.3.3 空间聚集性分布的模拟结果

当点过程的密度为 10 且研究尺度较小时，未校正的 K 函数值与加权校正法和缓冲区校正法的结果接近。当研究尺度较大时，未校正的 K 函数值要优于 2 种校正方法，更接近于理论值；当点过程的密度分别为 100，500 和 1000 时，未校正的 K 函数值明显偏离理论值，并且研究尺度越大，偏离越大，效果越差。而加权校正法在三种情况下均与理论值基本重合，效果最好，缓冲区校正法的 K 函数值在研究尺度较小时与理论值基本重合，效果较好，但随着研究尺度的增大开始偏离理论值，在点过程的密度为 100 和 1000 时，高估 K 函数值，点过程的密度分别为 500 时，低估 K 函数值（图 8.4）。

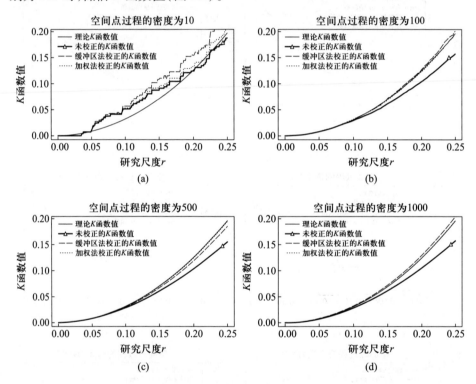

图 8.4 空间点聚集性分布中边界效应的 Monte Carlo 模拟

8.2.4 贵池区急性血吸虫病例的空间分布状态

在距离 r 的取值范围内，G 函数始终位于 Monte Carlo 模拟的空间随机分布的伪可信区间上方，F 函数位于空间随机分布的伪可信区间下方，J 函数值始终小于1,并且位于空间随机分布的伪可信区间下方,K 函数值始终位于空间随机分布的伪可信区间上方,四个指标的统计推断结果一致,均表明贵池区急性血吸虫病例在距离 r 的取值范围为空间聚集性分布(图8.5)。

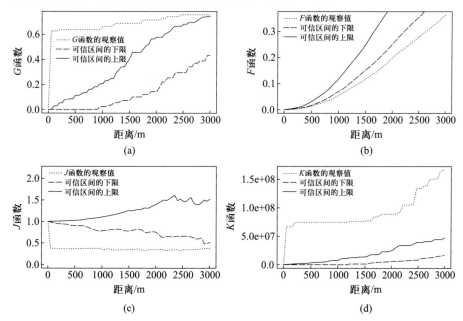

图 8.5 贵池区急性血吸虫病例空间分布状态的分析结果

8.2.5 Cuzick-Edwards 法的分析结果

Cuzick-Edwards 法的分析结果表明,贵池区急性血吸虫病例具有显著的全局空间聚集性(global spatial clustering)。从表8.1可以看出,k 值不同,聚集性的结果有所不同,似乎 $k=6$ 比 $k=1$ 有更大的聚集性,提示了正确选择 k 值的重要性。

表 8.1 贵池区急性血吸虫病例的 Cuzick-Edwards 法的分析结果

统计量[*]	k 阶邻近关系					
	1	2	3	4	5	6
T_k	60	119	170	224	281	343
$E(T_k)$	41.25	82.50	123.75	164.99	206.24	247.49
$V(T_k)$	22.83	47.91	77.24	110.44	142.53	170.36
Z	3.92	5.27	5.26	5.61	6.26	7.32
P	4.35E−05	6.69E−08	7.09E−08	9.84E−09	1.9E−10	1.26E−13

* T_k:观察的 1st, 2nd, ⋯, 6th NN 病例对; $E(T_k)$:在无效假设下,T_k 的期望值; $V(T_k)$: T_k 的方差; $Z=$ ($T_k - E(T_k)$)/sqrt($V(T_k)$)。

8.2.6　基于点过程一阶属性法的分析结果

通过基于似然比的交互验证方选择最优光滑参数,确定值为 0.07,与最小平方交互验证法和加权最小平方交互验证法的结果一致,0.07 用于后续的分析(图 8.6)。

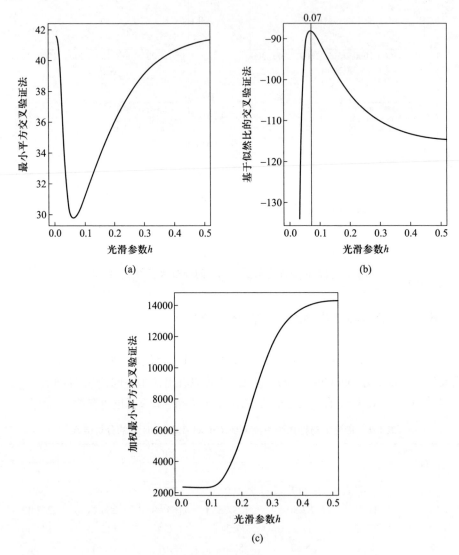

图 8.6　核函数最佳光滑参数的分析结果

　　病例和对照的核密度估计结果显示两者的空间分布不同,病例的高风险区域位于秋浦河和长江的交界处,另外还有 4 个中等风险的区域,分别位于东北、东南、西部以及中部,而对照的高风险区域在病例图中并不是高风险区域,提示准确地估计急性血吸虫病例发病风险的空间变异必须考虑由对照所反映的风险人群的空间异质性分布(图 8.7)。

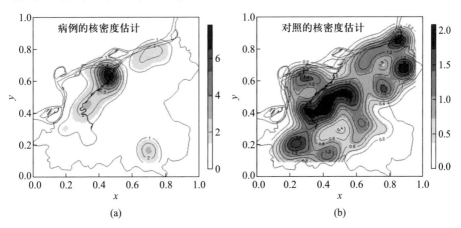

(a)　　　　　　　　　　　　　　　(b)

图 8.7　病例和对照的核密度估计结果

　　图 8.8 的基于核密度比和核密度差的二维相对危险度表面和二维超额危险度表面的分析结果进一步解决了上面的问题。二维相对危险度表面发现了 3 个高风险区域,分别位于北部、西部和东南,以及几个中等风险的区域,但是经过统计学检验,仅有 2 个高风险区域有统计学意义(红色的 95% P 值轮廓线表示)。二维超额危险度表面也探测到了 2 个有统计学意义的高风险区域,绿色的 2 倍标准差轮廓线表示,其位置与二维相对危险度表面发现的有统计学意义的高风

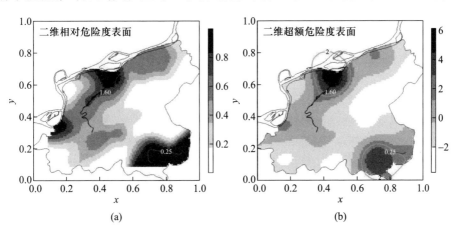

(a)　　　　　　　　　　　　　　　(b)

图 8.8　二维相对危险度表面和二维超额危险度表面的分析结果(参见书末彩插)

险区域一致,但范围稍大一些。

8.2.7 基于点过程二阶属性法的分析结果

当研究距离 r 小于 13000 m 左右时,K 函数差法和 K 函数比法均显示贵池区急性血吸虫病例具有聚集性(general clustering),观察值始终位于可信区间的上方,并且聚集性先增大后减少;而当研究尺度大于 13000 m 时,K 函数差法和 K 函数比法均显示急性血吸虫病例为空间随机分布,观察值始终位于可信区间的内部(图 8.9)。

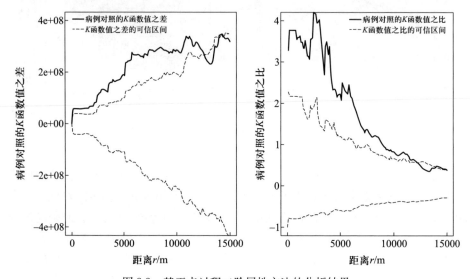

图 8.9 基于点过程二阶属性方法的分析结果

8.2.8 空间动态窗口扫描统计量法的分析结果

空间动态窗口扫描统计量法发现了两个有统计学意义的聚集簇(表 8.2),并在图 8.10 中用蓝色表示。最可能聚集簇的中心位置为东经 117.43°,北纬 30.67°,聚集半径为 5.63 km,包含 25 例急性血吸虫病例,期望病例数为 12.5 例(RR = 2.43,P = 0.001);其他可能聚集簇的中心位置为东经 117.71°,北纬 30.36°,聚集半径为 9.74 km,包含 10 例急性血吸虫病例,期望病例数为 5 例(RR = 2.14,P = 0.07),后者的检验结果由于偏于保守以及 P 接近 0.05,所以也作为有统计学意义的结果进行分析。

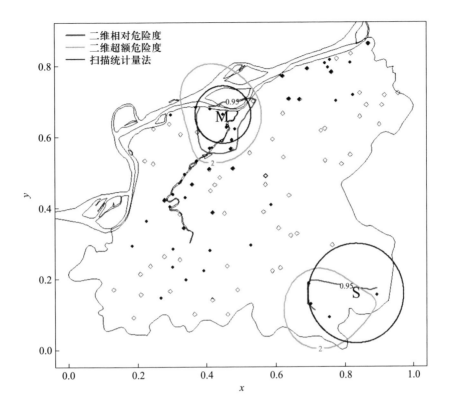

图 8.10 空间动态窗口扫描统计量法与两种核密度法分析结果的叠加图（参见书末彩插）

表 8.2 贵池区急性血吸虫病例聚集性的圆形窗口扫描统计量的分析结果

类型*	聚集簇内包含的村	聚集中心（经度,纬度）/(°)	半径/km	观察病例数	期望病例数	相对危险度（RR）	对数似然比（LLR）	P值
M	长乐村、民生村、梅里村、玉楼村、孔井村、中河村、长岗村、南湖村、普庆村	(117.43, 30.67)	5.63	25	12.5	2.43	19.56	0.001
S	百安村、曹村村、石门村、花庙村、棠溪村、留田村、双合村	(117.71, 30.36)	9.74	10	5	2.14	7.25	0.07

*M 为最可能聚集簇（most likely cluster）；S 为其他可能的聚集簇（secondary likely cluster）。

将空间动态窗口扫描统计量法的两个有统计学意义的聚集簇与核密度比法和核密度差法的结果的叠加显示它们探测到的有统计学意义的聚集簇的空间位置一

致,一个位于秋浦河与长江的入口处,一个是位于贵池区的东南部(图8.10)。

表 8.3 的椭圆形窗口扫描统计量的分析结果显示,最终确定的最佳窗口形状仍然为圆形窗口,由于椭圆形扫描统计量法在对于圆形或其他紧凑聚集簇(compact cluster)的分析效能偏低(Kulldorff,2006),因此结果仍然以图 8.10 的圆形窗口扫描统计量法的分析结果为准。

表 8.3　贵池区急性血吸虫病例聚集性的椭圆形窗口扫描统计量法的分析结果

类型[*]	聚集簇内包含的村	聚集中心(经度,纬度)/(°)	长/短轴/km	窗口形状	观察病例数	期望病例数	相对危险度	LLR[*]	P
M	长乐村、民生村、梅里村、玉楼村、孔井村、中河村、长岗村、南湖村、普庆村	(117.43, 30.67)	5.64/5.64	圆形	25	12.5	2.43	19.56	0.001
S	百安村、曹村村、石门村、花庙村、棠溪村、留田村、双合村	(117.71, 30.36)	9.76/9.76	圆形	10	5	2.14	7.25	0.14

　*M 为最可能聚集簇(most likely cluster);S 为其他可能的聚集簇(secondary likely cluster);LLR 为对数似然比(log-likelihood ratio)。

8.3　讨　　论

过去,对于收集的像急性血吸虫病例这样的点数据,通常用标点地图来描述病例个体所在空间位置的相对关系,即空间点模式分布图,然后应用一些理论分布模型(如负二项分布)(陈峰,1996;杨树勤,1996)和与距离无关的分布型指数(薛付忠,2000)进行病例空间分布状态的判定,优点是计算简便,但结果常会产生一些偏差,甚至互相矛盾,这就需要多种结果互相验证(金则新,1997),并且受所选样方大小(quadrat,即病例合计的方式)的影响,而薛付忠等(2000)提出的量化指标没有考虑邻近病例之间可能存在的空间自相关性和边界效应的影响以及通过正方形网格进行病例频数的合计时损失了有用的研究信息,使分析结果有所偏倚;张玉军等(2001)认为空间点模式数据只能定性描述疾病空间分布状态,不能进行定量化分析。

本研究以安徽省池州市贵池区为研究现场,对该区的急性血吸虫病例进行空间描述性分析,并建立相应的分析指标体系;探讨贵池区急性血吸虫病例的空间分布状态,并建立相应的量化分析技术,一方面解决了点模式数据的定量化分析问题,另一方面也克服了薛付忠等提出的量化指标存在的问题(薛付忠,2000);在校正风险人群空间分布状态影响的基础上,从多个不同角度探讨贵池区急性血吸虫病例的空间聚集性,我们知道经典统计学中的一些方法(如 K-means 聚类),可以对数据的非空间属性进行聚集分析,揭示潜在的有用信息,但对于空间数据而言,由于其忽略了数据间的空间相关性,因此应用其分析空间数据的聚集性问题,结果可能有所偏差,存在一定的误导性(Brimicombe,2007)。我们基于现代空间信息技术由浅入深、逐步准确地探测到了血吸虫病的高风险区域,并建立了具有指导性的空间分析思路与方法,为当地血吸虫病防治工作提供了具有实际意义的指导作用。

8.3.1 贵池区急性血吸虫病例的流行特征和空间描述性分析

2002 年贵池区急性血吸虫病例急剧增多主要是因为当年发生洪涝灾害,接触疫水的人数增加所致,而 2006 年急性血吸虫病例减少,可能与 2006 年秋浦河流域综合治理项目的实施和自然干旱有关。在不考虑自然灾害的情况下,从非空间的角度分析认为各年度血吸虫病疫情相对稳定(倪映,2006)。

从流行病学的角度对贵池区急性血吸虫病例的一般性描述发现,其人口学特征(如性别、年龄和职业)在 6 年间变化无统计学差异,提示了血吸虫病的社会学因素由于多年的血防控制变得相对稳定,很难进一步控制,这也预示着要进一步更好地控制血吸虫病,可能需要更多地关注自然因素(如针对钉螺的控制);感染方式主要是游泳和务农,这主要与当地的经济条件有关,当地经济的发展将有利于减少这部分的病例发生。

通过对急性血吸虫病例空间分布的集中趋势分析发现,2002 年的发病中心相对于 2001 年明显偏离秋浦河,其原因可能是 2002 年发生的洪涝灾害导致远离秋浦河的感染血吸虫病的绝对人数增多;而 2006 年的发病中心相对于 2005 年也远离秋浦河,则可能是 2006 年贵池区在秋浦河流域实施了综合治理项目以及自然干旱的原因,使得秋浦河流域的急性血吸虫病例数减少,其他位置发生的病例数相对地增加;总体上看,可以认为随着血防控制措施的实施和秋浦河流域综合治理项目的实施,贵池区血吸虫病的控制措施起到了一定的效果,但急性血吸虫病例的发病中心有南移趋势,应引起重视。通过对急性血吸虫病例空间分布的离散趋势分析,除 2003 年外,其他 5 年标准差椭圆的长轴均与秋浦河的方向相近,提示了秋浦河在贵池区血吸虫病防治上的重要性,这同样被标准差椭圆表示的急性血吸虫病例总的离散程度的区域所指示;而 2003 年标准差椭圆的长轴大致沿与秋浦河垂直的方向,原因可能是 2002 年秋浦河发生洪涝灾害,使得对其治理工作加大,导致 2003 年秋浦河流域的病例数减少,而其他方向上的病例数相对增加所致,之后秋浦河的治理工作有所忽视,病例又多散发在秋浦河流域,标准差椭圆的长轴又沿秋浦河的方向;另外,2001 年、2003 年、2004 年和 2005 年的急性血吸虫病例数相当,但离散程度不同,2003 年的加权标准差椭圆明显不同,原因可能是 2002 年洪涝灾害使得随后的血防治理工作的加大所致,而其他三年的加权标准差椭圆的长轴方向相似,短轴呈现先增加后减少的变化,说明急性血吸虫发病的集中—发散—再集中的变化。对于不同疾病,集中表明该病危险因素分布局限,短期内可以控制或局部消除该病,发散预示着疾病控制难度大。基于该思想,对于不同疾病的比较可以优先选择危害严重且容易控制的病种进行控制,达到卫生资源的合理配置;而对于同一疾病,则可以通过加权标准差椭圆短轴的变化评价疾病防治效果的变化,对长轴的分析可以为探讨疾病的危险因素提供更加直观清晰的线索,为深入研究提供研究假设。

　　2005 年,我国开始对急性血吸虫疫情实行“周报告、零报告制”,要求各地通过传染病监测网络直报系统上报急性血吸虫疫情(郑浩, 2006),为急性血吸虫资料的收集提供了便利,为及时掌握急性血吸虫疫情并作出决策提供了可能,但是目前对于急性血吸虫资料的利用还仅限于经典统计学的分析,如人群分布、时间分布以及空间分布的简单描述性分析,没有充分利用急性血吸虫疫情的资料,本研究结果将为进一步挖掘急性血吸虫疫情资料所包含的信息以及不断完善急性血吸虫疫情监测网络起到一定的启发作用。

8.3.2　血吸虫病的空间分布状态研究

　　经典统计学的数据分析中通常不涉及“空间”的概念,因此不存在边界效应对分析结果的影响,本研究对空间分析中的重要概念“边界效应”及 2 种校正方法进行了探讨。理论上,边界效应的校正方法有很多,比较常用的有环形卷曲边界效应校正法(toroidal wrapping method)、缓冲区校正法和加权校正法等。Haase(Haase, 1995)研究认为,环形卷曲边界效应校正法对于非随机分布的空间点模式分析的结果有偏倚,校正边界效应的效果较差。本研究通过模拟不同的空间点模式分布研究边界效应,并对 2 种常用校正方法(缓冲区校正法和加权校正法)进行了比较。从模拟结果看,认为:①对于不同的空间点模式分布,当点过程的密度(即研究区域的事件密度)较低时,边界效应的作用很小,加权校正法可能由于引进的研究区域外事件的估计信息在罕见事件的情况下准确度不高导致分析结果的准确性降低;缓冲区校正法由于进一步降低了事件数而导致样本量太小,结果的准确性降低,此时可以考虑不进行边界效应的校正。②对于不同的空间点模式分布,当研究区域的事件密度较高时,边界效应的作用很大,如果不进行校正则分析结果明显偏离理论值,并且研究尺度越大,偏离越明显,而加权校正法在尺度较小时与缓冲区校正法的效果相近,在尺度较大时效果要优于缓冲区校正法,如果研究结果比较关注大尺度的分析结果,那么加权校正法的分析结果更加可靠,如果不是特别关注大尺度的分析结果,那么2种校正方法的效果均较好。总体上看,加权校正法的效果较好,不仅可以充分利用所有研究事件的信息,而且可以进行大尺度研究,便于全面掌握研究区域内事件的各种特征,建议在点模式分析时使用加权校正法校正边界效应。由于不同的边界效应校正方法对同一个数据的分析结论可能不同甚至完全相反,因此在点模式分析时建议最好注明边界效应的校正方法。

本研究首次完整地总结了点模式分析中疾病空间分布状态的4个量化统计指标,它们不仅可以应用于血吸虫病的研究中,而且在其他疾病的研究中也取得了很好的效果,如 Munch 等(Munch, 2003)通过 K 函数等点模式分析技术探讨了结核病高发地区病例的空间分布状态,发现了病例的空间聚集现象,认为该方法可能是进一步阐明结核菌传播机制的新方法。而本研究对贵池区急性血吸虫病例空间分布状态的研究结果表明,其分布具有空间聚集性,这与急性血吸虫病例的发生必须有疫水接触史、病例可能集中分布在疫水周围的流行病学特征相符合,为进一步寻找高危险的环境提供了初步的证据,但这只是初步的分析结果,因为该聚集性可能是由于风险人群的聚集性分布所引起,因此在后面的部分将对其进一步地深入分析。

8.3.3 血吸虫病的空间聚集性分析

本研究应用了不同的疾病聚集性方法从不同角度全面地分析探讨了贵池区急性血吸虫病例的空间聚集性,通过抽取对照的方法在考虑了风险人群空间异质性的基础上进行分析,结果比前一部分的应用 G、F 等函数单独地从疾病角度进行分析更进一步,对于急性血吸虫病例是否有聚集性,聚集的位置和区域范围进行了回答。

Cuzick-Edwards 法显示急性血吸虫病例具有显著的空间聚集性,并提示了选择合适 K 值的重要性,但是通常最佳的 K 值是不知道的,因此建议用于初步的探索性研究疾病的空间聚集性;对于基于点过程二阶属性的 K 函数法,其中基于相加模型的 K 函数差法应用较广,但急性血吸虫病例的理论模型并不知道,为了避免由于模型的错误指定而可能产生的误导性结果,我们又发展了基于相乘模型的 K 函数比法进行分析,并与 K 函数差法的结果进行比较验证,两者的结果一致。在研究距离 r 处于 13000 m 左右时,分析结果由有空间聚集性变为无空间聚集性。我们知道急性血吸虫病例的空间分布是不变的,其变化的原因是研究尺度即研究距离 r 的变化导致了分析结果的不同,因此在空间分析中应特别注意研究尺度的选择,尺度问题是空间分析的核心研究之一(Anselin,1999;Atkinson,2000)。而应用 K 函数法可以从不同尺度进行全面分析,对不同尺度研究结果的关注可以避免对因果关系的错误理解(蔡运龙,2004),更有助于我们对分析结果的讨论。当同一疾病的聚集性分析结果不同时,注意可能的原因之一是研究尺度不同,忽略了不同研究尺度对研究结果的影响可能产生错误的结论(蔡运龙,2004),而 13000 m 可能是研究血吸虫病空间聚集性的一个临界尺度,当研究尺度超过 13000 m 时,不利于血吸虫病的聚集性分析以及聚集区域的探测。Cuzick-Edwards 法和基于点过程二阶属性的 K 函数法比前一部分单纯从病例角度分析进了一步,结果更加可靠,回答了总体聚集性(global clustering)的问题,缺点是没有指出病例聚集的具体位置。

基于点过程一阶属性的基于核密度估计的方法和空间动态窗口扫描统计量法则可以进一步指出病例聚集的具体空间位置,回答了局部聚集性的问题(local clustering),它们的分析结果基本一致,都探测到两个共同的有统计学意义的聚集簇的空间位置,一个位于秋浦河与长江的入口处,一个是位于贵池区的东南部,经现场调查,前者主要是由于难以控制的水位所引起,后者则是当地居民农业耕作的引水灌溉导致,这两个公共的高风险区域毫无疑问应该引起血吸虫病防治工作者的重视。对于核密度估计而言,光滑参数的选择对于密度估计结果的影响是非常大的(Silverman,1986),我们应用基于似然比的交互验证方法、最小平方交互验证方法和加权最小平方交互验证方法进行分析,确定最佳光滑参数,三种方法的结果一致,研究中采用的是联合密度估计,光滑参数的选择可能不像单密度估计那样敏感(Kelsall,1995);另外,边界效应在核密度估计中是有影响的,但对于核密度比和核密度差的方法而言,边界效应可能由于比和差的运算有所抵消,其作用可能是比较小的(Bithell,1990),当然这需要进一步的数学方面的理论证明。对于空间动态窗口扫描统计量法而言,目前只能应用圆形和椭圆形两种扫描窗口。以往的研究表明,圆形扫描统计量法对于很多疾病的聚集性分析都是适用的(Cousens,2001;Fevre,2001;Mostashari,2003),而根据本研究的分析结果,当聚集簇的“真实窗口”不是圆形时,圆形扫描统计量法也是可以准确探测到的,其结果具有一定的稳健性。虽然,空间动态窗口扫描统计量法在理论上效能是最高的(Perez,2002),但由于其能实际应用的扫描窗口仅限于圆形和椭圆形,而实际情况下疾病的聚集模式是非常复杂的,所以我们建议同时应用多种不同的空间聚集性分析方法进行分析比较、相互验证,以全面了解疾病的空间聚集性(Ward and Carpenter,2000;Zhang et al.,2008)。

参 考 文 献

蔡运龙，陆大道，周一星，等.地理科学的中国进展与国际趋势[J].地理学报,2004, 59 (06):803-810.

陈峰，杨树勤，吴艳乔.PP 分布、PB 分布及其应用——疾病的统计分布(三)[J].中国卫生 统计,1996, 13(04):6-8.

方立群，曹务春，吴晓明，等.应用地理信息系统分析中国肾综合征出血热的空间分布[J]. 中华流行病学杂志,2003, 24(04):265-268.

方立群，李承毅，杨华，等.应用地理信息系统研究我国肾综合征出血热疫区类型与主要宿 主动物构成的关系[J].中华流行病学杂志,2004, 25(11):929-933.

胡晓抒，周晓农，孙宁生，等.江苏省恶性肿瘤分布态势地理信息系统的空间分析[J].中华流 行病学杂志,2002, 23(01):73-74.

金则新.浙江天台山七子花种群结构与分布格局研究[J].生态学杂志,1997, 16(04):15-19.

倪映，张志杰，彭文祥.2001—2005 年安徽贵池区急性血吸虫病的流行特点[J].热带病与寄 生虫学,2006, 4(02):105-106.

汪天平，陈更新，操治国，等.安徽省池州市贵池区实施以传染源控制为主的血吸虫病综合 防治策略效果评价[J].中国血吸虫病防治杂志, 2009(04):250-258.

夏聪聪，何宗贵，陈更新，等.1991—2011 年池州市贵池区血吸虫病疫情趋势分析[J].中国 血吸虫病防治杂志, 2016:1-4.

肖广宜，柯永文，韩世民，等.2002—2006 年池州市贵池区急性血吸虫病疫情分析[J].寄生 虫病与感染性疾病, 2007(02):69-71.

薛付忠，王洁贞，谢超，等.疾病空间分布状态的量化统计指标研究与应用[J].中国卫生统 计,2000, 17(03):146-150.

杨树勤.β-二项分布及其医学应用——疾病的统计分布(二)[J].中国卫生统计 1996,13 (02):10-13.

张玉军，陈珂忠，薛付忠，等.地理抽样单元面积对疾病空间分布量化指标的影响[J].预防 医学文献信息,2001, 7(06):613-615.

张利娟，徐志敏，钱颖骏，等.2015 年全国血吸虫病疫情通报[J].中国血吸虫病防治杂志, 2016(06):611-617.

张世清，高凤华，何家昶，等.2004—2014 年安徽省血吸虫病疫情分析[J].中国血吸虫病防 治杂志, 2015(03):235-240.

郑浩，李石柱，王汝波，等.2005 年全国急性血吸虫病疫情[J].中国血吸虫病防治杂志, 2006, 18(06):442-444

Anselin L.The future of spatial analysis in the social sciences[J]. Geograph Info Sci,1999, 5(2): 67-76.

Atkinson PM, Tate NJ.Spatial scale problems and geostatistical solutions: a review[J]. Prof Geogr, 2000, 52(4):607-623.

Baddeley A, Turner R.Spatstat: an R package for analyzing spatial point patterns[J]. J Stat Softw, 2005, 12(6):1-42.

Bithell JF.An application of density estimation to geographical epidemiology[J]. Statist Med,1990, 9(6):691-701.

Bowman AW, Azzalini A. Applied Smoothing Techniques for Data Analysis: The Kernel Approach with S-PLUS Illustrations[M].New York: Oxford University Press,1997.

Brimicombe AJ.A dual approach to cluster discovery in point event data sets[J]. Comput Environ Urban Syst,2007, 31(1):4-18.

Clark AB, Lawson AB. An evaluation of non-parametric relative risk estimators for disease maps [J]. Comput Stat Data Anal,2004, 47(1):63-78.

Cousens S, Smith PG, Ward H, et al. Geographical distribution of variant Creutzfeldt-Jakob disease in Great Britain, 1994-2000[J]. Lancet,2001, 357(9261):1002-1007.

Diggle PJ. Statistical analysis of spatial point patterns (2nd Ed.)[M]. London: Edward Arnold Publishers,2003.

Fevre EM, Coleman PG, Odiit M, et al.The origins of a new Trypanosoma brucei rhodesiense sleeping sickness outbreak in eastern Uganda[J]. Lancet,2001, 358(9282):625-628.

Gryseels B, Polman K, Clerinx J, et al. Human schistosomiasis[J]. Lancet, 2006,368(9541): 1106-1118.

Haase P. Spatial pattern analysis in ecology based on Ripley's K-function: Introduction and methods of edge correction[J]. J Veg Sci,1995, 6(4):575-582.

Hoar BR, Chomel BB, Rolfe DL, et al.Spatial analysis of Yersinia pestis and Bartonella vinsonii subsp berkhoffii seroprevalence in California coyotes (Canis latrans)[J]. Prev Vet Med,2003, 56(4):299-311.

Kelsall JE, Diggle PJ.Nonparametric estimation of spatial variation in relative risk[J]. Stat Med, 1995, 14(21-22):2335-2342.

Kulldorff M. SaTScan User Guide for version 7.0[EB].2006. http://www.satscan.org/.

Levine N. CrimeStat: A Spatial Statistics Program for the Analysis of Crime Incident Locations (v3.0)[EB]. Ned Levine & Associates, Houston, TX, and the National Institute of Justice, Washington, DC,2004.

Mostashari F, Kulldorff M, Hartman JJ, et al.Dead bird clusters as an early warning system for West Nile virus activity[J]. Emerg Infect Dis,2003, 9(6):641-646.

Munch Z, Van Lill SWP, Booysen CN, et al.Tuberculosis transmission patterns in a high-incidence area: a spatial analysis[J]. Int J Tuberc Lung Dis,2003, 7(3):271-277.

Perez AM, Ward MP, Torres P, et al. Use of spatial statistics and monitoring data to identify clustering of bovine tuberculosis in Argentina[J]. Prev Vet Med,2002, 56(1):63-74.

Silverman BW. Density Estimation for Statistics and Data Analysis[M].London: Chapman and Hall,1986.

R Development Core Team. R: a language and environment for statistical computing[EB].R Foundation for Statistical Computing, Vienna, Austria,2007.

Ross A, Li YS, Sleigh AC, et al. Schistosomiasis control in the People's Republic of China[J].
　　Parasitology Today, 1997,13(4):152−155.

Ward MP, Carpenter TE. Techniques for analysis of disease clustering in space and in time in
　　veterinary epidemiology[J]. Prev Vet Med,2000,45(3−4):257−284.

Zhang ZJ, Carpenter TE, Chen Y, et al. Identifying high-risk regions for schistosomiasis in Guichi,
　　China: a spatial analysis[J]. Acta Tropica, 2008, 107(3):217−223.

第9章

点模式数据的风险因素分析及预测研究：以全球禽流感 H5N1 数据为例

　　H5N1 病毒于 1996 年在我国广东从病鹅中首次被分离出来，疫情传播迅速，2003—2004 年扩散到东南亚，包括泰国、越南、印度尼西亚以及我国其他省份（Tiensin，2005），之后疫情范围进一步扩大并呈现大暴发的趋势，席卷了中亚、欧洲、非洲、中东等地区，在家禽和野生鸟类中造成了全球性大流行，目前已有 60 多个国家遭受 H5N1 病毒的侵袭（Alexander，2007）。水禽作为禽流感病毒的自然宿主，通常不表现出感染的临床疾病（Tang，2009）而是突然死亡（Siengsanan，2009），死亡率高达 100%，且病毒对人类同样产生高致病性，死亡率可高达 60%（张人杰，2014），已引起了严重的经济损失和公共健康问题。2004 年 1 月，泰国第一次出现 HPAIV H5N1，疫情暴发波及泰国 60 个省份，导致超过 6000 万只禽类遭到扑杀，并随后连续发生了 5 次流行波（Tiensin，2005）。

　　在检测出 H5N1 病毒的地区，许多国家都成功将其控制，另外一些国家则尽管实施了显著的控制措施，但是仍面临流感疫情周期性复发的现状（Li，2011）。一个核心问题是要了解有利于病毒持续复发的因素。然而，影响病毒发生和传播的因素是复杂多样的，已经被广泛争论，但是还没有形成统一、定量地分析，影响 H5N1 的传播过程仍然是不清楚的。大多数研究主要研究社会-环境因素（如家禽贸易模式、家禽密度、活禽市场、人为影响、温度、紫外线辐射、海拔以及归一化植被指数）和 H5N1 发生及分布的关系（Chumpolbanchorn，2006；Gilbert，2006a；Sims，2007；Williams，2009），很少考虑到卫生-经济因素（如婴儿死亡率、国内生产总值等）对 H5N1 的影响，且研究主要基于小尺度［我国香港地区（Kung，2007）、泰国（Tiensin，2005）、越南（Pfeiffer，2007）］或者相对较短的时间跨度［（2005—2006 年（Gilbert，2006b）］的研究，忽略了 H5N1 跨区域全球传播的特性。

本研究以 2003 年 12 月至 2009 年 12 月全球野鸟的 HPAIV H5N1 暴发疫情空间 Logistic 自回归模型为基础,与气象环境、地形以及社会经济等影响因素数据相结合建立地理信息空间数据库,应用空间 Logistic 自回归模型(spatial auto-logistic regression model)探讨禽流感疫情的发生与影响因素的统计关系,以期确定高风险因素,并预测 H5N1 疫情暴发的概率,识别高风险区域,从而为及时有效地预防禽流感,采取有针对性地控制措施、合理配置卫生资源提供科学依据。

9.1　数据来源与分析方法

9.1.1　研究现场

本研究区域为全球地区,由于美洲大陆没有疫情发生,在地图上将其删去。数字化电子地图来自全球行政区域①(global administrative areas),采用的地理坐标系统为 GCS_WGS_1984,投影坐标系统为 World_Robinson。

9.1.2　资料收集

9.1.2.1　禽流感 H5N1 疫情数据的收集

数据资料为 2003 年 12 月至 2009 年 12 月世界动物卫生组织(office international des epizooties, OIE)和联合国粮食与农业组织(food and agriculture organization, FAO)的禽流感疫情监测报告中野鸟的 HPAIV H5N1 暴发疫情数据。

OIE 的 HPAIV H5N1 暴发疫情数据收录在世界动物健康信息数据库中,以 PDF 格式呈现。2006 年 1 月—2009 年 12 月的数据是可获取的,下载数据经过两遍核查录入,保证信息的一致性。OIE 关于 2003 年 12 月—2005 年 12 月的数据是缺失的,这期间的暴发信息需要从相关文章中人工提取。

FAO 的 HPAIV H5N1 暴发数据来自全球动物疾病信息系统,该系统收集各种来源的疾病信息包括官方组织(如世界卫生组织、国际兽疫局、欧盟等)、非官方组织(国家项目报告或现场任务报告)以及媒体报道和传播报告等(Newman, 2012),所有的信息都经过核对。疫情暴发记录的属性包括观察时间及发生地点等信息。全球动物疾病信息系统提供的 HPAIV H5N1 日期范围为 2004 年 1 月 1 日—2009 年 12 月 31 日。2004 年之前的数据由 Butler 提供(Butler, 2006)。

---

① http://www.gadm.org/world

9.1.2.2　禽流感 H5N1 疫情数据的匹配和整合

两个数据库疫情记录均不完整,是有缺失的,需将其合并,以获得更为完整的信息。至少有一个个体在一天之内的行政单元感染 HPAIV H5N1,不管临床症状是否表达,被定义为一次 H5N1 疫情暴发(Zhang, 2010)。在数据的处理过程中,首先将 OIE 和 FAO 数据库中的发生在同一天、同一行政单元的多次暴发分别合并为一次暴发。暴发的地点坐标为行政单元的中心。两个数据库的整合依据是一次暴发的时间属性(观察/暴发时间)和空间属性(暴发的行政单元),并记录匹配度:C 表示时间和空间属性完全匹配,A 表示空间属性匹配和时间属性小于等于 7 天,N 表示空间属性不匹配和时间属性大于 7 天,并且匹配过程进行了三次检查以确保准确度。两个数据库中相关数据的具体整合方法见已经发表的文献(Zhang, 2010)。

数据库属性包括疫情发生的地理位置(包括大洲、国家、地区等不同级别)、开始日期、结束日期、易感禽数、发病禽数、死亡禽数、扑杀禽数等信息。由于发病禽数、死亡禽数等信息漏报、错报现象严重,导致数据不准确,应用价值不高。因此,我们将每次疫情作为一个事件处理,以空间坐标作为参考的疫情数据在数字化电子地图上可视化显示为点。

9.1.2.3　社会-环境-经济数据

1) 交通数据

从美国地质调查局(United States Geological Survey, USGS)下载全球交通数据,包括公路、铁路、机场,作为衡量鸟类远程运动的指标。在 ArcGIS 10.1 中计算 H5N1 暴发疫情点到各个交通路线的最短距离。

2) 婴儿死亡率数据

从美国国家航空航天局[①](National Aeronautics and Space Administration, NASA)下载婴儿死亡率(infant mortality rates, IMR)数据,其分辨率为 2.5 min。IMR 在本研究中作为衡量一个地区人口健康水平、社会经济发展的指标。根据 H5N1 暴发疫情点提取数据。

---

① http://www.ciesin.columbia.edu/povmap/ds_global.html

3）全球家禽密度数据

从 FAO 网站的地理数据和信息管理系统①（GeoNetwork）下载 2005 年全球家禽密度（global poultry density data，GPDD），根据 H5N1 暴发疫情点提取数据。

4）全球数字高程模型数据

从 USGS 网站的全球土地信息系统②（global land information system，GLIS）下载全球数字高程模型（global digital elevation model，GDEM）数据，分辨率为 1 km。数字高程模型是一些地形资料的集合。有研究（Williams，2009）表明，海拔、坡度与局部地区 H5N1 的发生和传播有显著关系，在本研究我们从全球尺度进一步探讨数字高程模型与 H5N1 发生的关系。根据 H5N1 暴发疫情点提取海拔数据。

5）候鸟迁徙路线

野鸟迁徙路线（wild bird migration routes，WBMR）是鸟类每年从繁殖地移动到非繁殖地，再返回的区域，包括栖息地和饲养地。野鸟迁徙路线电子地图来源于 FAO，在本研究区域共有 5 条迁徙路线，分别为东大西洋迁徙路线、黑海/地中海迁徙路线、东非/西亚迁徙路线、中亚迁徙路线以及东亚/澳大利亚迁徙路线。其迁徙方向是春季向北方迁徙而秋季向南方迁徙（Si，2009），并计算 H5N1 暴发疫情点到迁徙路线的最短距离。

6）陆地表面温度和归一化植被指数

陆地表面温度（land surface temperature，LST）和归一化植被指数（normalized difference vegetation index，NDVI），来自 NASA 和 USGS 提供的 MODIS 数据③，下载数据，并计算 LST 的温差，分辨率为 5600 m，周期为 1 个月；计算 NDVI 的平均值，分辨率为 5600 m，周期为 16 天。H5N1 病毒的生存能力和周围环境的温度密切相关（Hijmans，2005），因此我们选取 LST 作为影响 H5N1 发生和传播的气候指标（Brown，2007）。

---

① http://www.fao.org/geonetwork/srv/en/metadata.show? id = 12720&currTab = simple

② https://lta.cr.usgs.gov/GTOPO30

③ http://wist.echo.nasa.gov/api/

7) 水体数据

水体数据包括河流和湖泊数据,其中河流(Rvier/Stream)数据购买于 USGS;湖泊数据库(global lakes database)来自世界自然基金会①(World Wildlife Foundation,WWF),该数据库主要为大的湖泊。计算 H5N1 暴发疫情点到水体的最近距离。

8) 土地利用与覆盖数据

土地利用与覆盖(land use and land cover,LULC)数据来自欧洲空间局(European space agency,ESA)(http://www.esa.int/due/ionia/globcover),数据分辨率为 300 m,收集时间为 2004 年 12 月—2006 年 6 月。LULC 共有 22 个分类,我们将其合并成 5 类,表示不同的生态系统,来确定哪种分类与 H5N1 的发生关系最密切,分别为农田、耕地(1);森林、灌木(2);湿地、植被(3);城镇、裸地(4);水体及缺失数据(5)。

9) 各国的国内生产总值数据

从国际地球科学信息网络中心②(Center for International Earth Science Information Network,CIESIN)下载各国的国内生产总值(country-level gross domestic product,Country-level GDP),衡量国家经济状况的最佳指标,该数据分辨率为 15 arc-min。

9.1.3 分析方法与软件

9.1.3.1 描述性分析

提取各次疫情暴发的时间和地理位置等有关信息并建立数据库。以全球数字化电子地图为背景,运用 ArcGIS 10.1 软件对禽流感疫情数据进行空间和时间的 H5N1 专题地图绘制,描述流感疫情暴发点的基本信息包括地区分布以及年间分布。

---

① http://www.worldwildlife.org/science/data/globallakes.cfm
② http://www.ciesin.columbia.edu/datasets/downscaled

9.1.3.2 半变异函数

应用半变异函数分析全球禽流感 H5N1 的空间自相关性。半变异函数以区域化变量理论为基础,是探索和量化空间依赖性的统计学方法,对距离越近的事物就越相似这一假设进行量化,若存在空间自相关,则采用空间自回归模型进行统计分析,否则采用传统 Logistic 回归模型。半变异函数在 R 3.6.1 软件中完成。

9.1.3.3 单因素分析

为了消除单位量纲或者极大值的影响,将 13 个影响因素进行标准化,并分别单独纳入模型进行单变量的空间 Logistic 自回归模型,筛选变量,$P<0.1$ 有统计学意义,有统计学意义的将纳入多因素分析;否则,将变量剔除,不纳入后续的模型分析。

9.1.3.4 多因素分析

研究区域共有 1053 个疫情暴发点,按同一国家 1∶4 进行病例-对照随机抽样。将总数据分成三部分,其中 70% 数据用于建模,10% 数据验证模型,从中选出最优模型,20% 数据根据最优模型预测疫情暴发风险。首先用 70% 的数据构建模型,将单因素分析中 P 值最小的变量纳入模型,根据其与其他变量的相关系数大小,依次将具有统计学意义且相关系数最小的变量纳入模型,$P<0.05$,有统计学意义;然后针对每一个建好的模型,用 10% 的数据进行验证。根据 Akaike 信息准则(Akaike Information Criterion, AIC)和曲线下面积(area under the curve, AUC),将 AIC 和 AUC 值相结合来选出最优模型;最后用 20% 数据预测疫情暴发的风险概率。以上过程的实现在 R 3.6.1 软件中完成。

9.2　结　　果

9.2.1　HPAIV H5N1 的全球暴发情况

2003 年 12 月到 2009 年 12 月期间,HPAIV H5N1 断断续续地在全球各地发生,累计共有 1053 次野鸟疫情发生,分布到 42 个国家和地区。对野鸟感染 H5N1 的暴发次数按照不同年份、不同地区进行了统计,见表 9.1。可以看出,H5N1 在时间的分布上,2006 年发生次数最多(552 例),其次是 2007 年(394 例),分别占全部疫情总数的 52.4% 和 37.4%;H5N1 在不同地区的分布极不均

表 9.1   不同年份、不同地区的 HPAIV H5N1 疫情暴发分布情况

流行年	亚洲	欧洲	非洲	合计
2004	27(100%)	0(0%)	0(0%)	27(2.6%)
2005	14(32.6%)	29(67.4%)	0(0%)	43(4.1%)
2006	43(7.8%)	499(90.4%)	10(1.8%)	552(52.4%)
2007	34(8.6%)	315(79.9%)	45(11.4%)	394(37.4)
2008	14(58.3%)	10(41.7%)	0(0%)	24(2.3%)
2009	10(76.9%)	3(23.1%)	0(0%)	13(1.2%)
合计	142(13.5%)	856(81.3%)	55(5.2%)	1053

匀,欧洲发生次数最多(856 例),其次是亚洲(142 例),分别占全部疫情总数的
81.3% 和 13.5%。欧洲、亚洲以及非洲分别有 22 个、16 个、4 个国家发生疫情。

基于空间和时间的 H5N1 专题地图见图 9.1a 和图 9.1b。从图 9.1a 可以看
出,H5N1 禽流感主要发生在亚洲的东南部地区以及亚、欧、非三洲交界地区,非
洲大陆的禽流感分布比较零星、分散,主要在非洲北部和西部地区。从图 9.1b
可以看出,2004 年禽流感主要发生在亚洲的东南地区,包括泰国、日本、柬埔寨
以及我国等国家;2005 年疫情向亚洲西北方向扩散,并波及了东欧地区,包括岛
屿、湖泊和沼泽较多的国家和地区;2006 年,H5N1 禽流感席卷了欧洲、亚洲、非
洲,分布最广泛,在黑海地区、地中海地区以及西欧地区流行;2007—2009 年,禽
流感暴发数明显下降,主要集中在东南亚地区以及非洲东北部地区。

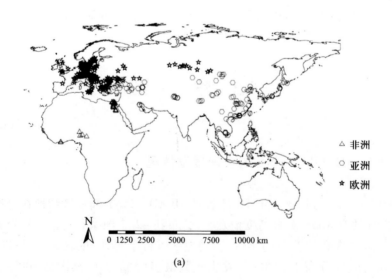

(a)

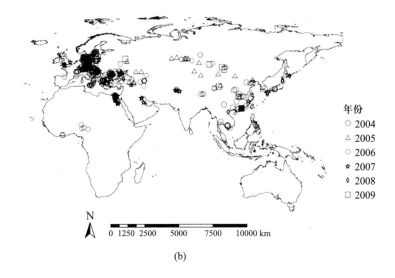

(b)

图 9.1 2003—2009 年全球 HPAIV H5N1 暴发疫情的地区及年间分布图

9.2.2 全球 HPAIV H5N1 的空间自相关性

由图 9.2 可知,全球 HPAIV H5N1 存在空间自相关性,即空间依赖性,随着变程范围的增加,空间依赖性逐渐减小,当变程范围为 82638 m 时,空间依赖性

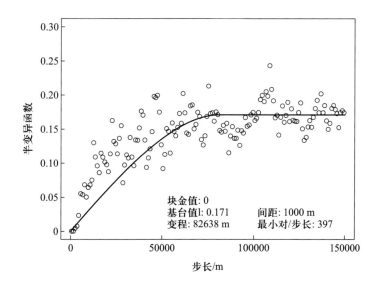

图 9.2 半变异函数图

消失。因此,本研究不能采用传统的 Logistic 回归模型进行危险因素分析,而是加入空间自相关结构进行调整,应用空间自回归模型探索社会-环境-经济变量与 H5N1 发生的关系,并进行发病风险的预测。

9.2.3　最优模型的选择

在单因素分析时,共有 7 个变量有统计学意义(表 9.2),分别为距候鸟迁徙路线最短距离、海拔、婴儿死亡率、距公路最短距离、距铁路最短距离、土地类型和 NDVI,其中 P 值最小的变量为距候鸟迁徙路线最短距离。

表 9.2　空间 Logistic 自回归模型的单因素分析

参　　数	系数	标准误	Z 值	P 值
距候鸟迁徙路线最短距离	0.433	0.042	10.29	<0.001
距公路最短距离	−1.855	0.246	−7.542	<0.001
海拔	0.254	0.032	8.022	<0.001
NDVI(均值)	−0.270	0.046	−5.835	<0.001
距铁路最短距离	−0.187	0.078	−2.402	0.016
婴儿死亡率	0.188	0.037	5.071	<0.001
土地类型 2	−0.475	0.107	−4.422	<0.001
土地类型 3	1.135	0.538	2.109	0.035
土地类型 4	0.745	0.137	5.444	<0.001
土地类型 5	1.422	0.208	6.836	<0.001
国内生产总值	−0.082	0.094	−0.87	<0.001
距河流最近距离	0.007	0.049	0.145	0.884
距湖泊最近距离	0.052	0.048	1.076	0.282
距机场最近距离	−0.084	0.058	−1.438	0.15
全球家禽密度	0.019	0.045	0.415	0.678
陆地表面温度	0.036	0.042	0.872	0.383

进行多因素分析时,首先将距候鸟迁徙路线最短距离变量纳入模型,之后按照与距候鸟迁徙路线最短距离变量相关系数的大小依次纳入新的变量,相关系数最小的先纳入,见表 9.3,则纳入新变量的顺序依次为距公路最短距离、NDVI、海拔、婴儿死亡率、距铁路最短距离、土地类型。每纳入一个新的变量就会产生一个模型,一共有 6 个模型产生,其对应的 AIC 值见图 9.3。

表 9.3 距候鸟迁徙路线最短距离变量与其他变量相关系数的大小

变量	距公路最短距离	NDVI	海拔	婴儿死亡率	距铁路最短距离
相关系数	−0.008	−0.127	−0.201	0.237	0.299

采用10%的数据对6个模型分别进行验证,其对应的 AUC 值见图9.3。AIC 和 AUC 均为判定模型优劣的指标,AIC 值越小,则代表模型拟合效果越好,而 AUC 值越大,则模型预测能力越强。根据两个指标相结合,我们选择模型6为最优模型,其验证的 AUC 值为0.890,说明模型的预测性和稳健性较好。

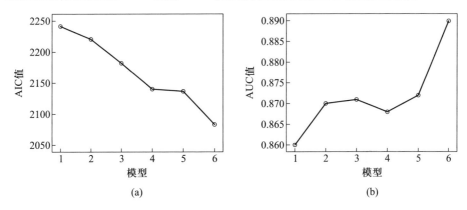

图 9.3 多个模型 AIC 和 AUC 的比较

9.2.4 多因素分析结果

表9.4 为利用最优空间 Logistic 自回归模型进行多因素分析的结果。结果显示,距候鸟迁徙路线最短距离、海拔及婴儿死亡率和 HPAIV H5N1 的发生为有统计学意义的正相关;距公路最短距离、距铁路最短距离及 NDVI 与 HPAIV H5N1 的发生为有统计学意义的负相关。

表 9.4 空间 Logistic 自回归模型的多因素分析

参数	系数	标准误	Z 值	P 值
截距	−2.856	0.121	−23.615	<0.001
距候鸟迁徙路线最短距离	0.383	0.055	6.957	<0.001
距公路最短距离	−1.938	0.293	−6.616	<0.001
海拔	0.191	0.051	3.681	<0.001
NDVI(均值)	−0.142	0.065	−2.186	0.029

226

续表

参数	系数	标准误	Z 值	P 值
距铁路最短距离	−0.394	0.137	−2.879	0.004
婴儿死亡率	0.276	0.056	4.893	<0.001
土地类型 2	−0.266	0.130	−2.046	0.041
土地类型 3	1.606	0.635	2.530	0.011
土地类型 4	1.063	0.193	5.516	<0.001
土地类型 5	1.142	0.316	3.617	<0.001
ArT(自相关结构)	12.931	0.744	17.381	<0.001

9.2.5　HPAIV H5N1 的发病风险预测

HPAIV H5N1 的发病风险预测显示高风险区域主要有南欧的希腊、马其顿、保加利亚、阿尔巴尼亚、斯洛文尼亚和克罗地亚等国家,中欧的德国、瑞士、奥地利、匈牙利,北欧的瑞典和丹麦,亚洲东南部的中国、印度尼西亚、菲律宾及巴布亚新几内亚等国家,另外澳大利亚东北部的一部分区域也显示为高风险区(图 9.4)。ROC 曲线用来判断空间 Logistic 自回归模型的预测效果,见图 9.5,受试者工作特征曲线的 ROC 曲线下面积 AUC 为 0.888,说明预测准确性较高,灵敏度为 75.6%,特异度为 88.6%。

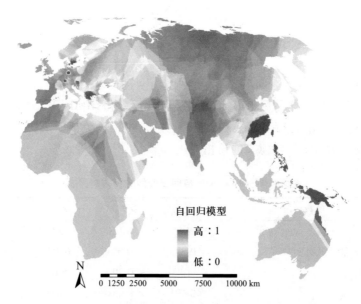

图 9.4　全球 HPAIV H5N1 的空间 Logistic 自回归模型风险概率预测图(参见书末彩插)

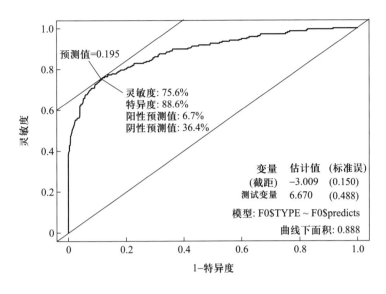

图 9.5　ROC 曲线图

9.3　讨　　论

随着 HPAIV H5N1 的全球大流行,了解 H5N1 疫情发生的影响因素的作用机制是非常重要的,用于识别高风险区域,制定预防措施,从而防止未来疫情的发生(Si,2013)。研究表明,病毒的确立主要受监测和早期检测程度的影响,即受漏报偏倚的影响。禽流感病毒一旦确立,其传播则被认为主要受当地贸易模式、贸易市场的密度、家禽生产结构以及疾病预防控制措施等的影响。而病毒的持久性则认为与家禽相关,因为它们是潜在的病毒储存库(Gilbert,2006a;Hulse-Post,2005;Sturm-Ramirez,2005),大的活禽市场也会影响病毒的持久性(Sims,2007)。然而,HPAIV H5N1 在流行传播过程中,由于各个地区发展的巨大差异的影响,病毒的确立、传播、持久性会有各自的特异性,则不同地区需要制定不同的控制策略。

9.3.1　HPAIV H5N1 的全球暴发情况

从全球禽流感空间分布来看,1053 次禽流感疫情分布到欧洲、亚洲及非洲大陆的 42 个国家和地区,主要发生在亚洲的东南部地区以及亚欧非三洲交界地区,分布范围广泛,说明 H5N1 传播迅速,具有高传染性的流行病学特点(Zhang,

2012)。然而,在不同时期和地理位置,其暴发的规模和强度差异很大。2006 年暴发次数最多,其次是 2007 年;欧洲发生次数最多,其次是亚洲。禽流感暴发起源于东南亚,迅速向西北方向扩散,并波及了欧洲和非洲大陆,暴发在 2006 年达到顶峰,之后疾病暴发明显减少。可能与此时期疾病干预、控制措施在全球范围内得到普及有关(Webby, 2003)。虽然 HPAIV H5N1 暴发的数量随着时间的推移有很大程度地下降,但是空间分布仍然广泛,暗示空间的潜在传播风险并没有相应地减少(Zhang, 2012)。

9.3.2   HPAIV H5N1 的发病风险预测及影响因素分析

图 9.4 显示东南亚地区的高风险区域主要位于我国东南部、越南的东北部、印度尼西亚的东部、菲律宾及巴布亚新几内亚等国家和地区,说明风险以我国东南部为中心沿海岸线向周围国家扩散。在我国东南部,耕作、散养家禽以及经济贸易和活动在禽流感的维护和传播中起了重要作用。危险因素分析显示,距候鸟迁徙路线最短距离、距公路最短距离、NDVI、婴儿死亡率、土地类型以及距离铁路的最短距离均具有统计学意义($P<0.05$),是疾病发生的影响因素,表明距离候鸟迁徙路线、公路、铁路最短距离是 H5N1 广泛传播的潜在因素,这些因素大大增加了 H5N1 发生的风险。另外,H5N1 的发生与距离铁路、公路的最短距离为负相关,说明禽流感通过家禽的生产和贸易传播到周围地区。而 H5N1 的发生与到候鸟迁徙路线的最短距离为正相关,说明鸟类迁徙可能不是引起我国禽流感大暴发和病毒传播的关键因素。Kilpatrick(2006)认为亚洲地区 H5N1 的传播主要与家禽相关。婴儿死亡率为衡量一个国家或地区人口健康水平、社会经济发展及卫生服务水平的敏感指标(杜本峰, 2014;邱琇, 2012),具有统计学意义且与 H5N1 的发生为正相关,说明卫生经济的发展也是影响 H5N1 发生的重要因素。东南亚的其他国家和地区,如我国西北地区包括西藏、新疆及青海北部,马来西亚,老挝,柬埔寨,与这些高风险地区相比,显示有较低的风险,分布模式反映了疾病和当地社会-生态环境异质性的关系。

在东亚和东南亚,大多数城市和国家位于适合人类居住和适宜农业生产的环境地区,也为禽流感的发生、发展提供了条件。在泰国、越南、印度尼西亚和我国南部,水稻种植和家禽养殖是非常流行的,这些受益于水文资源丰富,但是同时也遭受由于快速的人口增长带来的生态环境问题,促进了 H5N1 亚系的建立。另外,方便的交通网络(铁路和公路)对 H5N1 传播和流行也产生了影响,使得禽流感的传播范围更为广泛。在控制策略上,越南主要采取大规模的重复性的疫苗接种活动,并结合其他的控制策略。而泰国则没有实施疫苗接种,将重点放在早期检测、高风险区域的预防运动上,包括登记和监测所有畜群及家禽散养方式的转变(Tiensin，2007)。然而，禽类贸易和候鸟迁徙在流感病毒的发生和大规模传播过程中具有潜在的协同效应，因此，应采取综合性措施以更有利于控制疫情的发生。

风险预测概率结果显示，欧洲地区最大的风险区域位于德国中部和西南部、瑞士北部、瑞典南部、希腊、马其顿等国家和地区，风险从东北向西南逐渐增加，可能与生态环境有关。空间 Logistic 自回归模型分析显示，距候鸟迁徙路线最短距离、距公路最短距离、NDVI、婴儿死亡率、土地类型以及距离铁路的最短距离均有显著统计学意义，是 H5N1 发生的影响因素。而其他的社会环境因素，包括国内生产总值、陆地表面温度、家禽密度以及到河流、湖泊、机场的最短距离没有统计学意义，可能归因于短时间内数据的限制或者数据的缺失值过多。黑海-地中海候鸟迁徙路线和东非-西亚迁徙路线连接了欧、亚、非三大陆，且相关研究表明候鸟感染流感病毒后并不是全部死亡，幸存者感染 7 天后就开始传播病毒，为远距离传播病毒提供了可能(Chen，2006)。距候鸟迁徙路线、铁路、公路最短距离有统计学意义，说明在欧洲地区禽流感大暴发和病毒传播可能与鸟类迁徙及交通运输密切相关。在 2005 年下半年，H5N1 病毒从中亚迅速蔓延到东欧(Gale，2014)。Gilbert(2006b)研究的结论是 H5N1 病毒从俄罗斯和哈萨克斯坦传播到黑海盆地的时间和空间与鸟类秋季沿其迁徙路线播种病毒是一致的。Kilpatrick 等(2006)基于国家尺度的研究表明，在欧洲地区 H5N1 的传播主要基于候鸟迁徙。欧洲一些国家已采取监测候鸟栖息地或者停留地，消除候鸟和家禽的接触等措施来防止疫情的发生。土地类型指标、统计学分析显示，湿地、植被相对于农田、耕地的风险最高，其次为水体。湿地和水体更适合家禽及野鸟的栖息和繁殖，与 H5N1 的发生密切相关(Gilbert，2006a)，因而可促进 H5N1 的传播。

本研究在利用空间 Logistic 自回归模型在识别 HPAIV H5N1 风险相关的社会、环境、经济因素的基础上，进一步预测 H5N1 发生的高风险区域，提示 HPAIV H5N1 空间分布模式反映了疾病和当地社会、经济、生态环境异质性的关系。距候鸟迁徙路线最短距离、距公路最短距离、NDVI、海拔、婴儿死亡率、土地类型以及距离铁路最短距离等因素均具有统计学意义，是疾病发生的影响因素，其中距候鸟迁徙路线、铁路、公路最短距离与禽流感流行和传播密切相关。高风险区主要位于中欧和南欧以及东南亚等地区，是重点监控区域，有利于宏观调控资源的配置，并可指导疫区实施长期有效的防控策略。

参 考 文 献

杜本峰，张寓. 我国婴儿死亡率的计算及其差异分析[J]. 西北人口，2014,35(01):6-12.

邱琇, 沈松英, 冯琼, 等. 广州市 2001—2010 年婴儿死亡率趋势分析及预测[J]. 中华流行病学杂志, 2012, 33(7):754-755.

王增亮. 高分辨率遥感影像在探测湖沼地区钉螺孳生地中的应用[D]. 复旦大学硕士研究生学位论文, 2013.

张人杰, 葛尔佳, 张双凤, 等. 高致病性 H5N1 禽流感全球分布地理信息系统时空分析[J]. 中国公共卫生, 2014, 30(01):26-29.

Alexander D J. Summary of avian influenza activity in Europe, Asia, Africa, and Australasia, 2002-2006[J]. Avian Dis, 2007, 51S(1):161-166.

Brown J D, Swayne D E, Cooper R J, et al. Persistence of H5 and H7 avian influenza viruses in water [J]. Avian Dis, 2007, 51S(1):285-289.

Butler D. Mashups mix data into global service[J]. Nature, 2006, 439(7072):6-7.

Chen H, Smith GJ, Li KS, et al. Establishment of multiple sublineages of H5N1 influenza virus in Asia: implications for pandemic control[J]. P Natl Acad Sci Usa, 2006, 103(8):2845-2850.

Chumpolbanchorn K, Suemanotham N, Siripara N, et al. The effect of temperature and UV light on infectivity of avian influenza virus (H5N1, Thai field strain) in chicken fecal manure[J]. Se Asian J Trop Med, 2006, 37(1):102-105.

Gale P, Goddard A, Breed AC, et al. Entry of H5N1 highly pathogenic avian influenza virus into Europe through migratory wild birds: a qualitative release assessment at the species level[J]. J Appl Microbiol, 2014, 116(6):1405-1417.

Gilbert M, Chaitaweesub P, Parakamawongsa T, et al. Free-grazing ducks and highly pathogenic avian influenza, Thailand[J]. Emerg Infect Dis, 2006a, 12(2):227-234.

Gilbert M, Xiao X, Domenech J, et al. Anatidae migration in the western Palearctic and spread of highly pathogenic avian influenza H5NI virus [J]. Emerg Infect Dis, 2006b, 12(11):1650-1656.

Hijmans RJ, Cameron SE, Parra JL, et al. Very high resolution interpolated climate surfaces for global land areas[J]. Int J Climatol, 2005, 25(15):1965-1978.

Hulse-Post DJ, Sturm-Ramirez KM, Humberd J, et al. Role of domestic ducks in the propagation and biological evolution of highly pathogenic H5N1 influenza viruses in Asia[J]. Proc Natl Acad Sci U S A, 2005, 102(30):10682-10687.

Kilpatrick AM, Chmura AA, Gibbons DW, et al. Predicting the global spread of H5N1 avian influenza [J]. Proc Natl Acad Sci U S A, 2006, 103(51):19368-19373.

Kung NY, Morris RS, Perkins NR, et al. Risk for infection with highly pathogenic influenza A virus (H5N1) in chickens, Hong Kong, 2002[J]. Emerg Infect Dis, 2007, 13(3):412-418.

Li XH, Tian HD, Heiner M, et al. Global Occurrence and spread of highly pathogenic avian influenza virus of the subtype H5N1[J]. Avian Dis, 2011, 55(1):21-28.

Newman SH, Hill NJ, Spragens KA, et al. Eco-virological approach for assessing the role of wild birds in the spread of avian influenza H5N1 along the Central Asian Flyway[J]. PLoS One, 2012, 7(2):e30636.

Pfeiffer D U, Minh P Q, Martin V, et al. An analysis of the spatial and temporal patterns of highly pathogenic avian influenza occurrence in Vietnam using national surveillance data[J]. Vet J, 2007, 174(2):302-309.

Si Y, de Boer WF, Gong P. Different environmental drivers of highly pathogenic avian influenza H5N1 outbreaks in poultry and wild birds [J]. PLoS One, 2013, 8(1):e53362.

Si Y, Skidmore AK, Wang T, et al. Spatio-temporal dynamics of global H5N1 outbreaks match bird migration patterns[J]. Geospat Health, 2009, 4(1):65-78.

Siengsanan J, Chaichoune K, Phonaknguen R, et al. Comparison of outbreaks of H5N1 highly pathogenic avian influenza in wild birds and poultry in Thailand[J]. J Wildlife Dis, 2009, 45 (3):740-747.

Sims L D. Lessons learned from Asian H5N1 outbreak control [J]. Avian Dis, 2007, 51S(1): 174-181.

Sturm-Ramirez KM, Hulse-Post DJ, Govorkova E A, et al. Are ducks contributing to the endemicity of highly pathogenic H5N1 influenza virus in Asia? [J]. J Virol,2005, 79(17):11269-11279.

Tang Y, Wu P, Peng D, et al. Characterization of duck H5N1 influenza viruses with differing pathogenicity in mallard (*Anas platyrhynchos*) ducks[J]. Avian Pathol, 2009, 38(6):457-467.

Tiensin T, Chaitaweesub P, Songserm T, et al. Highly pathogenic avian influenza H5N1, Thailand, 2004[J]. Emerg Infect Dis, 2005, 11(11):1664-1672.

Tiensin T, Nielen M, Songserm T, et al. Geographic and temporal distribution of highly pathogenic avian influenza a virus (H5N1) in Thailand, 2004-2005: An overview[J]. Avian Dis, 2007, 51S(1):182-188.

Webby RJ,Webster RG. Are we ready for pandemic influenza? [J].Science,2003, 302(5650): 1519-1522.

Williams RA, Peterson AT. Ecology and geography of avian influenza (HPAI H5N1) transmission in the Middle East and Northeastern Africa [J]. Int J Health Geogr, 2009, 8:47.

Zhang Z, Chen D, Chen Y,et al. Risk signals of an influenza pandemic caused by highly pathogenic avian influenza subtype H5N1: Spatio-temporal perspectives[J].Vet J, 2012,192(3):417-421.

Zhang Z, Chen D, ChenY, et al. Spatio-temporal data comparisons for global highly pathogenic avian influenza (HPAI) H5N1 outbreaks[J]. PLoS One, 2010, 5(12): e15314.

第10章

面数据的时空聚集性研究：
以湖北省疟疾数据为例

疟疾是严重危害人类健康的重要全球性虫媒传染病，是由蚊叮咬传播疟原虫而引起的，常发生于热带、亚热带。临床表现以寒战、高热、大汗为主要特点的寄生虫疾病。在我国，地处热带、亚热带的海南省和云南省是疟疾高发地，除此之外，位于黄淮流域的安徽省、河南省、江苏省和湖北省也是疟疾的高发地。多年来，湖北省的疟疾发病率居全国前五位，因此是我国疟疾防控的重点区域（丰俊，2014）。

近年来，尽管湖北省疟疾发病率有所降低，但由于湖北省属于非稳定间日疟流行区，现仍存在传疟媒介中华按蚊和嗜人按蚊，只要有传染源输入，若放松防控措施，极易出现疫情局部爆发回升（黄光全，2010；林文，2012）。除了每年报告疟疾发病率外，我们未对湖北省疟疾疫情的时空分布特征及变化进行过相关研究，这些信息的缺失，在一定程度上制约了疾病部门更有效地开展疟疾防控工作。

本研究将从空间、时间，时空三个角度探讨湖北省本地疟疾的分布特征，识别高危险区域和高危险时段（Xia，2015），为湖北省更有针对性地开展疟疾疫情防控工作提供科学依据。

10.1 数据来源与分析方法

10.1.1 研究现场

本研究以湖北省为研究现场,湖北省位于中国中部、长江中游、洞庭湖以北,介于北纬 29°05′~33°20′,东经 108°21′~116°07′;东西长约 740 km,南北宽约 470 km,面积 18.59×10⁴ km²。全省常住人口 5758 万人,户籍人口 6175 万人。亚热带季风气候十分适宜媒介按蚊孳生、栖息和繁殖,利于疟疾的传播和流行。

10.1.2 资料收集

(1)疟疾疫情资料:疫情资料由湖北省疾控中心提供,疫情数据包含患者性别、年龄、职业、发病日期,感染地等信息。本研究对 2004—2011 年湖北省各县(市、区)本地疟疾流行情况进行分析,以各县(市、区)每月本地疟疾发病数除以各县(市、区)人口数得到各县(市、区)每月本地疟疾发病率。

(2)人口学资料:湖北省 2004—2011 年各县区人口数据来源于《湖北省统计年鉴》。

(3)地理信息数据:我国 1:100 万电子地图。

10.1.3 分析方法与软件

10.1.3.1 绘制各市县年度发病率的分布图

根据发病率,将湖北省所有的县(市、区)分为 5 组,分别是:第一组:发病率 0~1/10 万;第二组:发病率 1~5/10 万;第三组:发病率 5~30/10 万;第四组:发病率 30~50/10 万;第五组:50~100/10 万;用不同的颜色表示不同的分组,分别绘制 2004—2011 年湖北省各县(市、区)本地疟疾年度发病率分布图。

10.1.3.2 全局空间自相关分析

本研究采用全局莫兰指数分析方法。莫兰指数统计量取值范围为 −1 到 1 之间,如 x_i 和 x_j 是同向变化,莫兰指数取值为正。本研究表明,疟疾发病正向空间自相关性越强,即疟疾发病呈聚集分布;如 x_i 和 x_j 是负向变化,莫兰指数取值为负,表示疟疾发病负向空间自相关性越强,表明疾病呈均匀分布;莫兰指数取值接近于 0,则呈随机分布,表明无空间有自相关性(周晓农,2009;姜庆五,2011)。

10.1.3.3 局部空间聚集性分析

本研究分别采用局部空间自相关分析的局部莫兰指数和单纯空间动态窗口扫描统计量两种局部空间聚集性分析方法研究疟疾聚集区域具体位置及聚集类型。

局部莫兰指数可表达不同空间自相关模式,空间自相关模式包括:一是局部空间上相邻区域具有相似的现象,研究区域的取值 HH(高高相邻)或者 LL(低低相邻);二是无明显的变化,现象在研究区域中呈现随机现象;三是局部空间上相邻区域具有不相似的现象,研究区域的取值 HL(高低相邻)或者 LH(低高相邻)。本研究疟疾高危区域为 HH 和 HL 区域,其中 HH 表示疟疾发病数高于均值的地区被高于均值的邻域包围,表现为正相关性;HL 表示疟疾发病人数高于均值的区域被低于均值的邻域包围,表现为负相关性。

单纯空间动态窗口扫描统计量探测局部空间聚集性,本研究采用泊松分布模型,高危人群的最大空间聚集簇大小设定为全省总人口 20%,聚集簇是否有统计学意义使用对数似然比检验通过蒙特卡罗模拟得到,模拟次数设置为 999。该方法不仅可用来识别疟疾最可能聚集区域,而且扫描探测出具有统计学意义的疟疾其他可能聚集区域。

10.1.3.4 单纯时间动态窗口扫描统计量分析

采用泊松分布模型来探测高危时段,当进行时间扫描统计时,扫描窗口仍为圆形窗口,扫描范围变成时间长度,本研究扫描的长度设置为 1 个月。高危时段的最大时间聚集簇大小设置为 50%。集簇是否有统计学意义检验使用动态窗口对数似然比检验通过蒙特卡罗模拟得到,模拟次数设置为 999。

10.1.3.5 时空动态窗口扫描统计量分析

采用泊松分布模型来分析时空聚集性,高危人群的最大空间聚集簇大小设定为全省总人口 50%,高危时段的最大时间聚集簇大小设置为 50%,聚集簇是否有统计学意义使用对数似然比检验通过蒙特卡罗模拟得到,模拟次数设置为 999。

10.1.3.6 分析软件

采用 SAS 9.1 软件进行 Cochran-Armitage 趋势检验;采用 ArcGIS 10.1 软件

绘制湖北省各市县本地疟疾年度发病率分布图,并对湖北省疫情分析进行全局和局部空间自相关分析。采用 SaTScan 9.6 软件进单纯空间、单纯时间和时空扫描分析。

10.2 结　　果

10.2.1　疟疾疫情总体情况

2004—2011 年,湖北本地疟疾的年度发病率逐年变化。其中,2004 年发病率为 4.40/10 万,是 8 年来的最高值。Cochran-Armitage 趋势检验结果显示,2004—2011 年湖北省疟疾发病率整体上呈显著下降的趋势($Z = -59.18, P < 0.0001$)。

10.2.2　疟疾空间分布情况

如图 10.1 所示,2004—2011 年湖北省西北部地区是疟疾的高发区。襄州区、枣阳市、京山县、曾都区、老河口市、广水市、安陆市等县(市、区)为湖北省主要疟疾流行地区。2004—2011 年,湖北省疟疾的流行范围逐年减少,在 2011 年,所有县(市、区)疟疾年发病率均降至 5/10 万以下。

10.2.3　全局空间自相关分析结果

2004—2011 年,莫兰指数值分别为 0.17、0.25、0.19、0.20、0.21、0.17、0.17、0.07,P 值均小于0.05,结果表明,湖北省整个研究区域疟疾发病率不是随机分布,而是存在明显的正向空间自相关,呈聚集性分布(表 10.1)。

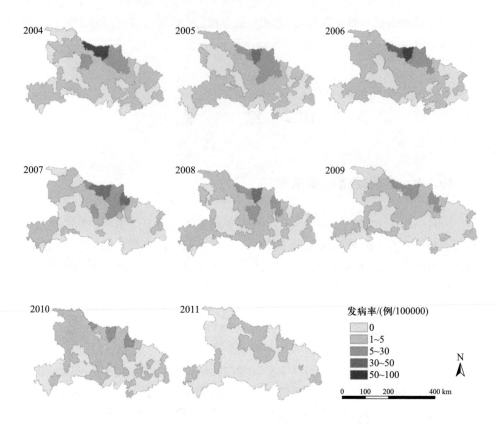

图 10.1 2004—2011 年湖北省各县(市、区)疟疾发病率的空间分布图

表 10.1 2004—2011 年湖北省疟疾发病率全局空间自相关分析结果

年份	I 值	Z 值	P 值
2004	0.17	4.75	0.00
2005	0.25	6.19	0.00
2006	0.19	5.21	0.00
2007	0.20	5.05	0.00
2008	0.21	5.46	0.00
2009	0.17	4.50	0.00
2010	0.17	4.24	0.00
2011	0.07	2.10	0.04

10.2.4 局部空间自相关分析结果

本研究疟疾高危区域为 HH 和 HL 区域,从 2004—2011 年局部空间自相关分析结果来看,高危县数分别有 4、6、5、5、7、8、7、3 个。这些区域主要是襄州区、枣阳市、曾都区、老河口市、广水市,在这些区域形成疟疾高发病率聚集区(表 10.2)。

表 10.2 2004—2011 年湖北省疟疾发病率聚集区局部空间自相关分析结果

年份	县市	I 值	Z 值	P 值	聚集类型
2004	襄州区	50.559	28.334	<0.001	HH
	曾都区	2.921	2.585	0.009	HH
	枣阳市	32.795	23.614	<0.001	HH
	老河口市	18.020	10.116	<0.001	HH
2005	安陆市	5.567	2.687	0.007	HH
	曾都区	7.750	6.337	<0.001	HH
	广水市	8.499	4.959	<0.001	HH
	襄州区	52.614	27.451	<0.001	HH
	老河口市	20.555	10.740	<0.001	HH
	枣阳市	37.612	25.155	<0.001	HH
2006	襄州区	48.925	27.180	<0.001	HH
	曾都区	4350	3.806	<0.001	HH
	广水市	3.291	2.062	0.039	HH
	老河口市	15.773	8.782	<0.001	HH
	枣阳市	36.377	25.955	<0.001	HH
2007	曾都区	4.599	3.714	<0.001	HH
	广水市	7.380	4.250	<0.001	HH
	襄州区	44.852	23.087	<0.001	HH
	老河口市	15.361	7.924	<0.001	HH
	枣阳市	30.559	20.156	<0.001	HH
2008	孝昌县	7.640	3.195	0.001	HH
	宜城市	6.090	2.871	0.004	HH
	曾都区	5.158	4.455	<0.001	HH
	广水市	14.216	8.719	<0.001	HH
	襄州区	32.362	17.779	<0.001	HH
	老河口市	7.377	4.074	<0.001	HH
	枣阳市	29.445	20.762	<0.001	HH

续表

年份	县市	I 值	Z 值	P 值	聚集类型
2009	大悟县	3.539	2.116	0.034	HH
	孝昌县	10.045	4.061	<0.001	HH
	安陆市	4.838	2.380	0.017	HH
	曾都区	3.357	2.806	0.005	HH
	广水市	15.861	9.402	<0.001	HH
	襄州区	22.056	11.729	<0.001	HH
	老河口市	4.520	2.425	0.015	HH
	枣阳市	18.382	12.531	<0.001	HH
2010	大悟县	5.437	3.098	0.002	HH
	孝昌县	9.414	3.655	<0.001	HH
	安陆市	9.818	4.598	<0.001	HH
	广水市	16.288	9.237	<0.001	HH
	襄州区	14.287	7.282	<0.001	HH
	枣阳市	9.817	6.408	<0.001	HH
	西陵区	−5.766	−2.183	0.029	HL
2011	曾都区	−3.176	−2.846	0.004	LH
	京山县	3.353	2.172	0.030	HH
	襄州区	9.530	5.495	<0.001	HH
	枣阳市	6.008	4.454	<0.001	HH

通过 2004—2011 年湖北省局部空间自相关分析发现,11 个疟疾发病高危县。疟疾高危县为 HH 和 HL 区域,高危县疟疾发病率的中位数从 2004 年 58.81/10 万降至 2011 年 0.79/10 万,最大值从 2004 年 92.32/10 万降至 2011 年 2.99/10 万。

10.2.5 单纯空间动态窗口扫描统计量分析结果

对 2004—2011 年湖北省各县疟疾报告病例进行空间扫描分析,结果表明,疟疾报告病例在空间上并非随机分布,而是存在聚集性。空间扫描聚集分析显示,2004—2011 年,湖北省有 11 个聚集地区,其中最可能聚集区 8 个,其他可能聚集区 3 个。每年有 1~2 个聚集区。2004—2011 年,最可能聚集区的县数 5~13 个。在 2011 年,最可能聚集区有 11 个县。聚集区具有较高的相对危险度,最可能聚集区在 11.12~39.90,其他可能聚集地区在 2.02~4.86(表 10.3)。

表 10.3　基于单纯空间动态窗口扫描统计量分析结果

年份	聚集区域	聚集县	聚集中心（经纬度）（纬度，经度）/（°）	聚集区半径/km	报告病例	期望病例	相对危险度	对数似然比	P 值
2004	最可能	襄州区、樊城区、襄城区、枣阳市、老河口市	32.1727，112.2313	53.23	1917	167.04	39.03	3785.83	<0.001
2004	其他可能	安陆市、云梦县、孝昌县、应城市、广水市	31.3004，113.6210	45.28	288	150.53	2.02	53.25	<0.001
2005	最可能	枣阳市、襄州区、曾都区、宜城市、樊城区、钟祥市、老河口市、南漳县、广水市、京山县、东宝区、安陆市	32.0882，112.7601	119.54	1280	254.78	27.13	1673.24	<0.001
2006	最可能	枣阳市、襄州区、曾都区、宜城市、樊城区、钟祥市、老河口市、南漳县、广水市	32.0882，112.7601	108.22	1476	245.29	33.44	2185.75	<0.001
2007	最可能	枣阳市、襄州区、曾都区、宜城市、樊城区、钟祥市、老河口市、南漳县、广水市、京山县、东宝区、安陆市	32.0882，112.7601	119.54	1509	290.03	35.40	2085.96	<0.001

续表

年份	聚集区域	聚集县	聚集中心经纬度(纬度,经度)/(°)	聚集区半径/km	报告病例	期望病例	相对危险度	对数似然比	P 值
2008	最可能	曾都区、枣阳市、宜城市、广水市、安陆市、京山县、大悟县、钟祥区、孝昌县、襄州区	31.8849,113.2816	103.99	864	160.2	24.28	1153.57	<0.001
2009	最可能	襄阳市、曾都区、宜城市、襄城区、钟祥区、老河口市、南漳县、广水市、京山县、东宝区、安陆市	32.0882,112.7601	119.54	514	115.2	15.12	564.95	<0.001
2009	其他可能	孝南区、云梦县、东西湖区、孝昌县	30.9408,114.0040	32.82	61	27.37	2.35	16.13	<0.001
2010	最可能	曾都区、枣阳市、广水市、安陆市、宜城市、京山县、钟祥区、孝昌县、大悟县、襄州区	31.8849,113.2816	103.99	259	58.88	11.12	262.21	<0.001
2010	其他可能	西陵区	30.7392,111.2928	0.00	13	2.75	4.86	10.08	<0.001
2011	最可能	枣阳市、襄州区、曾都区、宜城市、襄城区、钟祥区、广水市、南漳县、老河口市、京山县	32.0882,112.7601	116.4	70	11.94	39.9	104.62	<0.001

10.2.6 局部空间聚集性分析

图 10.2 显示了局部空间自相关分析和单纯空间动态窗口扫描统计量这两种局部空间聚集性分析方法分析的疟疾聚集区域具体位置及聚集类型,两者的结果比较一致。

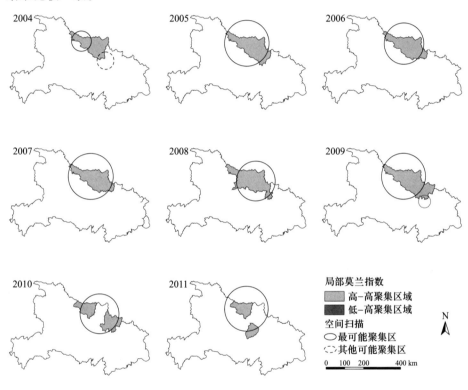

图 10.2 2004—2011 年空间聚集行分析的可视化图

10.2.7 局部空间自相关与单纯空间扫描分析相结合确定聚集县聚集次数

图 10.3 显示了 2004—2011 年研究区域聚集县聚集次数,单纯空间动态窗口扫描统计量与局部空间自相关两种局部空间聚集分析方法中,其中任何一种方法探测出的 2004—2011 年聚集县聚集次数的中位数为 6(聚集次数 1~8),其中 12 个聚集县(广水市、襄州区、枣阳市、曾都区、宜城市、钟祥市、老河口市、安陆市、樊城区、京山县、襄城区、南漳县)聚集次数大于等于 5 次;两种空间聚集分

析方法同时探测出的聚集县聚集次数的中位数为 3（聚集次数 1~8），其中 5 个聚集县(襄州区、枣阳市、曾都区、广水市、老河口市)的聚集次数大于等于 5 次。聚集出现次数较多的区域主要位于嗜人按蚊和中华按蚊复媒疟区和邻近该区域的中华按蚊疟区。

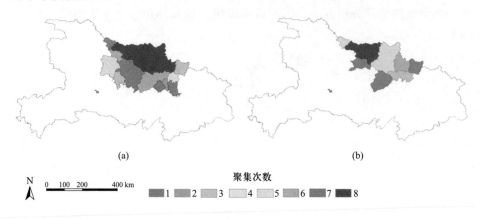

(a)　　　　　　　　　　　　(b)

N

0　100　200　　400 km

聚集次数
■ 1 ■ 2 ■ 3 ■ 4 ■ 5 ■ 6 ■ 7 ■ 8

图 10.3　聚集县聚集次数可视化图:(a)两种方法中任意一种方法探测聚集县聚集次数图;(b)两种方法同时探测聚集县聚集次数图(参见书末彩插)

10.2.8　时间动态窗口扫描统计量分析结果

图 10.4 显示了湖北省疟疾发病呈现明显的季节性高峰,夏季、秋季为高发季节。疟疾发病从每年 6 月开始上升,在 7—9 月达高峰,10 月后出现明显下

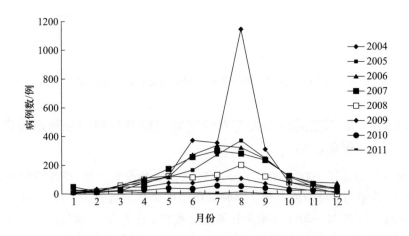

图 10.4　2004—2011 湖北省不同月份报告疟疾病例数

降。应用时间动态窗口扫描统计量分析,疟疾疫情的时间扫描聚集分析结果显示,2004—2006 年间,湖北省的疟疾高发于 6—9 月(RR = 9.54,RR = 4.66,RR = 4.26,$P<0.01$);2007—2010 年,湖北省疟疾高发于 5—9 月(RR = 3.78,RR = 2.66,RR = 2.47,$P<0.01$);2011 年湖北省疟疾高发于 2—6 月(RR = 3.15,$P<0.01$)。时间扫描聚集分析结果和绘制疟疾月发病率线图的发病高峰结果基本一致(表 10.4)。

表 10.4　基于单纯时间扫描统计量分析的聚集结果

年份	聚集时段 （年/月/日）	报告 病例	期望 病例	相对 危险度	对数 似然比	P 值
2004	2004/6/1—2004/9/30	2184	882.00	9.45	1361.30	0.001
2005	2005/6/1—2005/9/30	1060	505.72	4.66	422.45	0.001
2006	2006/6/1—2006/9/30	1190	583.59	4.26	437.84	0.001
2007	2007/5/1—2007/9/30	1258	720.57	3.78	344.75	0.001
2008	2008/5/1—2008/9/30	699	445.20	2.66	122.54	0.001
2009	2009/5/1—2009/9/30	436	285.46	2.47	67.31	0.001
2010	2010/5/1—2010/9/30	228	163.48	1.95	21.54	0.001
2011	2011/2/1—2011/6/30	55	32.88	3.15	12.45	0.001

10.2.9　时空动态窗口扫描统计量分析结果

通过分析发现了 2 个聚集区域。其中最可能聚集区域 13 个县,包括枣阳市、襄州区、曾都区、宜城市、襄城区、樊城区、钟祥市、老河口市、南漳县、广水市、京山县、东宝区、安陆市(RR = 24.84,$P<0.01$);其他可能聚集区域 4 个县,包括孝南区、云梦县、东西湖区、孝昌县(RR = 3.30,$P<0.01$),两者差异均有统计学意义,表明疟疾在时空分布上并不随机,均存在聚集性(图 10.5 和表 10.5)。

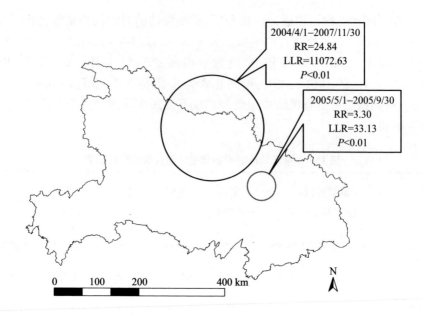

图 10.5 2004—2011 年时空动态窗口扫描统计量分析可视化图

表 10.5 基于时空扫描统计量分析的聚集结果

聚集区域	聚集县	时间段（年/月/日）	聚集中心经纬度（纬度,经度）/(°)	聚集区半径/km	报告病例	期望病例	相对危险度	对数似然比	P值
A	枣阳市、襄州区、曾都区、宜城市、襄城区、樊城区、钟祥市、老河口市、南漳县、广水市、京山县、东宝区、安陆市	2004/4/1—2007/11/30	32.0882,112.7601	119.54	6654	763.28	24.84	11072.63	<0.001
B	孝南区、云梦县、东西湖区、孝昌县	2005/5/1—2005/9/30	30.9408,114.0040	32.82	67	20.42	3.30	33.13	<0.001

10.3 讨 论

本研究应用疾病聚集性分析方法,研究湖北省 2004—2011 年全省各县本地疟疾发病时空分布特征,以此发现疟疾发病在空间、时间和时空上是否存聚集性。

10.3.1 全局空间自相关分析

本研究结果显示,2004—2011 年,湖北省本地疟疾发病率从 2004 年到 2011 年下降到一个低水平。利用全局空间自相关分析的方法来探索湖北省 2004—2011 年的疟疾分布特征,结果表明,7 年的 P 值均小于检验水准 $\alpha = 0.05$,说明湖北省疟疾病例呈聚集性分布,而不是随机分布,提示湖北省的疟疾病例区域存在着一定程度的相关性,即具有一定的空间聚集性。

10.3.2 局部空间聚集性分析

全局莫兰指数系数通过检验只能回答在整个研究范围内指定的属性是否有自相关性,但不能确定指出聚集在哪些地方,因此,我们将两种局部空间聚集性分析方法相结合:一种是局部空间自相关分析,另一种是单纯空间扫描方法,进一步确定空间聚集区域的具体位置。

从局部空间自相关分析结果来看,2004—2011 年高危县数分别有 4、6、5、5、7、8、7、3 个。高危县最高疟疾发病率从 2004 年的 92.32/10 万降至 2011 年的 2.99/10 万。高危县疟疾发病率中位数从 2004 年的 58.81/10 万降至 2011 年的 0.79/10 万。从分析结果看,尽管疟疾发病率有所下降,但高危县仍然存在。局部空间自相关结果表明,2004—2011 年高危县数为 3~8 个。

单纯空间扫描分析表明,2004—2011 年疟疾发病存在空间聚集性。空间扫描聚集性分析显示,2004—2011 年,湖北省有 11 个聚集地区,其中最可能聚集区 8 个,其他可能聚集区 3 个。每年有 1~2 个聚集区。2004—2011 年,最可能聚集区的县数 5~13 个。在 2011 年仍有 11 个县存在空间聚集性,提示仍存在大量的危险人口。2004—2011 年,出现聚集次数最多的县分别为枣阳市、广水市、襄州区,均为 8 次;曾都区、宜城市、钟祥市均为 7 次;安陆市、樊城区、老河口市,京山县和襄城区分别为 6 次;南漳县为 5 次。

两种局部空间聚集性分析的结果表明,湖北省疟疾发病聚集区域主要集中嗜人按蚊和中华按蚊复媒疟区，两种空间聚集方法同时探测出 5 个县（襄州区、枣阳市、曾都区、广水市、老河口市）的空间聚集次数大于等于 5 次，其中襄州区、枣阳市、曾都区、广水市位于嗜人按蚊和中华按蚊复媒疟区。老河口市虽为中华按蚊疟区，但分析结果显示该县疟疾发病聚集次数较多。嗜人按蚊的传疟能量是中华按蚊的 44.47 倍（陈国英，2006；黄光全，2000），由于嗜人按蚊的传疟能量明显高于中华按蚊，故嗜人按蚊和中华按蚊复媒疟区虽然加强了抗疟措施，但疟疾发病率仍较高，与中华按蚊疟区相比，该区域疟疾发病率下降速度明显更慢，且极易出现疟疾的暴发（裴速建，2004；袁方玉，2010），故嗜人按蚊和中华按蚊复媒疟区是湖北省疟疾防治工作的重点、难点（黄光全，2010；林文，2012）。老河口市虽是中华按蚊疟区，但疟疾发病聚集次数较多，疟疾发病率相对其他中华按蚊疟区高，可能与该市邻近嗜人按蚊和中华按蚊复媒疟区，加之在夏季，该地区居民有外宿的习惯，且未采取防蚊措施有关。

本研究将局部空间自相关分析和单纯空间扫描的方法结合来探测 2004—2011 年湖北省的疟疾高风险区域。由于局部空间自相关分析和单纯空间扫描均存在局限性，局部空间自相关分析是分析两个相邻县（市、区）在空间分布上是否存在相关性，它可以探测任何聚集形状，但是当每个县的危险人口变化较大时，局部空间自相关分析会出现偏倚。单纯空间扫描是观察到的病例与预期的情况下每个窗口内外相比，看圆形窗口的病例是否超过预期病例。它可以在不同的空间单元内调整人口密度的异值性，同时在不用考虑窗口的位置和大小的情况下探测聚集区，但是它只能探测圆形和椭圆形的聚集区（Kulldorff，1997）。为了解决两种方法在使用过程中的局限性，我们将两种空间聚集方法相结合，以更加有效地理解疟疾在空间分布上的复杂性和变化性（Gelman，1999；Ward，2000），这也在其他疾病研究中使用，如 Hu 等将两种空间聚集分析方法相结合运用于血吸虫病的空间动态分析（Hu，2014a；Hu，2014b）。

10.3.3　时间动态窗口扫描统计量分析

通过时间聚集分析确定了 2004—2011 年湖北省的高发时段，结果表明，各年份均存在时间聚集性，2004—2010 年的高发时段与疟疾的流行高峰一致，该时间段的气候条件适合疟疾的传播和流行（黄光全，2010）。然而，2011 年的高发时段在疟疾的流行高峰前，可能的原因是采用有效的疟疾防控措施使疟疾的报告病例数有较大幅度的下降，在 2011 年仅报告 80 例疟疾病例，故可能抵消了气象因素对疟疾传播的影响。

10.3.4　时空动态窗口扫描统计量分析

通过疟疾的时空扫描分析发现了一个最可能聚集地区和一个其他可能聚集地区。疟疾聚集区主要集中在疟疾发病率较高的县,这些县主要位于嗜人按蚊和中华按蚊复媒疟区,与局部空间聚集性分析结果基本一致。嗜人按蚊和中华按蚊复媒疟区疟疾病例占湖北报告病例总数的 80% 以上(黄光全,2010;袁方玉,2010)。自 2007 年 12 月以后未发现有时空聚集地区,主要原因是湖北省 2003—2011 年实施了第一轮和第五轮全球基金疟疾项目,该项目采取控制传染源为主的综合防治措施,重点加强疟疾病人的管理及预防服药,加强对重点人群的疟疾健康教育和健康促进,规范发热门诊,强化乡村医生的培训和健康教育的力度(裴速建,2007;桂爱芳,2007)。

2010 年,我国出台《中国消除疟疾行动计划(2010—2020)年》,该计划提出我国在 2010 年开始全面启动消除疟疾工作,计划到 2015 年我国大部分地区要实现消除疟疾目标,到 2020 年全国都实现消除疟疾的目标。湖北省 2015 年实现了消除疟疾的目标。本研究结果表明,在 2011 年,湖北省疟疾病例在空间上呈聚集状态,疟疾的危险人口仍然存在。湖北省在历史上是疟疾流行的高发地区,同时疟疾的传播媒介在全省广泛分布。尽管中华按蚊的传播能力较嗜人按蚊小,但研究表明,在湖北省部分地区存在中华按蚊对溴氰菊酯抗药性。Wang 等(2013)对湖北省广水市的中华按蚊对对溴氰菊酯和 DDT 的抗药性进行调查,发现中华按蚊对溴氰菊酯和 DDT 抗性程度高。裴速建等(2014)对湖北省部分地区中华按蚊对溴氰菊酯抗药性现状进行调查发现,11 个地区中华按蚊在溴氰菊酯区分剂量作用下的死亡率除恩施市为 70.85% 外,其余均小于 50.00%,为高抗群体,提示湖北区域范围内中华按蚊对溴氰菊酯的抗击倒力强,抗性程度高,抗性发展快。

本研究结果提示,要加强对高危地区的疟疾监测,避免疟疾病例的复现,要对本研究发现的高危险地区采取有效的疟疾防控措施,最终为指导疟疾防控,合理分配卫生资源提供科学的参考依据和理论指导。

参 考 文 献

陈国英,张华勋,黄光全,等.湖北省媒介按蚊生态与疟疾发病关系的研[J].中国热带医学,
　2006,6(8):1338-1339.
丰俊,夏志贵.2004—2013 年中国疟疾发病情况及趋势分析[J].中国病原生物学杂志,2014,5
　(9):442-446.

桂爱芳,黄光全,裴速建,等.全球基金湖北省疟疾控制项目中期防治效果评估[J].公共卫生与预防医学,2007,18(3):23-26.

黄光全,张华勋,刘井元,等.湖北省嗜人按蚊分布、生态与传疟作用研究[J].中国媒介生物学及控制杂志,2000,11(3):208-212.

黄光全,袁方玉,胡乐群,等.湖北省 2007—2009 年疟疾流行态势分析[J].热带医学杂志,2010,10(10):1227-1229.

姜庆五,赵飞.空间自相关分析方法在流行病学中的应用[J].中华流行病学杂志,2011,32(6):539-546.

林文,毛宗福.湖北省 2009—2011 年疟疾疫情分析[J].公共卫生与预防医学,2012,34(2):15-17.

裴速建,黄光全,桂爱芳,等.湖北省近 10 年疟疾流行态势分析[J].公共卫生与预防医学,2004,15(6):12-14.

裴速建,张华勋,李凯杰,等.湖北省中华按蚊对溴氰菊酯的抗药性监测[J].中国媒介生物学及控制杂志,2014,25(1):18-20.

裴速建,袁方玉,黄光全,等.湖北省全球基金疟疾项目实施三年来防治效果评价[J].中国热带医学,2007,7(2):213-215.

唐咸艳,周红霞.扫描统计及其在流行病学中的应用[J].中国卫生统计,2011,28(3):332-337.

袁方玉,黄光全,张华勋,等.湖北省疟疾流行现状与消除疟疾的可能性分析[J].公共卫生与预防医学,2010,21(4):28-30.

周晓农.空间流行病学[M].北京:科学出版社,2009.

Gelman A, Price P N. All maps of parameter estimates are misleading [J]. Stat Med, 1999, 18 (23):3221-3234.

Hu Y, Xiong C, Zhang Z, et al. Dynamics of spatial clustering of schistosomiasis in the Yangtze River Valley at the end of and following the World Bank Loan Project[J]. Parasitol Int, 2014a, 63(3):500-505.

Hu Y, Xiong C, Zhang Z, et al. Changing patterns of spatial clustering of schistosomiasis in Southwest China between 1999-2001 and 2007-2008: assessing progress toward eradication after the World Bank Loan Project [J]. Int J Environ Res Public Health, 2014b,11(1):701-712.

Kulldorff M. A spatial scan statistic[J]. Commun Stat Theory Methods, 1997(26):1481-1496.

Ward M P, Carpenter T E. Techniques for analysis of disease clustering in space and in time in veterinary epidemiology [J]. Prev Vet Med, 2000, 45(3-4):257-284.

Wang DQ, Xia ZG, Zhou SS, et al. A potential threat to malaria elimination: extensive deltamethrin and DDT resistance to Anopheles sinensis from the malaria-endemic areas in China [J]. Malar J, 2013,12:164.

Xia J, Cai SX, Zhang HX, et al. Spatial, temporal, and spatiotemporal analysis of malaria in Hubei Province, China from 2004-2011[J]. Malar J, 2015,14:145.

第 11 章

面数据的风险因素分析：
以山东省水碘数据为例

　　地方病（endemic disease）是指在一定地区内发生的生物地球化学性疾病、自然疫源性疾病和与不卫生的生产生活方式密切相关疾病的总称（孙殿军，2008），其分布呈现出明显的区域性。目前，列入国家重点防治的地方病包括碘缺乏病、克山病、大骨节病、地方性氟中毒、地方性砷中毒、鼠疫、血吸虫病、布氏杆菌病等。其中分布范围最广的为碘缺乏病和高碘性甲状腺肿，均与机体碘营养水平密切相关。

　　碘元素的缺乏或过量是导致碘缺乏病和高碘性甲状腺肿的病因（Teng，2006；郭晓蔚等，2005）。因此，如何在保证充足碘摄入的情况下，又能够避免过量碘摄入而带来的损害一直是该领域关心的问题。在水源性高碘地区，居民饮用水碘对人体碘营养水平的贡献很大，水碘对机体碘营养水平的贡献达到45%以上。碘盐供应策略的制定应以水碘状况为基础。国家在"十二五"《全国地方病防治规划中》针对碘盐供应提出了因地制宜、分类指导，科学的防治原则。"因地制宜、分类指导"方针的实现应以外环境中的碘元素含量作为基础。

　　高水碘地区的分布呈现出明显的区域性（Shen et al.，2011；蒋雯等，2012），因此探讨引起水碘分布异质性的影响因素是近年来该领域的研究热点。以往研究通过对比高碘区域与低碘区域土壤、水文等方面的特征，认为高碘的分布主要受到地质因素的影响（Zhang et al.，2006）。然而，尚未有基于空间流行病学研究的相关报告。

　　本研究借助于地理加权回归模型对可能影响山东省水碘分布的相关因素进行分析，旨在为阐明高水碘产生的原因提供线索和依据。

11.1   资料来源与分析方法

11.1.1   研究现场

本研究以山东省作为研究现场。山东省地处中国东部,黄河中下游。全省共辖 17 地市,140 个县。面积 $15.71 \times 10^4 \ km^2$,人口 9580 万人。山东地形,中部突起,为鲁中南山地丘陵区;东部半岛大都是起伏和缓的波状丘陵区;西部、北部是黄河冲积而成的鲁西北平原区。境内山地约占陆地总面积的 15.5%,丘陵占 13.2%,洼地占 4.1%,湖沼占 4.4%,平原占 55%,其他占 7.8%。

山东省是全国地方病危害最严重的省份之一,全省 17 个市、120 多个县(市、区)不同程度地存在地方病的流行,主要有碘缺乏病、地方性氟中毒、高碘甲状腺肿、克山病、大骨节病等,受威胁人口 7000 多万人,占全省总人口的 70% 以上。其中碘缺乏病分布在全省的 14 个市、99 个县(市、区),受威胁人口 6500万人;高碘病区和地区分布在 7 个市、38 个县(市、区)的 288 个乡镇,受威胁人口 1400 万人。

11.1.2   资料收集

11.1.2.1   水碘资料

本研究所用水碘资料来源于山东省地方病防治研究所 2008—2010 年山东省居民饮用水碘监测资料。由各县(市、区)疾病预防控制中心(CDC)负责水样的采集。集中供水村采集 1 个水样;非集中供水村按照饮用人数的多少,选择饮用人数最多的 3 个水源进行采样,共采集了 108 164 份水样。调查每一份饮用水样的水源类型,检测水碘含量,并最终计算 140 个县级的水碘中位数。水样检测采用砷铈催化分光光度法(WS/T 107—2006)。居民饮用水碘检测由各地市级 CDC 实验室完成。

11.1.2.2   潜在影响因素

本研究根据相关文献及高水碘产生原因的相关假设,纳入土壤类型、水文地质类型、地形地貌和距离黄河主干道的距离 4 个因素。其中土壤类型、水文地质类型和地形地貌等地质因素来源于山东省地质调查院。距离黄河主干道的距离为各县中心点距离黄河主干道的欧氏距离,通过 ArcGIS 10.1 软件计算获得。

11.1.3　地理信息数据

将 1:75 万山东省行政地图采用扫描仪扫描,形成山东省的数字化电子地图。以山东省数字化电子地图的左下角为原点,横向为 x 轴,纵向为 y 轴,建立二维空间直角坐标系,山东省所有的县(市、区)均落在该坐标系的第一象限内。在地图中,本研究定义全省 140 个县(市、区)质心位置 $S_i(x_i,y_i)$ 为该县(市、区)的空间坐标位置,以各县(市、区)居民饮用水碘作为疾病空间化变量 $Z(S_i)$,因此所有县(市区)的居民饮用水碘含量都有唯一的坐标点 $S_i(x_i,y_i)$ 与之相对应。

11.1.4　分析方法

11.1.4.1　描述性分析

以县为单位计算水碘中位数,并以此作为该县的水碘值,应用 ArcGIS 10.1 软件绘制山东省居民饮用水碘含量(中位数)县级分布图。

11.1.4.2　统计模型的构建

用一般线性回归模型分析在不考虑空间因素的情况下,水碘含量与潜在相关因素之间的全局关系。应用地理加权回归模型(Brunsdon,1980;Hu et al.,2012;Lin et al.,2011)分析在考虑变量空间自相关性的前提下,水碘含量与潜在相关因素间空间依赖性的空间变化关系,展示自变量与因变量之间的空间依赖性在空间范围内的变化趋势及其分布模式。

11.1.5　统计软件

本研究中因变量的正态性检验、残差独立性检验和一般线性回归模型应用 SAS 9.3 软件。

地理加权回归模型应用 SAM 软件[①]实现,采用高斯距离权重并利用 AIC (Akaike information criteria)准则法确定带宽。应用 Fotheringham 等(2002)提出的"最优模型其 AIC 最小"对模型进行评价,若 GWR 模型与 OLS 模型的 AIC 之差大于 3,则表明模型拟合效果优于传统的 OLS 模型,应当采用地理加权回归模型进行分析。

---

① http://www.ecoevol.ufg.br/sam/

相关电子地图的绘制、空间自相关分析采用 ArcGIS 10.1 软件。

11.2   结   果

11.2.1   饮用水碘分布状况

从地域分布来看,高碘地区主要分布在鲁西南的菏泽市和鲁西北的聊城市、德州市,均处在黄河下游的冲积平原和"黄泛"地区;"适碘"地区主要分布在黄河沿岸、黄河古道和鲁东的沿海地区;而缺碘地区则广泛分布于鲁中南的泰山、鲁山、蒙山、沂山和胶东半岛的艾山等山区、丘陵地带(图 11.1 和表 11.1)。

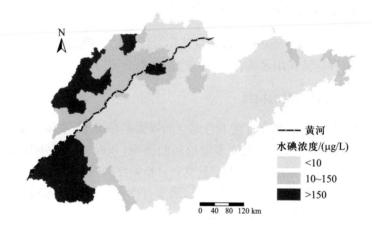

图 11.1   山东省居民饮用水碘含量(中位数)县级分布图

表 11.1   山东省居民饮用水碘县级分布状况

地市	县区数	水样(份)	缺碘 (0~10 μg/L)	适碘 (10~150 μg/L)	高碘 (>150 μg/L)
济南市	10	5715	5	5	0
青岛市	12	5695	12	0	0
淄博市	8	3680	6	1	1
枣庄市	6	3533	6	0	0
东营市	5	1847	5	0	0
烟台市	12	8973	11	1	0

续表

地市	县区数	水样(份)	缺碘 (0~10 μg/L)	适碘 (10~150 μg/L)	高碘 (>150 μg/L)
潍坊市	12	9137	11	1	0
泰安市	6	5032	5	1	0
威海市	4	3070	2	2	0
日照市	4	3481	4	0	0
莱芜市	2	14880	2	0	0
临沂市	12	7794	12	0	0
滨州市	7	1140	3	4	0
德州市	11	11991	0	6	5
聊城市	8	5576	0	4	4
菏泽市	9	9768	0	0	9
济宁市	12	6852	6	6	0
合计	140	108164	90	31	19

11.2.2 一般线性回归模型

一般线性回归模型分析显示,构建的回归模型具有统计学意义($F = 16.29$, $P < 0.001$)。在 $\alpha = 0.20$ 水平上,有两个变量具有统计学意义,分别为土壤类型和距黄河主干道的距离。两个变量共能够解释水碘含量总变异的 53%($R^2 = 0.53$)。回归模型显示,距黄河的距离越近,居民饮用水碘含量越高;而土壤类型为褐土时,水碘含量高于其他类型。详见表 11.2。

表 11.2 一般线性回归模型分析结果

变量	分组	回归系数	标准误	t 值	$Pr>|t|$
截距	—	0.3741	0.1153	3.2400	0.0015
水文类型	疏岩裂隙水	−0.0385	0.0533	−0.7200	0.4716
	碎屑岩中的裂缝-孔隙型水	0.0245	0.0552	0.4500	0.6570
	碳酸盐岩基岩裂隙水	0.0007	0.0541	0.0100	0.9900
		—	—	—	—
土壤类型	棕壤土	0.1264	0.1133	1.1200	0.2668
	褐色土	0.2398	0.1064	2.2500	0.0259

续表

变量	分组	回归系数	标准误	t 值	$Pr>|t|$
	潮土	−0.0291	0.1028	−0.2800	0.7780
	砂浆黑土	0.1315	0.1451	0.9100	0.3662
	水稻土	—	—	—	—
地形地貌	平原	−0.0359	0.0394	−0.9100	0.3629
	丘陵	—	—	—	—
距黄河的距离	—	0.0005	0.0001	1.34	0.1833

　　$R^2 = 0.53$。

　　残差的独立性检验结果显示,残差并不独立(Durbin-Watson $D = 0.67$, $P <$ 0.05);空间自相关分析也显示残差呈现出明显的空间自相关性(莫兰指数 = 0.64, $Z = 9.69$, $P<0.01$)。因此,应进一步采用地理加权回归模型分析水碘含量与相关地质资料间的关系。

11.2.3　地理加权回归模型

　　山东省居民饮用水碘的呈现出偏态分布($Z = 4.499$, $P<0.001$),需要对水碘进行转换。利用 Box-Cox 函数对因变量 y (水碘含量)进行正态性转换,转换后的水碘含量 $y' = y^{-0.032}$。

　　表 11.3 是以转换后的各县水碘含量作为因变量,水文类型、土壤类型、地形地貌和距黄河主干道的距离为自变量,进行的地理加权回归模型结果。由表中 GWR 回归系数估计值的分布状况可知:常数项最小值为 0.2759,最大值为 0.7620,四分位数间距为 0.1205;水文类型回归系数的最小值为 −0.0103,最大值为 0.0318,四分位数间距为 0.0162;土壤类型回归系数的最小值为 −0.1783,最大值为 0.0069,四分位数间距为 0.931 ;地形地貌回归系数最小值为 0.0067,最大值为 0.1353,四分位数间距为 0.0683;距离黄河主干道的距离回归系数的最小值为 −0.0009,最大值为 0.0022,四分位数间距为 0.002。这表明居民饮用水碘的 GWR 模型各自变量回归系数的估计值皆存在较大的空间变异性。同时,与传统的一般线性回归模型相比,地理加权回归模型分析的 $R^2 = 0.63$, $R^2_{adj} = 0.59$,即在考虑变量空间自相关性的前提下,模型的拟合优度优于传统一般线性回归模型($R^2 = 0.53$)。

表 11.3   GWR 模型参数估计值

变量	最小值	第一四分位数	中位数	第三四分位数	最大值
截距	0.2759	0.4264	0.5166	0.5469	0.7620
水文类型	−0.0103	0.0071	0.0161	0.0233	0.0318
土壤类型	−0.1783	−0.1024	−0.0638	−0.0093	0.0069
地形地貌	0.0067	0.0355	0.0752	0.1038	0.1353
距黄河距离	−0.0009	−0.0004	0.0005	0.0016	0.0022

$R^2 = 0.63$，$R^2(\text{adj}) = 0.59$。

由图 11.2 可知,水文类型、土壤类型、地形地貌和距黄河的距离在对水碘含量的影响上均呈现出明显的空间变异性。而在 4 个因素中,只有土壤类型和距黄河主干道的距离对水碘的空间分布具有统计学意义($P<0.05$),详见图 11.3。

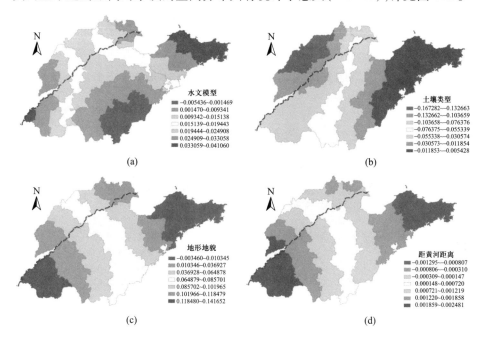

图 11.2   利用地理加权回归模型分析各变量回归系数分布图(参见书末彩插)

地理加权回归模型分析表明,土壤类型与水碘含量的空间变异性在山东省绝大部分范围内呈负相关。图 11.2b 是地理加权回归模型中土壤类型的偏回归系数的空间分布,结果显示,土壤类型对水碘含量影响由西向东呈现明显的地理梯度变异性,且这种梯度变化关系具有统计学差异(图 11.3);在回归系数有统计学意义的范围之内,随着土壤类型赋值的增加,水碘呈现出下降趋势。

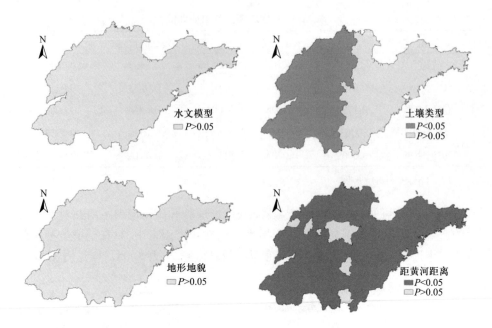

图 11.3　地理加权回归模型各变量回归系数的检验结果(P 值)

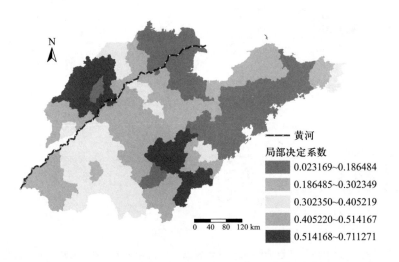

图 11.4　地理加权回归模型局部决定系数(R^2)分布图(参见书末彩插)

　　地理加权回归模型分析表明,距离黄河的距离与水碘的空间变异性在山东省部分县市呈负相关,在部分县市呈现出正相关的状况。图 11.2d 是地理加权回归模型中距黄河主干道的距离的偏回归系数的空间分布,由此可见,距黄河的距离对水碘水平的影响呈明显的地理梯度变异性,这种梯度变化关系具有统计学差异(图 11.3)。在鲁西南、鲁西地区两者之间呈现出负相关性,即随着距黄河距离的增加,水碘呈现出下降趋势;而在鲁东地区(威海市和烟台市)两者之间的关系发生了变化,呈现出正相关,即随着距离的增加,水碘含量呈现出上升趋势。

由图 11.4 可见,地理加权回归模型决定系数在不同县仍呈现出空间异质性,不同区域决定系数 R_{adj}^2 的分布不尽一致。但从总体上看,大部分均高于传统一般线性回归模型,最大值更是达到 0.71,这表明土壤类型和距黄河的距离对水碘含量的空间影响呈现出明显的地域性差异。

11.3 讨　　论

从世界范围来看,除挪威发现少数地区存在高水碘外,我国是世界上唯一存在大面积高水碘地区的国家。就我国来讲,高水碘的分布主要集中在山东、河北、河南、江苏、安徽和山西 6 个省份。近年来,随着研究的不断深入,越来越多的专家开始关注高水碘发生的原因。目前主要存在下列三种假说:①黄河自远古以来即为多泥沙河流,这些泥沙中的一部分堆积在下游河床上,日积月累,河床淤高,全靠堤防约束,时久形成悬河。因此,历史上以"善淤、善决、善徙"著称,黄河又被称为"浪荡河",其下游河道的变迁极为复杂。而且经常决口,改道。黄河多次改道形成的黄泛地区呈蝶状分布在山东、河北、河南、江苏、安徽、天津和北京,而我国这 7 个省(市)的高碘地区恰好与此重叠,证明这 7 个省(市)的高碘地区是由于黄河泛滥时,将河流冲刷陆地带来的碘沉积于此造成。② 海洋是碘的总贮存库,渤海湾沿海及黄淮沿海高水碘地区曾几度海进海退。海岸线几度改变。这也是形成高水碘地区的一个原因。③另一处面积较大的高水碘地区位于山西省,发生原因可能是由于在山区的低洼地带,碘元素在该地沉积而形成高碘分布。

碘元素的分布主要受到地理、气候、地质等多方面的原因。近年来,部分学者对于高水碘产生原因的多数研究均是对比分析高水碘与低碘地区相关地质因素的差异(王敏等,2010),而水碘的分布应该是多种因素共同作用的结果。目前,研究往往忽略了因素间的相互作用以及空间因素的影响,缺乏空间流行病学的依据。为此,本研究首先应用传统统计学中的一般线性回归模型对水碘可能的影响因素进行了全局分析。其次,基于空间统计学理论基础,在生态学层面上采用地理加权回归模型探究了高水碘的空间影响因素。

一般线性回归模型的结果显示,居民饮用水碘与相关影响因素构建的回归模型具有统计学意义($F = 16.29$,$P < 0.001$)。土壤类型和距离黄河的距离对于

居民饮用水碘含量的影响具有统计学意义。分别为土壤类型和距黄河主干道的距离。从总体上来讲,距黄河的距离越近,居民饮用水碘含量越高;而土壤类型为褐土时,水碘含量高于其他类型。然由于残差检验结果显示,残差不独立。为此,本研究进一步应用地理加权回归模型分析对高水碘的可能影响因素进行了探讨。

与传统统计学上的一般线性回归模型相比,地理加权回归模型具有以下优点:①在处理空间数据时,能够解决传统回归模型所无法解决的空间自相关问题,模型的参数估计和统计检验更加显著,并且具有更小的残差;②每个样本空间单元对应一个系数值,使得模型结果更能反映局部情况,能够还原传统回归模型所忽略的变量间关系的局部特性;③能够通过 GIS 将模型的参数估计值反映在地图上,便于进一步构建地理模型,探索空间变异特征和空间规律。研究发现,在研究区域存在空间异质性的情况下,GWR 的拟合优度要明显好于一般线性回归模型的拟合优度。本研究中地理加权回归模型分析表明,局部地理加权回归模型($R_{adj}^2 = 0.59$)较一般线性回归模型($R_{adj}^2 = 0.53$)有更好的拟合优度。

地理加权回归模型同样发现,土壤类型和距黄河主干道的距离为影响水碘含量的主要因素,其主要特征为:①土壤类型与水碘含量的空间变异性在山东省绝大部分地区内呈负相关。从西到东逐渐减弱,表明土壤类型对山东省水碘水平的影响呈明显的地理梯度变异性,且在回归系数有统计学意义的范围之内,土壤类型赋值越高,水碘含量越低。②距黄河主干道的距离与水碘含量的空间变异性在山东省部分地区呈现负相关,而在一部分地区呈现出正相关。两者之间的回归系数自西南到西北呈现出明显的地理变异性,并且从总体上来讲距离黄河主干道越远,水碘含量越低。③在山东省不同区域内,水碘含量与相关因素间的区域决定系数 R_{adj}^2 的分布差异较大,然而从总体上来讲优于传统的一般线性回归模型。这表明,土壤类型和距黄河的距离对山东省水碘含量分布的空间影响具有明显的地域性差异。

本研究中一般线性回归模型和地理加权回归模型均发现,土壤类型对水碘含量的分布具有重要影响。高水碘地区的土壤多为褐色土,其形成原因为历史上黄河多次的改道、决堤泛滥,将河流冲刷陆地带来的碘沉积于此造成。这从一定意义上证实了山东省黄河中下游平原地区的高水碘可能与黄河具有重要关系。而黄河之间的距离与水碘含量的关系在山东省不同地区呈现差异甚大,在鲁西、鲁中地区两者呈现出负相关性,即表明离黄河越近,水碘含量越高。说明该地区高水碘的形成与黄河关系密切。而在鲁东地区,上述两者间的关系随着距离的增长出现正相关,这是由于水碘分布出现东西高,中间低的局面,鲁东部分地区水碘含量处于适碘水平。同时这也提示鲁西南、鲁西北的高碘和鲁东的适碘在形成原因上可能存在不同。

参 考 文 献

高宗军,庞绪贵,王敏,等.山东省黄河下游部分县市地氟病与地质环境的关系[J].中国地质, 2010,37(3):627-632.

郭晓尉,翟丽屏,刘源,等.黄河三角洲水源性高碘地区分布与居民食用盐现状调查研究[J]. 卫生研究,2005,34(6):695-697.

蒋雯,王金彪,王晓明,等. 山东省缺碘地区中的"适碘"地区调查[J]. 中国地方病学杂志, 2012,31(1):71-73.

孙殿军. 中国地方病病情、防治与对策[J]. 中华预防医学杂志,2008,42(9):624-627.

王敏,庞绪贵,高宗军,等.山东省黄河下游地区部分县市高碘型甲状腺肿与地质环境的关系 [J].中国地质,2010,37(3):803-808.

Brunsdon C. Geographically weighted regression: a natural evolution of the expansionmethod for spatial data analysis[J]. Environment and Planning A, 1980, 30: 1905-1927

Fotheringham AS, Brunsdon C, Charlton ME. Geographically Weighted Regression : the Analysis of Spatially Varying Relationships.[J]. West Sussex: John Wiley & Sons, 2002.

Guo XW, Zhai LP, Liu Y, et al. Study on the present status of the areas with high iodine concentration in drinking water and edible salt at household levels in Ohio of Yellow River (in Chinese)[J]. Wei Sheng Yan Jiu 2005, 34: 695-697.

Hu M, Li Z, Wang J, et al. Determinants of the incidence of hand, foot and mouth disease in China using geographically weighted regression models[J]. PLoS One, 2012, 7: doi:10.1371/journal. pone.0038978.

Lin CH, Wen TH. Using geographically weighted regression (GWR) to explore spatial varying relationships of immature mosquitoes and human densities with the incidence of dengue[J]. Int. J. Environ. Res. Public Health,2011, 8: 2798-2815.

Shen H, Liu S, Sun D, et al. Geographical distribution of drinking-water with high iodine level and association between high iodine level in drinking-water and goitre: a Chinese national investigation[J]. Br J Nutr, 2011, 106(2): 243-247.

Teng W, Shan Z, Teng X, et al. Effect of iodine intake on thyroid diseases in China[J]. N Engl J Med, 2006, 354(26): 2783-2793

Zhang ZH, Dai XF, Wang CH, et al. Relationship between endemic diseases and environmental geochemistry in the Yarlung Zangbo Great Canyon area (in Chinese)[J]. Geol. China,2006, 33: 1424-1429.

第 12 章

地统计模型的风险制图与危险因素分析：
以江西省星子县血吸虫病数据为例

　　血吸虫病是全球性的人畜共患传染性寄生虫病,主要流行于经济不发达国家的热带、亚热带地区,世界卫生组织(WHO)的估计数据表明感染者人数至少有2.49亿人,受威胁人口达7亿人之多(WHO,2015),而全球血吸虫病相关的疾病负担估计为3.31(95%置信区间:1.70~6.26)百万伤残调整寿命年(Krishnamurthi et al,2013)。我国流行的是日本血吸虫病,在长江流域及其以南部分地区已流行2100多年,其传播和流行与自然、社会经济、家庭及个人行为、牲畜活动等多种因素密切相关,严重危害流行区居民的健康,制约当地社会经济的发展。根据流行病学特点和钉螺孳生地的地理环境,我国的血吸虫病流行区划分为平原水网型、湖沼型和山区型,其中湖沼型流行区内由于存在大面积的钉螺孳生地以及频繁波动的水位,血吸虫病疫情较其他两种流行区更难控制(Zhou et al,2012)。因此,湖沼型流行区是血防工作的重点区域。

　　作为典型的湖沼型流行区,江西省有螺洲滩面积广阔、血吸虫病流行因素复杂、传染源未得到有效控制,因此,江西省血吸虫病疫情十分严峻。多年来,江西省不断加强血防项目投入力度,在湖区逐步推行以传染源控制为主的综合防控措施。2005年以后全省血吸虫病疫情逐渐下降,并于2008年达到疫情控制标准(陈红根等,2009)。截至2015年,全省推算血吸虫病病人数11534例,晚期血吸虫病病例数5102例,其流行范围涉及南昌、九江、上饶、宜春等8个设区市的39个流行县(市、区),其中24个达到传播阻断标准,15个达到传播控制标准(张利娟等,2016),在新形势下,如何确定血吸虫病感染的高风险区是实施血防政策的重要前提和基础。

本章以江西省的重点流行县——星子县[①]为例,探讨如何基于常规村级血吸虫病监测数据,绘制全县血吸虫病风险预测图、确定高风险钉螺孳生地,并进一步探讨血吸虫病风险空间聚集性地驱动因素,为制定当地适宜的血吸虫病的预防和控制策略提供依据。

12.1 数据来源与分析方法

12.1.1 研究现场

星子县位于江西省北部,邻接鄱阳湖,是全省血吸虫病的重点流行县。全县共有 2500 万人口,其中约有 1600 万人受到血吸虫病感染的威胁(Hu et al.,2013)。星子县广阔的草洲和自然条件非常适宜血吸虫病中间宿主——钉螺的孳生,且该地区居民多以务农和打鱼为生,增加了生产性接触疫水的机会,因此血吸虫病流行风险较大。

12.1.2 血吸虫病数据

收集 2008 年星子县 42 个血吸虫病流行村 36208 名 6~65 岁村民的血吸虫病调查资料,包括血清学检查人数、血清学检查阳性人数、病原学检查人数以及病原学检查阳性人数等数据。调查村民首先进行血清免疫学方法筛查,阳性者再进行病原学检查。

血吸虫病感染率的计算公式为:

$$血吸虫病感染率(\%) = \frac{病原学检查阳性人数}{血清学检查人数} \times 100\% \qquad (12.1)$$

12.1.3 环境因素数据

血吸虫病是一种与地理和气候因素密切相关的疾病,其唯一中间宿主——湖北钉螺的分布与自然环境密切相关,如水体、植被、湿度、高程和地表温度等因素均可以影响钉螺的分布,本研究收集与使用的环境因素如下:

---

① 今庐山市。

1)降水量和日照时间

降水量和日照时间数据来自中国气象科学数据共享服务网①的"中国地面气候资料年值数据集",包括全国 756 个气象站和自动站的数据。下载 2008 年覆盖星子县全境的降水量和日照时间数据,用反距离加权插值法获取流行村降水量和日照时间的具体数据值,并计算所在位置的月度最大值、最小值、平均值和标准差。

2)地表温度和植被指数

地表温度和归一化植被指数数据来自美国国家航空航天局和美国地质调查局提供的免费 MODIS 数据②。下载 2008 年覆盖星子县全境的遥感数据并提取流行村所在位置的数据,同时计算其月度的最大值、最小值、平均值和标准差。NDVI 遥感数据空间分辨率 1 km,时间分辨率为 16 天;地表温度遥感数据空间分辨率为 1 km,周期为 8 天。

3)地形数据

高程数据来自美国地质调查局的全球陆地信息系统③。下载覆盖星子县全境的高程数据,提取流行村所在位置的高程数据值。

4)距钉螺孳生地的距离

钉螺孳生地来自现场调查的钉螺孳生地数据,分别计算每个流行村到钉螺孳生地最近距离。

5)人口密度

人口密度数据由哥伦比亚大学的国际地球科学信息网络中心④获取。下载覆盖星子县全境的人口密度数据,提取流行村所在位置的人口密度数据值。

---

① https://data.cma.cn/

② https://wist.echo.nasa.gov/api/

③ http://egsc.usgs.gov/isb/pubs/factsheets/fs06994.html

④ http://sedac.ciesin.columbia.edu/data/collection/gpw-v3

12.1.4　分析方法与软件

1）血吸虫病疫情和环境因素的描述性分析

对调查流行村的血吸虫病感染率通过分级符号地图显示其率的值范围和空间分布情况,对收集的环境因素通过最小值、最大值、均数、标准差等进行汇总描述。

2）地统计 Logistic 回归模型的风险制图

设 Y_i 为 i 村中感染血吸虫病的人数。在潜在随机过程 $s(\cdot)$ 存在的情况下, Y_i 服从参数为 n_i 和 p_i 的二项式分布,且相互独立,其中 n_i 为 i 村的风险人口数, p_i 为该村任意个体感染血吸虫病的概率,则地统计 Logistic 模型具有如下形式:

$$Y_i \sim \text{binomial}(n_i, p_i) \tag{12.2}$$

$$\log\left\{\frac{p_i}{1 - p_i}\right\} = \alpha + s(i) \tag{12.3}$$

其中, α 为常数; $s(i)$ 是以平均数为 0、方差为 σ^2 的高斯空间过程。反映 $s(i)$ 空间结构关系的相关函数为 $\rho(u)$, u 为两村之间的距离,本研究中使用的是欧氏距离,假设 $\rho(u)$ 具有指数函数形式(见第 7 章介绍),即:

$$\rho(u) = \exp(-u/\varphi) \tag{12.4}$$

其中, $\varphi > 0$ 是一个具有距离维度的尺度参数,空间相关性随距离衰减,此时,半变异函数的变程约为 3φ 。

3）地统计 Logistic 回归模型的影响因素分析

首先将所有的环境因子分别进行单变量传统 Logistic 回归模型分析,把 $P > 0.2$ 的变量剔除;然后将保留下来的环境因素做两两共线性分析,将其中相关系数 $r > 0.2$ 的因素对保留一个因素;再将剩余的变量纳入多变量传统 Logistic 回归模型通过后退法筛选变量,确定最优的回归模型,以 $P > 0.1$ 为退出标准,以 $P < 0.05$ 为进入标准;最后针对上述模型的残差用半变异函数来检验其是否存在空间自相关,如果残差分布存在空间自相关,则改用地统计 Logistic 回归模型重新拟合模型进行危险因素分析;反之,则可使用传统的非空间 Logistic 回归模型的

结果解释危险因素,地统计 Logistic 回归模型分析危险因素的模型公式是在公式(12.3)的基础上加入环境因子:

$$\log\left\{\frac{p_i}{1-p_i}\right\} = \alpha + \hat{\mu}_i + s(i) \qquad (12.5)$$

其中,$\hat{\mu}_i$ 为趋势面,由 i 处的环境因素决定,其他各部分与公式(12.3)相同。当 $s(i)$ 不具有空间结构关系时,公式(12.5)即为传统的 Logistic 回归模型。

12.2   结   果

2008 年江西省星子县 42 个流行村调查的血吸虫病感染率范围为 0%～9.12%,中位数为 1.08%,血吸虫病风险模式图显示大部分流行村位于主要湖泊水体周边,位于湖泊越近的区域血吸虫感染率越高,并且感染率呈现一个从东北向西南递减的趋势(图 12.1)。

表 12.1 给出了不同流行村的降水量汇总信息(限于篇幅限制,其他因素的结果省略,描述汇总方式与降水量相同),可见不同村的平均降水量和极端降水

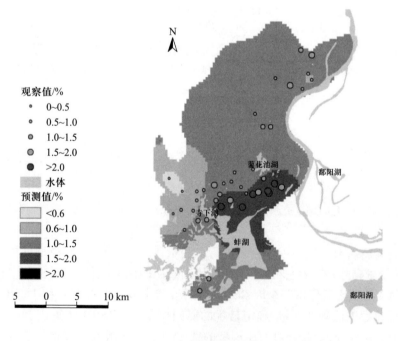

图 12.1   星子县血吸虫病风险分布图

量均有一定的差异,而且同一个村不同月份的降水量也有较大的变化,提示这些因素可能与血吸虫病的发生有关。

表 12.1 环境因素汇总描述案例

村名	降水量(最小值)	降水量(最大值)	降水量(均值)	降水量(标准差)
波湖	15.03	347.22	140.49	98.31
大岭	15.01	351.28	141.04	99.13
河东	14.97	360.26	142.36	101.13
交通	14.94	375.58	144.42	104.46
梅溪	14.97	362.99	142.67	101.59
槎垅	14.95	292.77	132.21	87.69
芙蓉	14.97	290.57	132.53	87.90
蛟塘	15.00	290.26	133.42	88.77
龙溪	14.93	294.49	131.76	87.29
芦花塘	15.00	289.74	133.34	88.64
……	……	……	……	……

表 12.2 给出了公式(12.3)和公式(12.4)中的各参数值。σ^2 和 φ 分布表示潜在过程 $s(\cdot)$ 的方差和空间关系衰减率。由指数型相关函数的特征可知,血吸虫病风险的半变异函数步长值为 $3\varphi = 0.414$ 个单位距离(km),表明疾病风险存在聚集性。

表 12.2 空间地统计 Logistic 回归模型的各参数值

参数	估计值	标准误	Z 值	P 值
α	−4.338	0.047	−93.13	<0.01
σ^2	0.330	—	—	—
φ	0.138	—	—	—

血吸虫病风险图显示,星子县血吸虫病高感染区域位于东南部的蚌湖、蓼花池湖和寺下湖周边区域(图 12.1)。

图 12.2 是血吸虫病预测风险的不确定性图,结果显示,在样本村周围疾病风险预测值的不确定性较低,距离样本村越远的地方不确定性越高。蚌湖区域虽然距离流行村较近但预测的不确定性也较高,不过研究区的疾病风险整体预测的不确定性是较低的。比较图 12.1 和图 12.2 可发现,预测风险高的区域预测方差普遍偏大。

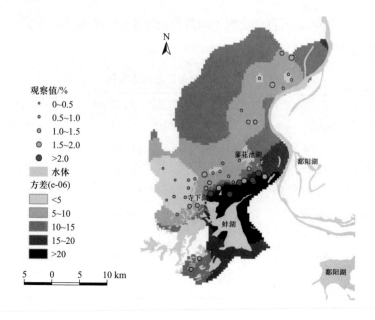

图 12.2   星子县血吸虫病感染率预测风险不确定性图

图 12.3 显示了星子县血吸虫病感染风险预测区域的钉螺孳生地分布,位于高风险区域的钉螺孳生地主要集中于蚌湖、蓼花池湖和寺下湖区域,该区域内的钉螺孳生地将是当地血防工作的重点区域。

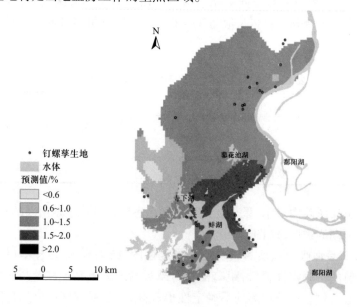

图 12.3   星子县高风险钉螺孳生地分布图

表 12.3 为经典 Logistic 回归模型各参数的估计值,结果显示,σ^2 和 φ 都小于 0.01,表明考虑环境变量后血吸虫病感染风险不存在空间趋势。因此,传统的 Logistic 回归模型就可以拟合血吸虫病风险在空间上的变化。环境因素的系数显示距离钉螺孳生地的距离、降水量的最大值和最小值、日照时间的平均值和血吸虫病风险存在有统计学意义的负相关;白天地表温度的最大值、夜间地表温度的最大和最小值以及 NDVI 的平均值与血吸虫病风险存在有统计学意义的正相关。

表 12.3 血吸虫病环境因子的 Logistic 回归模型分析结果

参　　数	估计值	标准误差	Z 值	P 值
截距	21.75	65.01	0.34	0.74
到钉螺孳生地距离	$-2.04\text{e}-04$	$4.64\text{e}-05$	-4.39	<0.01
降水量(最小值)	-61.47	17.79	-3.45	<0.01
降水量(最大值)	-0.24	0.09	-2.60	<0.01
日照时间(平均值)	-3.74	1.31	-2.86	<0.01
白天地表温度(最大值)	0.26	0.10	2.61	<0.01
夜间地表温度(最小值)	0.02	$3.48\text{e}-03$	4.33	<0.01
夜间地表温度(最大值)	0.15	0.04	3.32	<0.01
NDVI(平均值)	$2.73\text{e}-04$	$1.21\text{e}-04$	2.25	0.02
σ^2(residuals)	<0.01	—	—	—
φ(residuals)	<0.01	—	—	—

12.3　讨　　论

本章探讨了地统计模型在江西省星子县的血吸虫病感染风险制图和危险因素分析中的应用,预测了星子县血吸虫病感染风险的空间分布,并确定了环境因素在解释疾病空间分布模式中的重要作用,研究结果对当地制定有效地血吸虫病控制策略提供了理论依据。

众所周知,湖北钉螺是日本血吸虫生命整个生长周期的重要组成部分,是其唯一中间宿主,因此,对钉螺采取有效的控制措施是实现长期、可持续控制血吸虫病疫情的重要途径(Zhang et al., 2008)。要实现这一点,首要的任务是定位潜在的高风险钉螺孳生地(特别在卫生资源有限的情况下),并采取相应的有效控制策略(如药物灭螺和环境改造)。血吸虫病的风险制图显示(图 12.1),感染率大于 1.5% 的地区主要在湖泊附近,表明这些地区内的钉螺孳生地(图 12.3 中标以三角形符号)是实施防控策略的首要目标。然而,在感染率高的地区存在较高的不确定性(图 12.2),因此,当风险地图用于疾病的控制规划,在解释疾病控制图时,需要对不确定性高的区域进行采样,并与模型结果进行比较,以进一步明确其是否为重点区域。

　　本研究中所收集的环境风险因子与血吸虫病之间的联系是众所周知的,并且可以由血吸虫病感染机制来解释。钉螺生态学研究表明,长江下游地区钉螺孳生地广泛位于湖沼地区和丘陵地区,而两者通过河道或者冲积平原与长江相连(Zhao et al.,2010)。鄱阳湖北临长江,湖水面积每年会因为长江洪峰而出现不同程度的变化,从而导致湖内钉螺不断地向周边的河流、湖泊和湿地扩散,进一步增加了周边居民因农业活动和捕鱼行为而接触疫水的风险。到钉螺孳生地和水体的距离可以被认为是疫水暴露指标,反映了居民接触这些环境的频繁程度,本研究的发现与之前的研究结果一致(Clements et al.,2006)。气候条件,如地表温度、降水量和日照时间,能影响钉螺分布和密度以及血吸虫虫体的发育情况(Appleton,1978;Sturock,1993;Zheng et al.,1998),这也得到我们研究结果的支持。NDVI 已经被广泛地用于钉螺空间分布的预测(Guo et al.,2005),较高的 NDVI 值表明较高的绿色植被丰富度,可以视为理想的潜在钉螺孳生区域。

　　在空间分布上有聚集性是血吸虫病的流行病学特征。本研究中我们认识到,血吸虫病的空间聚集性是由若干环境因素引起的,当去除了这些因素的影响,疾病风险在空间变化呈随机分布(表 12.3)。由于影响血吸虫病风险的环境因素已被熟知,我们纳入的环境因素足以解释疾病在空间上的变异情况,因此传统 Logistic 回归模型就可以很好地拟合疾病风险数据。在研究环境类疾病时,通常要考虑疾病在空间上可能存在的聚集性,其环境因素并不全部为人所知,可采用地统计模型来拟合疾病在空间上的分布,从而准确地估计环境因素的影响。

　　近年来,我国血吸虫病感染率普遍较低,大大降低了血吸虫病诊断的敏感性,其对分析结果可能会造成一定的影响,本研究在建模过程中没有考虑可能存在的疾病诊断错误。Wang 等(2008)使用贝叶斯方法尝试处理这种不确定性,但其假设每个村庄的诊断敏感性和特异性均一致,该假设不符合实际情况。此外,该方法可能引入新的错误,即主观的先验知识影响模型参数后验分布(Gelman,2008),考虑疾病诊断不确定性的建模问题在未来研究中是值得考虑的。

参 考 文 献

陈红根,辜小南,林丹丹,等. 江西省血吸虫病流行态势及传播风险分析[C]. 中国动物学会、中国海洋湖沼学会贝类学会分会第十四次学会研讨会，中国江西南昌，2009.

张利娟，徐志敏，钱颖骏，等. 2015年全国血吸虫病疫情通报[J]. 中国血吸虫病防治杂志，2016(06):611-617.

Appleton C. Review of literature on abiotic factors influencing the distribution and life-cycles of Bilharziasis intermediate host snails[J]. Malacol Rev, 1978, 11:1-25.

Clements AC, Moyeed R, Brooker S. Bayesian geostatistical prediction of the intensity of infection with Schistosoma mansoni in East Africa[J]. Parasitology, 2006, 133:711-719.

Gelman A. Objections to Bayesian statistics[J]. Bayesian Anal. 2008, 3:445-450.

Guo JG, Vounatsou P, Cao CL, et al. A geographic information and remote sensing based model for prediction of *Oncomelania hupensis* habitats in the Poyang Lake area, China[J]. Acta Trop, 2005, 96:213-222.

Hu Y, Zhang Z, Chen Y, et al. Spatial pattern of schistosomiasis in Xingzi, Jiangxi Province, China: the effects of environmental factors[J]. Parasites & Vectors, 2013, 6: 214. doi: 10.1186/1756-3305-6-214.

Krishnamurthi RV, Feigin VL, Forouzanfar MH, et al. Global and regional burden of first-ever ischaemic and haemorrhagic stroke during 1990-2010: findings from the global burden of disease study 2010[J]. Lancet Global Health, 2013, 1(5): e259-281.

Sturrock RF. The intermediate hosts and host-parasite relationships. In: Jordan P, Webbe G, Sturrock R.(eds). Human Schistosomiasis [M]. Wallingford: CAB International, 1993:33-85.

Wang XH, Zhou XN, Vounatsou P, et al. Bayesian spatio-temporal modeling of *Schistosoma japonicum* prevalence data in the absence of a diagnostic 'gold' standard[J]. PLoS Negl Trop Dis, 2008, 2:e250.

WHO. http://www.who.int/mediacentre/factsheets/fs115/en/. Accessed at 2015-12-30.

Zhang Z, Carpenter TE, Chen Y, et al. Identifying high-risk regions for schistosomiasis in Guichi, China: a spatial analysis[J]. Acta Trop, 2008, 107:217-223.

Zhao QP, Jiang MS, Littlewood DT, et al. Distinct genetic diversity of *Oncomelania hupensis*, intermediate host of *Schistosoma japonicum* in Chinese mainland as revealed by ITS sequences[J]. PLoS Negl Trop Dis, 2010, 4:e611.

Zheng Y, Qang Q, Zhao G, et al. The function of the overlaying climate data in analysis of Oncomelania snail distribution[J]. Public Health, 1998, 14:724-725.

Zhou YB, Liang S, Jiang QW. Factors impacting on progress towards elimination of transmission of *Schistosomiasis japonica* in China[J]. Parasite & Vectors, 2012, 5: 275.

第13章

遥感栅格数据应用于流行病研究：以喜马拉雅旱獭鼠疫疫源地区划分析为例

鼠疫是由鼠疫耶尔森菌所致的烈性传染病，为一种自然疫源性人畜共患病，其传染性强，病死率高，曾给人类造成了极大的危害，我国将其列为甲类传染病管理(贺雄等，2010)。

自20世纪90年代以来，随着世界鼠疫疫情的重新活跃，我国的鼠疫疫情也呈现上升趋势，新疫源县不断出现，部分鼠疫静息疫源地重新活跃，动物鼠疫流行范围逐渐扩大；同时日益发达的交通网络增加了鼠疫远距离传染的机会，鼠疫疫情呈现向城市及人口密集区逼近的趋势。

目前，鼠疫疫源地是以县为单位进行划分的，这种方法可以提供已知疫源地以县行政边界划分的空间分布情况，但不能真实反映尚未发现或未进行监测的潜在疫源地分布。同时，鼠疫疫源地空间分布是不受行政边界限制的，在单个县域内可能存在多种地理生态景观，而疫源地仅存在于能维持其宿主、媒介等生物种群的生态环境中，曾经确认为自然疫源地的区域可能因为生态环境的改变，已经不再具有疫源性。因此，以县为单位进行疫源地的划分显然不能反映这一变化(高孟绪，2010)。此外，由于从事鼠防工作人员的严重不足以及在部分鼠疫灾害严重的地区缺乏交通工具和监测手段落后等原因，现有的监测技术水平和监测范围远不能满足对疫源地进行全面监测的需要。因此，迫切需要利用空间信息技术进行鼠疫疫源地的区划进行分析研究。

本研究在分析喜马拉雅旱獭生境特点的基础上，利用遥感定量反演算法和环境变量参数提取技术，进行喜马拉雅旱獭鼠疫疫源地生态环境要素的遥感诊断,基于生态位模型和 GIS 空间分析功能进行喜马拉雅旱獭适宜生境的地理分布预测,突破以往以县为单位的疫源地划分,实现按区域自然特征进行喜马拉雅旱獭鼠疫疫源地区划,以解决常规鼠疫监测中因人员不足而无法有效开展整个疫源地监测的问题(高孟绪,2012;Gao, 2010)。

13.1 数据来源与分析方法

13.1.1 研究现场

本研究以青海省为研究现场。青海位于我国西部,雄踞世界屋脊青藏高原的东北部,是青藏高原上的重要省份之一。据全国第二次土地调查公报显示,青海省东西长约 1200 km,南北宽约 800 km,面积为 $72.10×10^4$ km²。青海省有藏族、回族、蒙古族、土族、撒拉族等 43 个少数民族,2016 年全省常住人口为 593.46 万人。

1)鼠疫疫源地阳性点数据

中国疾病预防控制中心提供的 2006—2009 年的喜马拉雅旱獭鼠疫疫源地阳性点数据,包含疫源地类型、地点(乡镇以下地名多为当地俗名)、经纬度(仅 2008 年和 2009 年部分数据有此数据项)、动物(媒介)名称、样本采集时间以及检测方法。

2)基础地理信息数据

使用的基础地理信息数据为国家基础地理信息中心提供的 1∶100 万基本比例尺的全国电子地图矢量数据集,包括中国各省、市、县边界和河流、道路、行政中心和居住点等矢量文件。

3)DEM 高程数据

使用的高程数据分为 30 m 空间分辨率的 ASTER GDEM(global digital elevation model,全球数字高程模型)数据,该数据是由美国国家航空航天局(NASA)与日本经济产业省(METI)在 2009 年 6 月共同推出的最新 30 m 分辨率的地球电子地形数据①,是基于 1999 年 12 月 18 日发射升空的搭载在 Terra 卫星上的 ASTER 先进星载热发射和反射辐射仪处理生成。数据覆盖范围为北纬 83° 到南纬 83° 之间的所有陆地区域。

4) 卫星遥感数据

使用的遥感数据为中分辨率成像光谱仪(Moderate-resolution Imaging Spectroradiometer, MODIS)卫星数据,是搭载在 EOS 系列卫星 Terra 和 Aqua 卫星上的一种重要传感器,卫星通过 x 波段将实时观测数据向全世界直接广播。MODIS 共设计有 490 个探测器,分布在 36 个光谱波段,在 0.4~14.4 μm 全光谱覆盖,其最大空间分辨率可达 250 m,扫描宽度 2330 km。MODIS 每日或每两日可获取一次含有大气、海洋和陆地表面信息的全球观测数据,可以同时提供反映陆地、云边界、地表温度、臭氧和云顶高度等特征的信息,用于对陆表、生物圈、固态地球、大气和海洋进行长期观测。

由 MODIS 数据衍生出的 MODIS 标准数据产品根据内容的不同分为 0 级、1 级和 2-4 级数据,主要包括陆地、大气和海洋三种标准数据产品。其中 L2-L4 是对 L1B 数据进行各种应用处理之后所生成的特定应用数据产品。MOD01:即 MODIS1A 数据产品;MOD02:即 MODIS1B 数据产品;MOD03:即 MODIS 数据地理定位文件;MOD04-08/35 为大气产品;MOD09-17/33/40/43/44 为陆地产品;MOD18-32/36-39/ 42 为海洋产品。

本研究收集了研究区 2008 年 5—7 月的 MODIS 标准数据产品,并选用 MOD11A2 地表温度和辐射率、MOD12Q1 LUCC(此为 2004 年数据)、MOD13A2 NDVI/EVI 、MOD15A2 叶面积指数和光合有效辐射(FPR)产品表征生态环境的特征。其中 MOD11A2 地表温度和辐射率为 8 天合成产品;LUCC 为年产品;NDVI/EVI 为 16 天合成产品;叶面积指数和光合有效辐射(FPR)为 8 天合成产品。

5) WorldClim 气象数据

WorldClim 数据是由美国加利福尼亚州脊椎动物博物馆(Museum of Vertebrate Zoology)的 R.J. Hijmans、S. Cameron 和 J. Parra 发起,并与 P. Jones、A. Jarvis(CIAT)以及 K. Richardson(Rainforest CRC)合作建立的可供免费下载的全球范围气象栅格数据,共包括当前、过去以及未来三种情形下的气象数据,数据

---

① https://wist.echo.nasa.gov/api

最高分辨率为 1 km(Hijmans et al., 2005)。其中,当前数据集使用 1950—2000 年全球约 7000 个温度站点和约 20000 个降水站点数据进行插值得到,由于数据集利用 ANUSPLIN 软件采用三维地理(即经度、纬度和海拔)进行空间插值,所以插值后的数据更为准确。该数据集包含有月总降水量、月均最低温、月均最高温以及由此产生的具有更多生物学意义的 19 层生物气候变量 Bioclim,并提供 Generic grids 和 ESRI grids 两种格式的数据供全球科研用户免费下载使用①。

本研究收集了 WorldClim 数据集的 ESRI Grids 格式的 1 km 分辨率当前插值数据集,并主要选取 Bioclim 中的 BIO1、BIO5、BIO6、BIO12、BIO13、BIO14,即分别为年均温、最暖月最高温、最冷月最低温、年降水量、最湿月降水量和最干月降水量 6 个生物气候数据变量来表征气象条件。

6) 野外实地调查数据

中国科学院空天信息创新研究院高孟绪博士于 2010 年 5 月 12 日—6 月 4 日期间从北京出发经西宁市,前往青海省海晏、刚察、天峻、乌兰、共和、兴海、玉树等 8 个县市的 10 余个村镇进行鼠疫实地调查,并在当地疾控部门和相关鼠防机构的协助下,利用手持 GPS 工具记录旱獭洞和旱獭分布点情况(GAO, 2010;高孟绪,2012),共精确记录旱獭洞和旱獭分布点 198 处,形成旱獭野外调查记录表 17 份、GPS 点记录表 13 份(图 13.1)。

13.1.2 研究方法

13.1.2.1 疫源地生境要素遥感定量反演与参数提取

喜马拉雅旱獭作为疫源地内的主要宿主动物,其分布与疫源地主要生境要素密切相关,利用遥感反演等技术手段能够从宏观上分析研究疫源地的生境特点,并进行疫源地的区划预测。

1) 生境参数遥感反演简介

遥感反演是指根据由遥感手段获取的地物电磁波特征而产生的遥感影像特征,去反推其形成过程中的地物电磁波状况(赵英时,2003)。针对不同鼠疫宿主动物的适宜生境,选择合适的遥感参数反演算法可以直接或间接地得到宿主

---

① http://www.worldclim.org

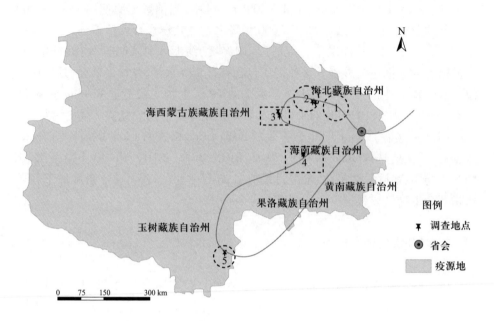

图 13.1   青海省行政边界及鼠疫野外调查点线路图

1—海北州海晏县甘子河乡卫生院所在地野外;2—海北州刚察县哈尔盖乡察拉村;3—海西州乌兰县铜普镇茶河汗村;4—海南州兴海县子科滩镇野外鼠疫监测点驻地;5—玉树州玉树震区鼠疫检测实验室基地

动物生态环境的地貌地形特点、适宜气候条件、喜食植被分布等信息,结合 GIS 分析功能和利用 GPS 记录的实地鼠疫相关信息,可以对于疫源地的面积进行有效修正。针对鼠疫疫源地的特点,比较常用的生境参数遥感反演主要有:地形地貌与地表类型反演、地表温度反演叶面积指数与植被覆盖度反演与获取等。

2) DEM 地形参数提取

数字高程模型(digital elevation model, DEM)是对地貌形态的虚拟表示,是一定范围内规则格网点的平面坐标(x, y)及其高程(z)的数据集,主要用来进行描述区域地貌形态的空间分布,同时通过 DEM 可派生出等高线、坡度、坡向等进一步表征地形参数的数据信息。

坡度、坡向的提取主要在 ENVI 4.5 软件下完成。基于收集的 DEM 数据和矢量边界电子地图数据,首先利用 ENVI 软件菜单工具栏【Basic Tools】下的 Mosaicking 和 Masking 工具进行研究区 DEM 高程数据的拼接、裁剪生成;然后利用菜单工具栏【Topographic】下的 Topographic Modeling 通过对处理生成的 DEM

高程数据进行二次曲面拟合,可以实现对研究区的坡度、坡向等信息的提取(Wood,1996)。

3) MODIS 数据预处理

MRT(MODIS Reprojection Tool)是一种针对 MODIS 数据的投影转换处理工具,可以帮助用户把 MODIS 影像(Level-2g,Level-3,Level-4 Land Data)重新投影到更为标准的地图投影(原 MODIS 数据采用的 SIN 投影,大多遥感处理软件都没有 SIN 与其他投影方式的转换工具),而且可以选择影像中的空间子集和波段子集进行投影转换,且可以在多种系统平台上进行运行。

MRT 可以通过命令行或在 MRT 图形用户界面(GUI)上进行运行,其核心部分便是对影像的重采样和镶嵌,利用 MRT 将疫源地范围内的 MODIS 标准产品导入,按需求在 MRT 界面工具的 Selected Bands 中挑选出标准产品中所需使用的 Bands,并对输出产品的路径及格式等进行设置,其中 Resampling Type 选择 Bilinear,Output Projection Type 设置为 Geographic,并在输出产品后添加.tif 后缀,然后利用 ENVI 软件对完成拼接投影的数据进行归一化和输出处理。

4) 环境变量数据获取

研究结合青海省的空间范围和数据可获取性,利用 30 m 空间分辨率 ASTER GDEM 数据提取青海省的海拔高程、坡度和坡向信息;利用 WorldClim 数据库选取了 1950—2000 年多年平均数据生成的年均温、最热月最高温、最冷月最低温、年降水量、最湿月降水量、最干月降水量 6 个数据层进行气温、降水等环境变量的表征;选用 1 km 空间分辨率的 MODIS 产品数据,并拼接提取地表温度(LST)8 天合成产品(选用 2008 年 6 月 9 日和 6 月 17 日两期数据)、土地覆盖(LULC)年产品(2004 年产品)、归一化植被指数/增强植被指数(NDVI/EVI)16 天合成产品(选用 2008 年 6 月 9 日数据,并分别提取 NDVI 和 EVI 指标层)以及叶面积指数(LAI)8 天合成产品(选用 2008 年 6 月 9 日和 6 月 17 日两期数据)。最后将各数据层统一重采样为 1 km 空间分辨率,坐标系采用地理坐标。

13.1.2.2 GARP 生态位模型

本研究结合已有的喜马拉雅旱獭监测点数据,充分利用遥感等技术进行喜马拉雅旱獭适宜生境的参数反演与信息获取,利用生态位模型进行疫源地的预测分析,实现按区域自然特征进行典型研究区鼠疫疫源地的划分和整个青藏高原喜马拉雅旱獭鼠疫疫源地的预测,同时对影响喜马拉雅旱獭鼠疫传播的因素进行分析。

基于遗传算法的规则集合模型 (genetic algorithm for rule-set production, GARP),是生态位模型的一种,最早在 20 世纪 90 年代中期由 David Stockwell 开发出来,并在圣地亚哥超级计算机中心 (San Diego Supercomputer Center) 予以完善,其原理是利用已有的物种分布资料和环境数据产生以生态位为基础的物种生态需求,探索物种已知分布区的环境特征与研究区域的非随机关系,用于研究物种的潜在分布和生物多样性。

GARP 生态位模型采用由 Holland (1975) 发展的进化遗传算法,并开发了一系列物种观测数据与环境参量相关的条件规则算法 (Stockwell and Noble, 1992)。从模型原理上讲,GARP 生态位模型实际上是一个反复迭代,寻找最优种类分布 if-then 规则的过程。模型从待选规则开始,选择其中一种规则,利用训练数据生成一个统计模型,然后根据精度变化确定这一规则是保留在规则库中或舍弃。通过多次往复过程,在满足模型参数后终止运行,最终形成一系列的 if-then 规则。这些规则算法的基本形式为:"if something is true then something necessarily follows",其中规则算法的 if 部分称作先决条件,而 then 部分为结论。先决条件主要是简单的连接表达式,如

$$V_1 = v_1 \ \& \ V_2 > v_2 \ \& \ \cdots \ \& \ V_m = (v_{m1}, v_{m2}) \tag{13.1}$$

其中, v_1, v_2, $\cdots$, v_m 是变量 V_1, V_2, $\cdots$ V_m 的值。

规则的集合通常是规则的无序排列,相对于决策树等算法更具有灵活性,也比多变量方法信息更丰富 (Stockwell and Noble, 1992)。

在物种分布预测领域中 GARP 生态位模型已经成为一个比较广泛认可的预测模型, 近年来 Peterson 和 Anderson 等在 GARP 应用领域做了大量的研究,运用 GARP 模型预测了鸟类、水生鱼类、鼠类、昆虫等的潜在分布,得到了较准确的预测结果 (Stockman et al., 2006)。同时,学者将此模型进一步用于预测不同生物物种发生的可能性,并被越来越多的用于南美洲锥虫病、禽流感和鼠疫等疾病的分布识别与研究 (Adjemian et al., 2006; Neerinckx et al., 2008; Holt et al., 2009)。

在 David Stockwell 开发的 GARP 算法基础上,堪萨斯大学生物多样性研究中心 (The University of Kansas Biodiversity Research Center) 的 R. Scachetti-Pereira 开发了桌面版软件程序包 DesktopGarp (Version1.1.6) 版本[①]。在 DesktopGarp 软件程序包中,利用已知物种的分布点数据和相关的环境参数层作为模型输入参数,通过不断迭代的遗传算法实现独立或组合分析,预测和估算物种的潜在分布区。因此,对于已知物种的分布资料和相关环境数据的选择、处理与分析是进行预测分析的最为基础和重要的前提。

----

① 可通过 http://www.nhm.ku.edu/desktopgarp/网站进行软件程序免费下载。

13.2   结   果

13.2.1   喜马拉雅旱獭适宜生境分析与评价

喜马拉雅旱獭作为喜马拉雅旱獭鼠疫疫源地内的主要宿主动物,是疫源地内的优势种群,影响其生境选择的主要生态要素是海拔、坡度、纬度等地理因子,在特定区域内,地理景观要素(包括气候、植被、土壤等)决定了喜马拉雅旱獭的分布(张安宁等,2003)。本研究以青海省喜马拉雅旱獭鼠疫疫源地为案例研究区,以198处空间化的喜马拉雅旱獭分布数据和遥感定量反演提取的疫源地生境要素为基础,进行喜马拉雅旱獭分布与适宜的地形地貌、气温、降水、植被等生境要素的相关性分析与评价。

13.2.1.1   海拔高程分析评价

从海拔高程角度分析,研究将利用 ASTER GDEM 得到的青海省高程栅格数据划分为<2000、2000~3000、3000~4000、4000~5000 和>5000 共 5 个等级,单位为米,并将其与进行空间位置恢复的 198 处喜马拉雅旱獭发现点数据进行叠加显示(图 13.2)。

喜马拉雅旱獭广泛栖息于青藏高原的各类草甸、草原,在海拔 2700~5450 m均可见其活动,其栖息范围广泛且分布较为连续,即使在低密度年代,在其最适生境内仍能保持一定的种群数量。为了定量分析喜马拉雅旱獭分布与高程之间的关系,本文计算了不同高程分级、高程分级在青海省所占面积比例、旱獭发现点数以及发现点数在不同高程分级中的所占比例(表 13.1)。

结果表明,77.27%的喜马拉雅旱獭发现点数据是分布在占青海省面积比为 24.06%的高程值为 3000~4000 m 的地区;而占青海省面积比分别为 16.23%和 52.09%的高程值分别为 2000~3000 m 和 4000~5000 m 的两个高程等级内仅有 10%以上但不超过 15%的旱獭发现点;在小于 2000 m 和大于 5000 m 的区域中未发现旱獭,由于青海省大于 5000 m 高程的区域面积比仅占 7.54%,所以本研究中的调查数据未在这一区域中发现旱獭,统计数据不支持已有研究中提到的 2700~5450 m 区域均有旱獭分布,这可能与调查数据数量有限以及本研究数据仅在青海省有关。

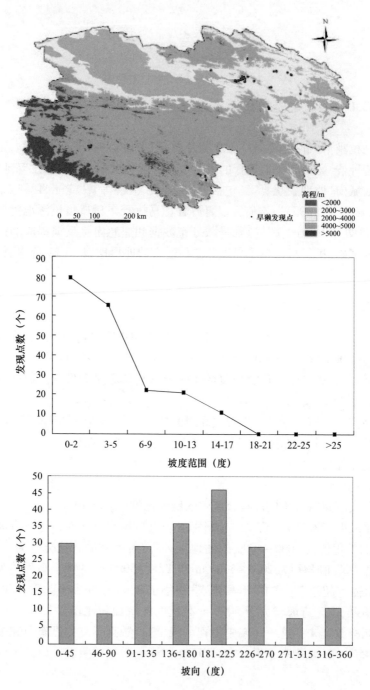

图 13.2   喜马拉雅旱獭发现点与高程叠加分析图和坡度、坡向关系分析

表 13.1　旱獭发现点数与高程统计分析

类别	高程分级/m	高程分级面积百分比/%	旱獭发现点数/个	所占比例/%	累积百分比/%
1	<2000	0.08	0	0	0
2	2000~3000	16.23	24	12.12	12.12
3	3000~4000	24.06	153	77.27	89.39
4	4000~5000	52.09	21	10.61	100
5	>5000	7.54	0	0	100

13.2.1.2　适宜坡度分析结果

由于喜马拉雅旱獭的数量不因草甸草原上不同的植被群落而发生显著变化,主要受地形影响,其中以山麓平原和山地阳坡下缘的密度为最大,其次在阶地、山坡和河谷沟豁的平滩上也较为常见。因此本文将青海省的地形坡度数据划分为 0~2、3~5、6~9、10~13、14~17、18~21、22~25 和>25 共 8 个等级(单位为度),并将其与 198 处喜马拉雅旱獭发现点数据进行统计分析(图 13.2)。

结果表明,在坡度大于 18°以上的区域,没有喜马拉雅旱獭发现;而以 0~2、3~5、6~9、10~13、14~17(单位为度)分组统计喜马拉雅旱獭发现点数据表明,随坡度的增加,旱獭的发现点数量呈减少趋势。

13.2.1.3　适宜坡向分析结果

从喜马拉雅旱獭适宜的坡向进行分析,本研究将青海省的坡向分布图划分为 8 个等级:0~45、46~90、91~135、136~180、181~225、226~270、271~315、316~360(单位为度),其中以正北方向为 0°,并按顺时针增大,正南方向为 180°。将 198 处喜马拉雅旱獭发现点分布在不同坡向等级间的数据进行统计分析(图 13.2)。

结果表明,喜马拉雅旱獭的发现点主要分布在 91°~270°坡向范围,由于 180°为正南方向,该坡向范围表明喜马拉雅旱獭喜欢在温暖向阳的位置建立洞穴。

13.2.1.4　气候(气温、降水)结果分析

从气候的角度分析,喜马拉雅旱獭在不同经纬度地区或不同海拔上出蛰和入蛰的具体时间并不一致(张安宁等,2003;杨海,2006;井燕等,2007)。青海省的年最高温度及最大降水量多出现在7—8月期间,这一时间正好也是喜马拉雅旱獭活动较为旺盛的时间,因此本文将收集的 WorldClim 数据库中 6 个 BioClim 数据中的青海省最暖月最高温数据(单位为℃)分为小于 4.2、4.2~7.5、7.6~10.8、10.9~14.2、14.3~17.5、17.6~20.8、20.9~24.0 和>24.0 共 8 个等级,将最湿月降水量(单位为 mL)分为 6~23、24~45、46~64、65~79、80~93、94~108、109~124、>124 共 8 个等级,并分别与青海省 198 处喜马拉雅旱獭发现点数据进行叠加显示分析,叠加结果如图 13.3 所示。

为了定量分析喜马拉雅旱獭分布与最暖月最高温之间的关系,本研究计算了不同温度范围、温度分级在青海省所占面积比例、旱獭发现点数以及发现点数在不同温度分级中的所占比例,结果表明,青海省最暖月最高温小于10.87℃的面积占总区域的面积仅为 8.56%,大于 24.0℃的面积占总域的面积为 9.33%,这些区域内均没有喜马拉雅旱獭分布,表明在最暖月时温度过低或超高的区域都不适合喜马拉雅旱獭的分布。39.40%的喜马拉雅旱獭发现点数据分布在占青海省面积比为 18.19%的最暖月最高温为 14.3~17.5℃的地区,占青海省面积比为 10%左右的 17.6~20.8℃和 20.9~24.0℃面积内喜马拉雅旱獭发现点数据分别占到 25.76%和 28.78%,这三个温度区域内喜马拉雅旱獭发现点的分布总和占到约 95%,表明喜马拉雅旱獭对最暖月最高温的适宜性。

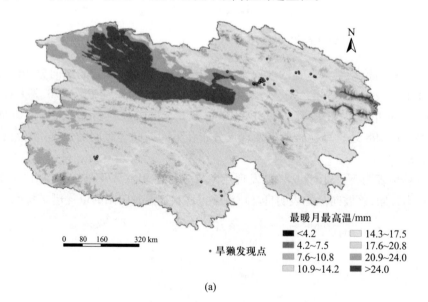

最暖月最高温/mm	
■ <4.2	▨ 14.3~17.5
■ 4.2~7.5	▨ 17.6~20.8
▨ 7.6~10.8	■ 20.9~24.0
▨ 10.9~14.2	■ >24.0

· 旱獭发现点

0　80　160　320 km

(a)

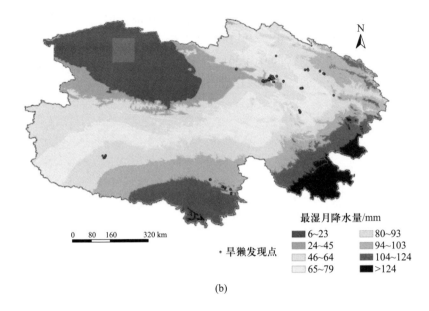

(b)

图 13.3 喜马拉雅旱獭发现点与气候要素叠加分析图:(a)与最暖月最高温叠加
分析图;(b)与最湿月降水量叠加分析图(参见书末彩插)

为了定量分析喜马拉雅旱獭分布与最湿月降水量之间的关系,本研究计算了不同降水量、降水量分级在青海省所占面积比例、旱獭发现点数以及发现点数在不同降水量分级中的所占比例,结果表明,青海省最湿月降水量小于 24 mm 的区域仅占总区域面积的 14.94%,大于 109 mm 的区域占总省域面积的 14.15%,这些区域内均没有喜马拉雅旱獭分布,表明在最湿月降水量过低或超高的区域都不适合喜马拉雅旱獭的分布。降水量在 24~108 mm 范围内的喜马拉雅旱獭发现点数据分布较为均匀,表明喜马拉雅旱獭对最湿月降水量的适宜性较强。

13.2.1.5 植被、土壤参数分析

喜马拉雅旱獭刚出蛰后几乎不吃东西,到夏季时食量则大大增加,取食范围扩大。一般来说,草高在 10~15 cm 旱獭洞穴分布最多,草高大于 15 cm 旱獭洞穴数减少;而植被盖度在 90% 以上时,旱獭洞穴最多(侍世梅等,2008)。归一化植被指数(normalized difference vegetation index, NDVI)能检测植被生长状态,反映出植物冠层的背景影响,如土壤、潮湿地面、枯叶、粗糙度等,且与植被覆盖有关。

因此基于数据获取的一致性和与喜马拉雅旱獭季节分布规律的考虑,利用 MODIS 标准产品 MOD13A 下的 NDVI 16 天合成产品,经拼接生成青海省 6 月 9

日的 NDVI 图,时间选取喜马拉雅旱獭发现点数据获取的中间年度,即 2008 年。将生成的 NDVI 指数分为 $-0.20 \sim 0.055$、$0.056 \sim 0.089$、$0.090 \sim 0.128$、$0.128 \sim 0.176$、$0.177 \sim 0.252$、$0.253 \sim 0.360$、$0.361 \sim 0.480$、$0.481 \sim 0.980$ 共 8 个等级,并分别与 198 处喜马拉雅旱獭发现点数据进行叠加分析(图 13.4)。

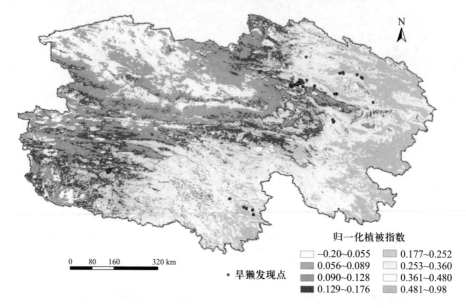

图 13.4   喜马拉雅旱獭发现点与 NDVI 叠加分析图(参见书末彩插)

NDVI 的值介于 -1 与 1 之间,当为负值时表示地面覆盖为云、水、雪等;0 表示有岩石或裸土等;正值则表示有植被覆盖,且随覆盖度增大而增大。将 198 处喜马拉雅旱獭发现点数据与分为 8 个级别的 NDVI 值进行统计分析,结果显示,NDVI 值小于 0.089 时,无旱獭分布;NDVI 值在 $0.253 \sim 0.360$ 时,旱獭发现点数最高;NDVI 值在 $0.361 \sim 0.980$ 时,也均有较多旱獭发现点,表明 NDVI 值与喜马拉雅旱獭的分布有较密切的关系,随 NDVI 值的不断增大,旱獭发现点数不断增多。

13.2.1.6   土地利用类型与人类活动干扰分析

从土地利用类型分析,喜马拉雅旱獭广泛栖息于青藏高原的各类草甸、草原中。本研究利用 MODIS 标准数据产品生成的 2004 年青海省土地利用类型图按 MODIS 土地覆盖数据产品分类说明分为 17 类,并将其与进行空间位置恢复的 198 处喜马拉雅旱獭发现点数据进行叠加显示。

为了定量分析喜马拉雅旱獭分布与不同土地利用类型之间的关系,本研究计算了不同土地利用类型分级在青海省所占面积比例、旱獭发现点数以及发现点数在不同土地利用类型中的所占比例,结果表明,45.45%的喜马拉雅旱獭发现点数据是分布在占青海省面积比为29.94%的草地类型内;另外开放灌木和稀树草原中旱獭发现点所占比例达到50.50%;编号为7~10的四类土地利用类型占青海省面积比为62.23%,旱獭发现点所占比较高,达95.95%,说明绝大多数的旱獭发现点分布于这四类土地利用类型中。永久湿地和农田中有个别旱獭发现点存在,也可能是由于土地利用类型的错误分类或调查点的错误记录原因造成。而在水体、针叶林、阔叶林、城市建筑物等土地利用类型则没有旱獭发现点。

此外,由于人类活动的干扰(如大量捕杀、铁路工程等)以及保护性灭獭工作的开展等,对喜马拉雅旱獭的栖息地造成了一定影响。根据野外调研,在青海省的部分地区喜马拉雅旱獭的活动范围有从相对较低的山麓地段不断向更高的山坡地段迁移的趋势。以青海省野外调查所获取的旱獭洞发现点数据为例,进行的海拔分布统计发现,海拔3500 m以上时,仍有较多的旱獭洞发现,其中分布在3500 m以上的獭洞数占到约70%,说明了旱獭活动范围之广。向当地鼠疫人员了解得知,随着近些年来保护性灭獭工作的进展,旱獭有逐渐向更高海拔迁移洞穴的趋势,虽然研究所用的调查数据样本点的选取有一定随机性,但在一定程度上反映了这一趋势。

13.2.2　GARP 预测结果与分析

在 DesktopGarp 软件中,导入198处喜马拉雅旱獭发现点数据和提取的环境变量数据:Rule types 将选择所有4种准则,模型收敛极限(Conbergence limit)设为0.01,重复运算次数最大值(Max iteration)设为1000,其中设置50%的旱獭发现点数据作为训练数据,另外50%作为验证数据,最终通过 GARP 模型共产生1000个模型以进行旱獭的分布预测。

根据模型运行完成后产生的结果参数表,计算得到1000个模型的平均遗漏误差为1.998,最终选取遗漏误差小于1.998,且训练精度和测试精度均大于0.7的100个模型组成最优模型结果集。然后在 ArcGIS 中将100个最优模型的结果进行等权重叠加运算,并将结果进行百分数转化与分级。模型集的部分相关参数如表13.2所示,各模型均具有统计学意义($P<0.01$),结果较稳健。

利用 GIS 的图层叠加功能,通过100个最优模型预测得到喜马拉雅旱獭适宜分布区的概率分布,40%概率以下的分布区中喜马拉雅旱獭的潜在分布可能性最小,而40%~80%的概率区域有可能存在喜马拉雅旱獭,而80%~100%的概率区域是喜马拉雅旱獭最可能的潜在分布区。

表 13.2　优选的 100 个模型的部分参数

参数	数值	百分比	参数	数值	百分比
Train Acc	0.7440~0.76	41%	Test Acc	0.7217~0.76	50%
	0.7603~0.81	59%		0.7603~0.81	50%
ChiSq	163.03~198.03	22%	P	<0.001	100%
	200.18~251.57	78%			
Commission	28.24~29.86	28%	Omission（int）	0	100%
	30.10~37.78	72%	Omission（ext）	0	100%

结合青海省旱獭阳性点的检出地点以及青海省十年来人间鼠疫疫情分布，预测得到青海省喜马拉雅旱獭鼠疫疫源的概率分布，如图 13.5 所示，并分为 3 个概率预测级别（<40%；40%~80%；80%~100%），其中红色区为模型预测为 80%~100% 概率的区域，即旱獭最适宜分布的地区，而实地监测与调查的 198 处点（蓝色）全部落在这一区域内，具有较高的准确度。

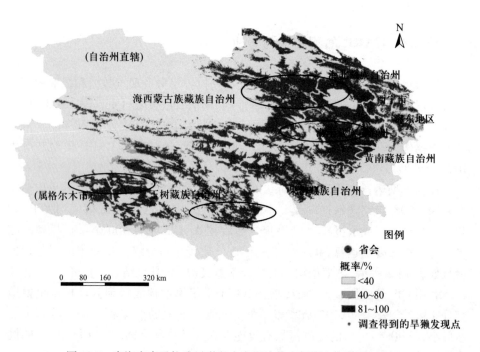

图 13.5　青海省喜马拉雅旱獭鼠疫疫源地分布预测（参见书末彩插）

13.3 讨 论

喜马拉雅旱獭鼠疫疫源地作为我国面积最大的疫源地,也是近些年来疫情最为活跃的疫源地之一,本研究利用遥感和地理信息系统等空间信息技术进行疫源地的预测与分析,取得了一定的研究进展,但也发现了很多问题和今后仍需深入研究的工作,在此一并讨论与分析。

鼠疫疫源地的存在依赖于宿主动物以及相关蚤类的共同体系,鼠疫宿主动物的分布与鼠疫疫源地密切相关,因此通过对宿主动物潜在分布的预测能够一定程度上表明疫源地的潜在分布区,但从喜马拉雅旱獭鼠疫的常规监测来看,目前对于鼠疫宿主动物的野外调查记录大部分没有 GPS 点记录,而仅有文字描述,不便于进行地理位置的空间化恢复,更无法将发现点或是疫情数据与相关的环境要素进行关联分析,不能够进行鼠疫时空关联规律的研究与发现,因此建议以后的鼠疫野外调查能辅以精确的 GPS 点记录。此外,目前进行的鼠疫疫源地调查中,若调查到在某地有动物鼠疫的存在,则基本可以认定为鼠疫疫源地,但在某一地方没有动物鼠疫的发生,却并不说明一定不是鼠疫疫源地,所以对于非鼠疫疫源地的认定,以及对预测方法的准确性验证方面仍存在一定的调查数据支持不足的困难。

不同鼠疫疫源地的宿主动物不同,其生态环境也存在很大差异,目前还无法利用同一种模型进行不同鼠疫疫源地的预测与分析,本研究也只是初步利用喜马拉雅旱獭的发现点数据,结合遥感技术手段提取的相关环境变量,利用 GARP 生态位模型和 GIS 的空间分析功能进行了喜马拉雅旱獭鼠疫疫源地的预测研究。旱獭鼠疫流行和旱獭的适生环境有明显的季节变化规律,而利用 GARP 生态位模型进行的研究预测,并未过多地考虑时间序列因素或者说可能无法解决时间序列问题。本研究所用的气候数据源自 WorldClim,为 1950—2000 年观测数据的插值,是一种连续的栅格数据格式,由于数据为多年均值,同时有最暖月的最高温、最冷月的最低温等图层,相对于通过小区域气象站插值得到的数据,数据稳定性和代表性更好一些。但旱獭的发现点数据主要来自 2006—2010 年的监测数据,这可能会由于数据时间的不完全匹配带来一定的误差。另外,利用 MODIS 数据,得到了相关的环境变量,但目前所用的数据是特定时间的定量反演结果,如果能把时间序列的遥感数据加入模型中,预测分析的结果可能更加准确。

旱獭鼠疫疫源地的活动性与旱獭密度和鼠间鼠疫疫点数(检测出阳性旱獭)有关,而不仅是有没有旱獭,也就是说,针对喜马拉雅旱獭疫源地内部,核心问题不是旱獭适生的空间范围，而是疫源地活动性的空间范围（阳性旱獭出现的空间范围）和旱獭密度。但在青海省海晏、刚察、乌兰和兴海等地进行野外实地调查过程中，在同当地相关鼠防人员的多次交谈中得知，一是当前的各县鼠防人员和力量有限，每年一般只能在某一个乡进行固定的长期监测（多为 5—9月），无法满足全区域的监测需求；二是如果能直接从影像中预测得到旱獭主洞的分布，这对具体地区的鼠防工作意义重大。但在目前的技术水平和基础资料下，本研究工作主要是进行喜马拉雅旱獭适宜生境的范围和疫源地的预测，以便在鼠防人员不足情况下有效指导防控力量更有针对性地进行旱獭监测。今后希望随着基础资料的不断积累与丰富，力争通过进一步的深入研究，对疫源地内阳性旱獭的可能分布范围和密度能够进行较好的预测。

参 考 文 献

高孟绪. 青藏高原喜马拉雅旱獭鼠疫疫源地空间分布规律研究［D］. 北京：中国科学院研究生院博士研究生学位论文，2012.

高孟绪，曹春香，张颢，等. 空间信息技术在鼠疫研究中的应用［J］. 中国地方病学杂志，2010，29（6）：706-708.

房静，周方孝，刘振才，等. 遥感技术及其在鼠疫监测中应用［J］. 中国地方病防治杂志，2001，16（2）：124-126.

井燕，徐来祥，王玉山. 青藏地区喜马拉雅旱獭的鼠疫及防治策略［J］. 国土与自然资源研究，2007，2：81-82.

杨海. 试论鼠疫起源和分布［J］. 中国地方病学杂志，2006，25（2）：230-232.

张安宁，谭多兴，马德忠. 张掖地区喜马拉雅旱獭鼠疫自然疫源地动物鼠疫防治概况［J］. 中国地方病防治杂志，2003，18（2）：105-106.

赵英时. 遥感应用分析原理与方法［M］. 北京：科学出版社，2003.

Adjemian J, Girvetz EH, et al. Analysis of Genetic Algorithm for Rule-Set Production (GARP) modeling approach for predicting distributions of fleas implicated as vectors of plague, Yersinia pestis, in California［J］. Journal of Medical Entomology, 2006, 43(1): 93-103.

Gao MX, LiX W, Cao CX, et al. Spatial prediction and analysis of Himalayan marmot plague natural epidemic foci in China based on HJ-1 satellite data［J］. Science China(Earth Sciences), 2010, 53: 8-15.

Hijmans RJ, Cameron SE, Parra J L, et al. Very high resolution interpolated climate surfaces for global land areas［J］. International Journal of Climatology, 2005, 25(15): 1965-1978.

Holland, J. Adaptation in natural and artificial systems［M］. Ann Arbor: University of Michigan Press, 1975.

Holt A, Salkeld D, et al. Spatial analysis of plague in California: niche modeling predictions of the current distribution and potential response to climate change[J]. International Journal of Health Geographics, 2009, 8:38.

Neerinckx S, Peterson A, et al. Geographic distribution and ecological niche of plague in sub-Saharan Africa[J]. International Journal of Health Geographics, 2008, 7: 54.

Stockman AK, Beamer DA, Bond J E, et al. An evaluation of a GARP model as an approach to predicting the spatial distribution of non-vagile invertebrate species[J]. Diversity & Distributions, 2006, 12(1): 81−89.

Stockwell D and Noble I. Induction of sets of rules from animal distribution data: a robust and informative method of data analysis[J]. Mathematics and Computers in Simulation, 1992, 33 (5): 385−390.

Stockwell, D. and Peters, D. The GARP modelling system: problems and solutions to automated spatial prediction[J]. International Journal of Geographical Information Science, 1999, 13(2): 143−158.

Stockwell DR and Peterson AT. Effects of sample size on accuracy of species distribution models [J]. Ecological Modelling, 2002, 148(1): 1−13.

Wood, J. The geomorphological characterization of digital elevation models[D] Ph. D. Thesis, University of Leicester, Department of Geography, Leicester, UK, 1996.

第 14 章

手机定位数据在传染病研究中的应用：
以深圳市登革热疫情为例

人口移动是影响流感、SARS、埃博拉、登革热等诸多传染病传播过程的重要因素（Marguta，2015；Merler，2010；Stoddard，2009；Wesolowski，2012；Wesolowski，2015）。人口移动会将病原体扩散到易感人群中，增加易感者与感染者的接触机会，进而增加传染病在人群中传播与暴发的概率（Wesolowski，2016）。因此，获取精确的人口移动信息，对于研究诸多传染病的传播特征、预测传染病的时空传播过程以及制定有效的干预措施具有重要作用（Panigutti，2017；Pybus，2015）。

近十年来，手机定位数据已经被证明能够很好地描述人口移动（González，2008；Song，2010a）。手机定位数据的研究已经在与人口移动相关的诸多方面取得了显著进展。例如，利用手机定位数据分析城市居民时空活动规律（Xu，2016），识别居民职住地（许宁，2014），挖掘个体出行链（Schneider，2013），揭示人群行为与交互关系（Azevedo，2009；Eagle，2009；Phithakkitnukoon，2010），探究城市空间结构（Louail，2014）以及在城市规划、交通管理与社会科学研究等领域的应用（Amini，2014；Woelfer，2011）。由于大规模手机定位数据中蕴含着丰富的个体或群体活动信息，它为传染病相关研究中量化人口移动提供了前所未有的机会（Wesolowski，2016）。近年来，从手机定位数据中提取出的人口移动特征被逐步应用于公共健康方面，尤其是传染病的传播与防控研究，例如，基于手机定位数据描述传染病的传播模式和季节波动、监测传染病疫情以及预测精细尺度的传染病时空动态风险等（Tatem，2014；Wesolowski，2015a；Wesolowski，2015b；Mao，2016）。

本研究以深圳市 2014 年的登革热为例，结合大规模手机定位数据与机器学习算法评估深圳市登革热发病风险,在高发病风险区采用计算机模拟灭蚊的效果,实现城市内部高空间分辨率的登革热发病风险预测与防控决策支持,为传染病防控研究提供了新思路和科学指导。

14.1 数据来源与预处理

14.1.1 手机定位数据及其适用性分析

移动定位技术的进步使得多种便捷式位置感知设备(如 GPS、陀螺仪等)进入人们的生活。手机,尤其是智能手机,成为各种传感器的集成平台。人们使用智能手机开展各种类型的活动(如远程通话、在线社交等),这为从手机设备上获取用户的各类型位置信息奠定了基础。基于移动手机平台所收集的有关用户位置的数据均可以称为手机定位数据。由于手机定位数据的空间定位技术和采集方式各异,其数据类型也各不相同。

从空间定位技术上,当前研究中的手机定位数据可以分为基于手机导航设备定位(如手机 GPS 定位与陀螺仪辅助定位)、局域无线射频定位(如无线网定位和蓝牙定位)以及手机信号基站定位的方式(Yoshimura, 2014)。不同的空间定位技术有着自身的优势和局限:

(1)基于手机导航设备的定位方式往往能够产生高精度的用户位置轨迹数据。然而,其耗电量大,而且涉及更敏感的隐私问题,因此难以便捷地获取大样本人群的高精度轨迹数据。

(2)基于局域无线射频的定位有效范围相对较小,精度也相对较高,然而该技术依赖相关无线设备的普及情况,因此往往用于室内位置信息的采集,在持续获取个体日常生活的位置信息上存在明显的局限性。

(3)手机基站定位依据当前用户手机与周边基站的位置关系或连接关系来评估用户当前的位置,在空间分辨率上主要依赖于手机基站的信号覆盖范围。实际情况中,手机基站的信号覆盖范围从几十米到几千米不等(Carlo, 2006; Yuan, 2012)。基于基站定位方式的数据采集并不造成过多的额外开销,因此,能够支持持续获取大范围人群的位置追踪信息。

在数据的采集方式上,手机定位数据可以分为事件驱动(event-driven)与通信系统驱动(network-driven)两种类型(Calabrese, 2014)。不同类型的采集方式决定了手机定位数据的时间分辨率:

首先,事件驱动的数据指用户在使用手机过程中的通讯事件所触发而产生的记录,如研究中广泛使用的通话详单数据(call detail record, CDR)就是一种典型的事件驱动类型数据。当用户接/打电话或收/发短信时，运营商会记录相应时刻手机所连接的基站编号，形成通话详单数据。此类数据的时间分辨率呈现稀疏且不规则的特征（Zhao，2016），但即便如此，长时间的通话详单数据也能够有效地反映出用户的频繁活动信息（汪伟，2017）。此外，随着移动互联网的普及，用户因接入移动互联网而产生的记录本质上也属于事件驱动类型，相应的采样频次也远高于传统的通话行为，时间分辨率稀疏的问题也因此会得到改善（Ranjan，2012；Wang，2014）。

其次，运营商为了提供优质的通信服务需要不断地感知用户的手机位置，进而产生通信系统驱动的数据。国内的相关研究将此类数据称为"信令数据"（王德，2015），此类数据的一个主要特征在于其时间分辨率并不依赖于用户的通信行为，具有较为规则的密集采样，可以更为完整地反映用户的日常活动位置信息（许宁，2014；尹凌，2017）。

除了空间定位技术和采集方式之外，其他几个维度的特征也影响着手机定位数据在传染病研究中的适用性：

（1）面向具体的研究问题，需要分析和评估各种样本偏差问题所带来的影响。当前的手机定位数据存在的样本偏差问题包括：老人和小孩的手机普及率相对较低、不同运营商具有不同的市场占有率，存在"一人多号"的现象等。例如，手足口病多发于五岁以下儿童，而这部分人群常常是不携带手机的，那么手机定位数据在该疾病的研究中就会受到直接的限制。

（2）用户属性缺失会造成部分研究受限制。手机定位数据涉及较为敏感的隐私信息，因此目前研究中的数据中往往对手机号进行匿名化处理，同时隐去用户的属性信息或是仅提供部分敏感信息（如年龄、性别）（Yuan，2012）。用户的属性信息对诸多研究非常重要。例如，在传染病研究方面，不同性别和年龄属性的人群免疫能力可能存在差异，因此，相关属性信息的缺失会对此类研究产生重要影响。

（3）用户之间的社会关系信息是否可得也会对部分研究的可行性和深入性产生影响。具有不同社会关系的用户对其他人产生的影响存在差异。例如，既有的分析表明，具有朋友关系的用户在空间使用上呈现出一定的模式，这一特征对传染病的传播与控制具有一定的指导意义（Xu，2017）。部分研究中的手机定位数据包含了用户之间的通话关系（Ratti，2010），为衡量用户之间的社会关系提供了可能，这些信息能够进一步增强手机定位数据在流行病学研究中的可用性。

14.1.2   研究区域概况

本研究以深圳市为研究区域。深圳市总面积为 1996.85 km^2，包含 10 个辖区,其中包括 8 个行政区:福田区、罗湖区、南山区、盐田区、宝安区、龙岗区、龙华区和坪山区,以及 2 个功能区:光明区和大鹏区。2014 年深圳市常住人口数量达到 1077.89 万人,其中户籍人口 332.21 万人,占常住人口的 30.8%(深圳市统计局,2014)。在全国所有大中城市中,深圳市的人口密度最高,交通便利,人口流动性强,与东南亚等地区交流频繁,这些都是促成登革热等传染病暴发流行的因素。

14.1.3 登革热病例数据

登革热是一种以埃及伊蚊或白纹伊蚊为传播媒介,通过蚊媒叮咬传播登革病毒引起的急性传染病,主要发生在热带和亚热带地区,在东南亚一直呈地方性流行(沈纪川,2015)。登革热正困扰着一些亚洲和拉美国家,是导致这些地区儿童住院和死亡的重要因素(孟凤霞,2015)。登革热以出血倾向和皮疹为主要临床表现,同时伴有全身疼痛、发烧、乏力等症状。在登革热新流行区,人群普遍易感,但是发病以成人为主(郭汝宁,2011)。在地方性流行区,当地成年居民的血清中几乎都可检出抗登革病毒的抗体,发病以儿童为主(张旭,2013)。在我国,登革热主要发生在广东、海南、台湾、福建和广西等地区(于德宪,2008)。

自 1978 年,在广东省暴发自新中国成立以来的第一起登革热疫情以来,我国先后有 26 个省份和地区发生登革热疫情(Lai,2015)。从 2013 年开始,我国登革热疫情呈大幅上升趋势,特别是在 2014 年,登革热发病率达到近 30 年来最高值(曾玉华,2016)。其中,广东省 2014 年登革热累计报告病例数高达 45224 例(Li,2017),超过全国总病例数的 95%。2014 年,深圳市是全国登革热发病数最多的五个城市之一(广州、佛山、中山、珠海和深圳)。

本研究使用 2013—2014 年深圳市确诊为登革热的 489 例病例数据。该数据集包含了患者详细的确诊时间、家庭住址、旅行史等信息。其中,根据患者旅行史分析得到本地感染病例 340 例、输入性病例 149 例。2013—2014 年深圳市登革热发病情况如图 14.1 所示,2014 年下半年深圳市暴发登革热疫情,发病高峰出现在 10 月。

14.1.4 深圳市基础数据及预处理

本研究涉及的深圳市基础数据主要包括温度、降水、绿地、水源、海拔、湿度指数等影响蚊媒栖息、繁殖和活动的自然环境因素,以及人口密度、路网密度和工作地密度等反映蚊媒聚集地点的社会环境因素。本研究将这些数据处理成 100 m×100 m 的栅格数据(Mao,2016)。

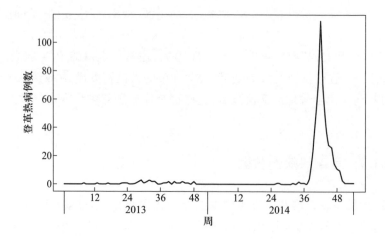

图 14.1   2013—2014 年深圳市登革热确诊病例数

14.1.5   手机定位数据及预处理

本研究使用的手机定位数据为深圳市某运营商 2012 年某一工作日的手机信令数据。原始记录包括手机用户匿名 ID、时间戳以及采样时刻用户所连基站的经纬度坐标。目前，国内外普遍采用泰森多边形来简单模拟手机基站信号的覆盖范围（Song，2010b）。深圳市基站的覆盖密度不同（图 14.2a），其服务半径为 200 ~2000 m 不等。原始数据包含 1600 万手机用户，为了保证规则连续采样，本研究从原始数据中筛选出 585 万每小时皆有记录的手机用户，并按照各个辖区的原始用户比例对筛选出的 585 万手机用户进行随机抽样，最终得到约 387 万手机用户用于后续的分析。对于这 387 万手机用户，将每一位用户的手机定位记录重构为包括 24 个记录的轨迹，每一个记录对应一个小时的时间段。对于一个小时内有多个位置记录的用户，本研究选取其第一个出现的位置作为该时段内的位置。

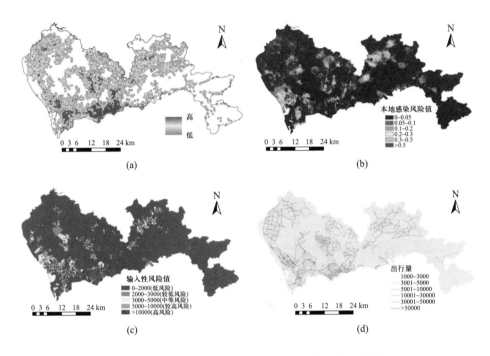

图 14.2　深圳市手机基站核密度分布图（参见书末彩插）

14.2　分析方法与结果

14.2.1　城市内登革热本地感染风险评估

本地感染风险指被本地病例感染的可能性。深圳市登革热本地病例主要由传播媒介——白纹伊蚊叮咬传播。白纹伊蚊的飞行距离一般为 50 ~ 100 m（景晓，1998），因此，本研究将登革热本地感染风险评估的研究单元设置为 100 m×100 m 的栅格。参照 Mao（2016）的研究方案，具体本地感染风险评估过程如下：首先，创建建模的原始样本集，包含病例点、"背景点"以及预测因子数据集。根据患者家庭住址信息得到 350 例本地感染病例在地图上的位置点，即为病例点。"背景点"是指除了病例点以外用于建模的控制点。背景点的采样数量基于人口密度，网格人口数大于 0.1 的网格生成采样点（Cohen，2013），最终生成 7500 个用于建模的背景点。基于登革热本地感染病例数据和预测因子数据（最低温度、最高温度、平均温度、平均降水量、最高降水量、人口密度、工作地密度、路网密度、海拔、距离绿地的距离、距离水源地距离和湿度指数),构建随机森林模型,预测深圳市本地感染风险(Mao,2016)。数据集中 65% 的数据作为训练数据集用于训练模型,其余 35% 的数据作为测试集,用来评价模型的预测效果。用测试集受试者工作特征(receiver operating characteristic,ROC)曲线的曲线下面积(area under roc curve,AUC)指标以及袋外数据误差(out of bag error,OOB error)测试模型的性能。通过测试集测试,本研究创建的本地感染风险模型的 AUC 指标为 0.82,决策树数量为 150 时,袋外数据误差值稳定在 4.3%,模型预测精度较高,能较好地评估本地感染风险。图 14.2b 显示,深圳市登革热本地感染高风险区主要集中在西南部的宝安区和南山区,以及东北部的龙岗中心区,呈现明显的空间异质性。

14.2.2　城市内登革热输入性风险评估

输入性风险指疾病被反复输入并导致传播持续的可能性,主要受人口移动影响。分析城市居民的移动特征是评估登革热输入性风险的基础。参照 Mao (2016)的研究方案,本研究基于大规模手机定位数据评估城市内登革热输入性感染风险,该模型结合居民在城市中的出行轨迹与蚊媒的活动强度来共同揭示城市内部传染病输入性风险在地理空间上的分布。

通过对手机用户的出行记录进行处理计算,得到用户一天内各个时段在不同基站间的出行量(图 14.2d)。

输入性风险评估以手机基站的覆盖范围(泰森多边形)为基本单元,具体步骤如下:

(1)从本地感染风险图中获取 100 m×100 m 网格的本地感染风险值,计算基站泰森多边形 L 所包含的网格的本地感染风险值的平均值 R_L。

(2)计算手机用户 i 的感染概率 p_{ri}:

$$p_{ri} = 1 - \prod_{t=1}^{24} \left(1 - R_{L(t)}\right)^{A(t)} \tag{14.1}$$

其中,t 指一天中的一个时间段(1~24 h)。$L(t)$ 指用户 i 在时间 t 访问的手机基站所在的泰森多边形。$R_{L(t)}$ 是指多边形 L 在 t 时段的本地感染风险。$A(t)$ 是指白纹伊蚊在 t 时段的活动强度(李荣彪,2004)。

(3)计算手机基站单元 L 的输入性风险值 IR_L:

$$IR_L = \sum_{i=1}^{n_L} p_{ri} \tag{14.2}$$

其中,n_L 指到访过 L 多边形的总用户数量。经上述公式计算得到深圳市所有手机基站覆盖的泰森多边形的输入性感染风险(图 14.2c)。

由图 14.2c 可知,高输入性风险区主要集中在深圳市西南部,这与该区域较高的本地感染风险及高频率的居民出行密切相关(参考图 14.2b 和图 14.2d)。高空间分辨率的输入性风险图可为后续研究中制定居民出行的防控策略提供科学依据。

14.2.3 登革热的灭蚊防控模拟

灭蚊是登革热防控的主要措施之一,可直接降低本地感染风险,并进一步降低输入性风险。本研究在本地感染的高风险区模拟灭蚊、清除蚊媒孳生地的防控效果。具体地,首先将本地感染风险 $R_L > \alpha$ 的区域设置为灭蚊控制区,然后将这些区域的本地感染风险降为零,最后分析其对输入性风险的降低效果。为了科学合理地支配防控资源,得到有效的防控效果,灭蚊控制区范围的划定显得尤为重要。关于灭蚊控制区的防控范围,本研究实验了一系列的风险阈值设置,分析比较各自的防控效果。其中,以手机基站为单元的输入性风险 $IR_{减少率}$ 的计算公式如下:

$$IR_{减少率} = \frac{IR_{Ori} - IR_{New}}{IR_{Ori}} \times 100\% \qquad (14.3)$$

其中,IR_{Ori} 是指灭蚊控制前的基站的输入性风险值,IR_{New} 指灭蚊防控之后的基站的输入性风险值。如表 14.1 所示,对本地感染风险大于 0.3 的区域进行灭蚊后,高输入风险($IR > 10000$)的基站区域减少为 0,相应防控面积为 26.91 km^2,此时防控效果较为理想且灭蚊控制区的范围适中(图 14.3a)。在实际应用中,相关参数可根据需要调整。

表 14.1 灭蚊防控效果的模拟结果

本地感染风险阈值 α	防控面积 /km^2	灭蚊后全市 IR 最高值	全市 IR 减少率平均值	高输入性风险区域数量($IR > 10000$)
0.50	7.93	14864.33	0.03	11.00
0.40	13.91	13799.58	0.06	7.00
0.35	19.32	12921.39	0.08	6.00
0.33	22.55	11943.70	0.09	4.00
0.30	26.91	9891.57	0.11	0.00
0.20	62.10	7951.09	0.20	0.00

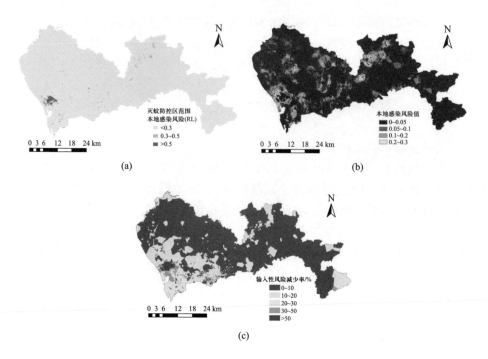

图 14.3   面向登革热控制的灭蚊效果模拟:(a)灭蚊防控区的防控范围;(b)灭蚊后的本地感染风险图;(c)灭蚊后输入性风险减少率(参见书末彩插)

在图 14.3a 的防控区域内模拟灭蚊后,本地高风险感染区的感染风险得到有效控制(图 14.3b)。深圳市各地区的输入性风险得到不同程度减少(图 14.3c),平均减少率为 10.8%。

上述结果表明,通过手机定位数据挖掘出的居民出行轨迹,在城市内部的登革热输入性风险评估中起到了关键作用。同时,根据登革热的感染风险图可以识别出城市内部灭蚊控制的重点区域,便于防控措施和资源快速有效地部署,通过高效地消灭蚊媒,切断登革热的传播途径,实现在城市内部有效控制登革热的传播。

14.3   讨   论

随着信息通信技术和定位技术的飞速发展,个体轨迹数据呈现爆炸式增长。大规模轨迹数据,尤其是手机定位数据,为传染病的研究带来了全新的思路和挑战。本研究提出了一种在城市内部尺度上进行高空间分辨率的登革热风险评估与重点区域灭蚊防控效果模拟的框架。具体地,该框架以登革热为例,利用大规模手机定位数据,实现了以手机基站覆盖范围为空间单位的疾病感染风险评估,并模拟和评估了登革热高风险区灭蚊防控的效果,有利于控制高风险区以及管理城市内部的输入性风险,对城市内部传染病的防控提供了科学的指导,填补了以往城市内部小尺度传染病防控研究的空缺。本研究利用了手机定位数据的高时空分辨率,提供了较高空间分辨率的风险分析结果,有助于疾病部门及时地有针对性的防控部署,该研究框架经过改进和拓展之后可应用到其他地区及其他传染病的传播和防控研究中,为更多的传染病研究提供科学指导。

此外,近几年国际上提出了"精准公共健康"(Collins,2015),传染病精准防控应运而生。具体地,精准防控旨在实现"在正确的时间为特定的高危人群提供正确的干预措施",最大限度地减少传染病防控成本,提升传染病防控的有效性(Khoury,2016)。精准防控迅速引起了公共健康领域及其相关领域的高度重视(Billings,2016)。手机定位数据能揭示大规模个体移动与接触的模式,在传染病的精准防控方面具有巨大潜力。本研究中设计的高风险区灭蚊防控是该思路下的一种初步尝试。

后续研究中,还可以利用个体建模的方法,将登革热传播媒介——白纹伊蚊等的生长规律及活动状况、手机定位数据中挖掘出的个体移动轨迹、人-媒接触概率等结合起来,从时空扩散角度对登革热在人群中的传播过程进行计算机模拟,从时空防控角度制定相应的精准防控措施,并模拟其防控效果,可进一步提高传染病防控措施部署的及时性与精确性。

参 考 文 献

曾玉华. 2014 年深圳市登革热疫情流行病学特点分析[J]. 传染病信息,2016,29(5):288-290.

郭汝宁,何剑峰,梁文佳,等. 广东省 2005—2010 年登革热流行特征分析[J]. 实用医学杂志,2011,27(19):3477-3480.

景晓,王学军,江媛媛. 白纹伊蚊飞翔能力和扩散距离观察[J]. 中国媒介生物学及控制杂志,1998,9(3):165-167.

李荣彪,李锦清,何亿雄. 白纹伊蚊昼夜吸血活动的观察[J]. 医学动物防制,2004,20(1):27.

孟凤霞,王义冠,冯磊,等. 我国登革热疫情防控与媒介伊蚊的综合治理[J]. 中国媒介生物学及控制杂志,2015,26(1):4-10.

深圳市统计局. 2014 年深圳市常住人口中户籍与非户籍人口数[EB]. http://www.sztj.gov.cn/hdjl/xd/201504/t20150407_2847170.htm

沈纪川. 媒介和气象因素对广州登革热流行的影响及其预测模型的建立[D]. 南方医科大学硕士研究生学位论文,2015.

汪伟, 尹凌. 基于频繁活动点集的手机位置数据隐私保护方法[J]. 计算机应用研究, 2017, 34(3):867-870.

王德, 王灿, 谢栋灿,等. 基于手机信令数据的上海市不同等级商业中心商圈的比较——以南京东路、五角场、鞍山路为例[J]. 城市规划学刊, 2015(3):doi:10.16361/.upf.201503007.

许宁, 尹凌, 胡金星. 从大规模短期规则采样的手机定位数据中识别居民职住地[J]. 武汉大学学报(信息科学版), 2014, 39(6):750-756.

尹凌, 姜仁荣, 赵志远,等. 利用手机通话位置数据估计城市 24 小时人口分布误差[J]. 地球信息科学学报, 2017,19(6):763-771.

于德宪. 登革热监测方法的系列研究[D]. 南方医科大学硕士研究生学位论文,2008.

刘中华, 张旭, 李秀林,等. 登革热病毒 iii 型/iv 型双重荧光 pcr 检测试剂盒.CN 102268487 A [P]. 2011.

Amini A, Kung K, Kang C, et al. The impact of social segregation on human mobility in developing and industrialized regions [J]. EPJ Data Science, 2014, 3(1): 6.

Azevedo T S, Bezerra R L, Campos C A V, et al. An analysis of human mobility using real traces [C].In: IEEE Conference on Wireless Communications & Networking Conference. IEEE Press, 2009:2390-2395.

Billings M. Gates foundation summit explores applying precision medicine to public health. https:// www.ucsf.edu/news/2016/06/403221/.

Calabrese F, Ferrari L, Blondel VD. Urban sensing using mobile phone network data: a survey of research [J]. Acm Computing Surveys, 2014, 47(2): 1-20.

Cohen J M, Dlamini S, Novotny, et al. Rapid case-based mapping of seasonal malaria transmission risk for strategic elimination planning in Swaziland[J]. Malaria Journal, 2013, 12(1): 61.

Collins F S, Varmus H. A new initiative on precision medicine.[J]. N Engl J Med, 2015, 372 (9):793-795.

Eagle N, Pentland AS, Lazer D. Inferring friendship network structure by using mobile phone data [J]. Proceedings of the National Academy of Sciences of the United States of America, 2009, 106(36):15274-15278.

González MC, Hidalgo CA, Barabási AL. Understanding individual human mobility patterns [J]. Nature, 2009, 458(7235).

Khoury M J, Iademarco M F, Riley W T. Precision public health for the era of precision medicine [J]. American Journal of Preventive Medicine, 2016, 50(3):398-401.

Lai S, Huang Z, Hang Z, et al. The changing epidemiology of dengue in China, 1990—2014: a descriptive analysis of 25 years of nationwide surveillance data[J]. BMC Medicine, 2015, 13 (1): 100.

Li Z, Liu T, Zhu G, et al. Dengue Baidu Search Index data can improve the prediction of local dengue epidemic: a case study in Guangzhou, China [J]. Plos Negl Trop Dis, 2017, 11 (3): e0005354.

Mao L, Yin L, Song X, et al. Mapping intra-urban transmission risk of dengue fever with big hourly cellphone data[J]. Acta Tropica, 2016,162: 188-195.

Louail T, Lenormand M, Cantu Ros OG, et al. From mobile phone data to the spatial structure of cities.[J]. Sci Rep, 2014, 4(2973):5276.

Marguta R, Parisi A. Impact of human mobility on the periodicities and mechanisms underlying measles dynamics[J]. Journal of the Royal Society Interface, 2015, 12(104): 20141317.

Merler S. The role of population heterogeneity and human mobility in the spread of pandemic influenza[J]. Proceedings Biological Sciences, 2010, 277(1681): 557-565.

Panigutti C, Tizzoni M, Bajardi P, et al. Assessing the use of mobile phone data to describe recurrent mobility patterns in spatial epidemic models [J]. R Soc Open Sci, 2017, 4 (5): 160950.

Phithakkitnukoon S, Dantu R. Mobile social closeness and communication patterns [C]. IEEE Conference on Consumer Communications and Networking Conference. IEEE Press, 2010: 319-323.

Pybus OG, Tatem AJ, Lemey P. Virus evolution and transmission in an ever more connected world [J]. Proceedings of the Royal Society B Biological Sciences, 2015, 282(1821).

Ranjan G, Zang H, Zhang ZL, et al. Are call detail records biased for sampling human mobility? [J]. ACM Sigmobile Mobile Computing & Communications Review, 2012, 16(3): 33-44.

Ratti C, Frenchman D, Pulselli RM, et al. Mobile landscapes: using location data from cell phones for urban analysis [J]. Environment & Planning B (Planning & Design), 2008, 33(5): 727-748.

Ratti C, Sobolevsky S, Calabrese F, et al. Redrawing the map of Great Britain from a network of human interactions[J]. PloS One, 2010, 5(12):e14248.

Schneider C M, Belik V, Couronné T, et al. Unravelling daily human mobility motifs[J]. Journal of the Royal Society Interface, 2013, 10(84): 20130246.

Song C, Koren T, Wang P, et al. Modelling the scaling properties of human mobility[J]. Nature Physics, 2010, 6(10): 818-823.

Song C, Barabási A L. Limits of Predictability in Human Mobility[J]. Science, 2010, 327(5968): 1018-1021.

Stoddard ST, Morrison AC, Vazquezprokopec GM, et al. The role of human movement in the transmission of vector-borne pathogens.[J]. Plos Negl Trop Dis, 2009, 3(7):e481.

Tatem A J, Huang Z, Narib C, et al. Integrating rapid risk mapping and mobile phone call record data for strategic malaria elimination planning[J]. Malaria Journal, 2014, 13(1): 52.

Wang J, Wei D, He K, et al. Encapsulating urban traffic rhythms into road networks[J]. Scientific Reports, 2014, 4(7488): 4141.

Wesolowski A, Buckee CO, Engømonsen K, et al. Connecting mobility to infectious diseases: the promise and limits of mobile phone data[J]. Journal of Infectious Diseases, 2016,214(suppl_4):S414.

Wesolowski A, Eagle N, Tatem A J, et al. Quantifying the impact of human mobility on malaria [J]. Science, 2012, 338(6104): 267-270.

Wesolowski A, Metcalf CJ, Eagle N, et al. Quantifying seasonal population fluxes driving rubella transmission dynamics using mobile phone data. [J]. Proceedings of the National Academy of Sciences of the United States of America, 2015, 112(35):11114–11119.

Wesolowski A, Qureshi T, Boni M F, et al. Impact of human mobility on the emergence of dengue epidemics in Pakistan[J]. Proceedings of the National Academy of Sciences of the United States of America, 2015, 112(38): 11887–11892.

Woelfer JP, Iverson A, Hendry DG, et al. Improving the safety of homeless young people with mobile phones: values, form and function [C]. Sigchi Conference on Human Factors in Computing Systems. ACM, 2011:1707–1716.

Xu Y, Belyi A, Bojic I, et al. How friends share urban space: An exploratory spatiotemporal analysis using mobile phone data[J]. Transactions in GIS, 2017, 21(3).

Xu Y, Shaw SL, Zhao Z, et al. Another tale of two cities: understanding human activity space using actively tracked cellphone location data[J]. Annals of the American Association of Geographers, 2016, 106(2):489–502.

Yoshimura Y, Sobolevsky S, Ratti C, et al. An analysis of visitors' behavior in the Louvre Museum: A study using Bluetooth data[J]. Environment & Planning B (Planning & Design), 2014, 41 (6): 1113–1131.

Yuan Y, Raubal M, Liu Y. Correlating mobile phone usage and travel behavior—A case study of Harbin, China[J]. Computers Environment & Urban Systems, 2012, 36(2): 118–130.

Zhao Z, Shaw SL, Xu Y, et al. Understanding the bias of call detail records in human mobility research[J]. International Journal of Geographical Information Science, 2016, 30(9): 1–25.

第三部分　软　件　操　作

第 15 章

QGIS

15.1 软 件 简 介

QGIS 项目是一个于 2002 年 5 月诞生,同年 6 月在 SourceForge 成立,由 Qt 工具包①和 C++开发,并且提供 C++和 Python 两种编程语言 API 的开源免费的地理信息系统,旨在让任何人都可以轻松地使用 GIS 软件,使用插件架构添加新的功能支持。QGIS 提供 GIS 软件通用的功能和特性,目前版本的 QGIS 已经能够替代 ArcGIS 日常使用场景,并且还有丰富的插件能够拓展 QGIS 的功能;同时提供了完备的功能接口,利用这些接口可以实现批量操作、定时操作等自动化任务,更高阶的操作可以开发 QGIS 插件。

QGIS 适用于 Unix、Windows、MacOS 以及 BSD 和 Android 系统,在 QGIS 的官方网站②上选择适用的操作系统。目前,QGIS 有两个版本,一个是长期支持版本 QGIS 'Las Palmas' 2.18,这个版本提供最为稳定的性能支持,适合大多数人目前使用。另一个版本是 2018 年 2 月 23 日发布的 QGIS 'Girona' 3.0,QGIS 3 是 QGIS 的一次重大更新,提供了更多功能和性能优化,对于用户而言,其最大的改变可能是 Python 和 Qt 版本:QGIS 2.18 是基于 Python 2.7 和 Qt 4 开发接口,而 QGIS 3 是基于 Python 3 和 Qt 5 开发的接口,由于 Python 3、Qt 5 与 Python 2.7、Qt 4 语法和功能并不兼容,因此在版本初期对于用户而言可能有些困扰,但 Python 3 在 Python 社区已经平稳过渡,QGIS 选择转向 Python 3 将会为 QGIS 带来更好的发展前景。基于此,本章将基于 QGIS 3.0.1 版本介绍 QGIS 的基本操作,由于是基本操作,因此

---

① https://www.qt.io

② https://www.qgis.org/en/site/forusers/download.html

这些方法在 QGIS 2 中也同样适用。MacOS 用户仅需要选择版本即可；对于 Window 用户而言，如果不从事 QGIS 开发，选择 QGIS Standalone Installer Version；如果需要从事插件开发的用户，建议选择 OSGeo4W Network Installer。

　　本章仅在后面涉及一部分插件开发的内容，因此安装 QGIS Standalone 版本，安装方式与大多数软件类似，其中涉及的数据文件包括：浦东 union.shp，浦东.shp，浦东.png 和街道名称.csv，它们是上海市浦东地区丙肝多年的发病情况，包括发病数与人口数等。

15.2　QGIS 界面介绍

　　QGIS 拥有非常直观的图形界面，图 15.1 是 QGIS 工作状态中的一个典型界面：

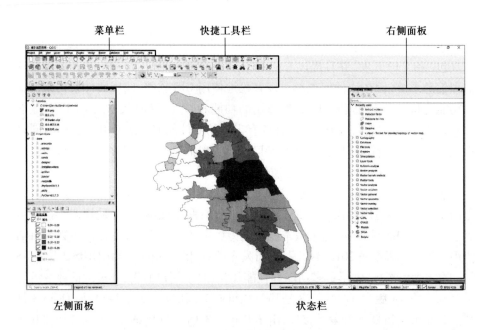

图 15.1　QGIS 软件界面

1）菜单栏

绝大部分 QGIS 的功能都可以在菜单栏中找到。
- Project 菜单:包含了项目创建、保存、视图导出、新建地图等功能;
- Edit 菜单:包含了对矢量图的基本操作,如:点线面的创建、合并和增删等;
- View 菜单:提供了多种视图的模式,以及 QGIS 界面的布置功能;
- Layer 菜单:提供操纵图层的功能,如:创建、打开、复制、编辑属性表等;
- Setting 菜单:能够设置 QGIS 软件的一些选项,包括默认的颜色样式、快捷键等;
- Plugins 菜单:插件管理目录,也是 Python 启动的菜单;
- Vector、Raster 菜单:分别是矢量图层和栅格图层相应操作的集合;
- Database 和 Web 菜单:分别提供了从数据库和网络服务器中获取数据的方式;
- Processing 提供数据处理和可视化建模的工具;
- Help 菜单可以获取更多帮助。

2）快捷工具栏

比较常用的如项目与文件的保存、打开操作按钮, 🔍 将选中图层缩放至当前视图, 📋 打开选中图层的属性表。快捷工具栏可以自行定制,工具栏上右键即可选择,或者,点击菜单栏【View】→【Toolbars】,勾选所需的内容即可。

3）左侧面板

主要包含两个部分:上部分是连接文件夹和各种数据库的面板;下部分是加载在 QGIS 中的图层对象,根据图层的类型不同,对应不同的图标,其中带有可选框的图层是可以在右侧视图中显示的图层。

4）右侧面板

QGIS 不会默认打开右侧面板,单击 View→Panels 可以勾选需要放置在右侧的面板,或者底端的面板(超过 2 个勾选),这些面板能够方便使用 QGIS。

5）状态栏

Coordinate 显示坐标；右侧图标 是切换坐标显示的交互模式和范围模式；Scale 是地图的缩放比例；Magnifier 是视图缩放比例，Magnifier 只影响我们当前的观感，在制作地图和导出时不会改变地图真实的缩放比例，尤其是多个图层叠加时，Magnifier 能够使所有图层同步缩放，而 Scale 只能缩放当前图层，单击两者中间的 按钮就可以锁定缩放，此时滑动滚轮仅改变 Magnifier。Rotation 是地图的旋转角度。Render 通常勾选，取消勾选会锁定当前视图，通常在进行大规模数据处理时取消勾选，能够减少图形化显示中间过程带来的系统开销，在处理结束之后再勾选 Render。 的是当前地图的坐标系，关于坐标系的更多内容会在后文提到。

15.3　项目创建与数据读取

打开 QGIS 时，如果之前保存过项目，会在开始界面显示之前项目的简要说明和快捷方式，如果没有保存，则会默认创建新的项目。QGIS 的项目文件后缀名为".qgs"。

创建了项目之后，就可以向其中加载数据了。加载数据的方式通常有两种（图 15.2）：一种是连接数据库（本地或远程），QGIS 提供了众多数据库的连接接口，在左侧 Brower 面板中选择数据库名称，右键【New Connection】，在对话框中输入数据库的相关信息即可。数据库的预览和管理可在菜单栏→【Database】→【DB Manager】中进行。

另一种方式就是加载文件数据，这种方式对于大多数读者来说较为熟悉。文件数据通常包括矢量数据（Vector）、栅格数据（Raster）和分隔符文本数据（Delimited Text）。在 Brower 面板中会有用户文件夹和磁盘根目录文件夹，读者可以在其中找到存放数据的文件夹，如果路径比较深，为了方便使用，右键数据文件夹，选择【Add as a favorites】可以将文件夹链接到【Favorites】中。在 Brower 面板中，文件夹内仅会显示能够加载到 QGIS 的文件，这对于 GIS 软件用户而言是非常友好的。

除了 Brower 面板的快捷方法，通过菜单栏→【Layer】→【Add Layer】能够加载所有支持类型的数据，并提供更加完善的功能支持。例如，快捷方式加载矢量数据和文本数据默认是 UTF8 编码，这对于英语和数字数据没有影响，但是中文

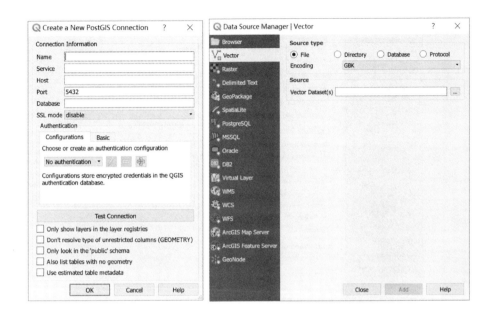

图 15.2　新建 PostGIS 数据库连接和添加矢量图层界面

的编码方式有很多种,通常 Window 系统默认的编码方式是 GBK 或 GB2312,而 Mac 电脑默认的编码方式是 UTF-8。如果 QGIS 中选择的编码方式与文件自身的编码方式不符,属性表中可能会出现乱码,在【Add Layer】→【Add Vector】中提供 Encoding 选项供用户自定义文件的编码方式。QGIS 中 Excel 文件也是通过【Add Vector Layer】导入,当然导入之后呈现的依然还是属性表而非矢量地图,这是比较奇怪的,建议以后能单独独立出来操作。

尽管 Brower 面板提供了非常便捷的方法加载数据,但依旧推荐大家采用 Add Layer 的方法加载,以免不必要的麻烦。至少,文本文件的加载大多数情况下无法通过快捷方式得到满意的结果。因此这里详细介绍文本文件的加载选项(图 15.3)。

- File Name:选择文件路径。
- Layer Name:设置读入的文件在 QGIS 中的名称,默认是文件的文件名,也可以自行设置。
- File format(文本格式):有 CSV、正则表达式分隔符(Regular expression delimiter)和自定义分隔符(Custom delimiters)三种,其中正则表达式是基于 Python 中 re 程序包的规则。由于 QGIS 不是一款数据处理软件,尽管提供了很丰富的功能,但是仍然推荐在导入数据之前用其他方法清洗整理数据,得到标准的数据结构。

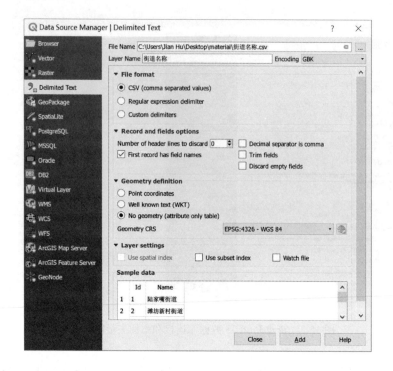

图 15.3　添加分隔符文本数据界面

- Record and fields options（记录和字段设置）：提供了关于数据读入的一些限制，如第一行是否是变量名、前多少行不需要读入等；
- Geometry definition（拓扑几何定义）：设置地理坐标信息，拓展了文本文件的适用范围。大多数情况下，我们加载文本文件都是为了导入属性表，这种情况下选择【No geometry】即可。如果文本文件中包括地理信息数，比如点数据，选择【Point coordinates】，设定 X，Y 坐标的字段即可导入点矢量图层，DMS coordinate 表示度分秒形式的经纬度数据。选择【Well know text】能够提供更加复杂的地理图形，比如面矢量图层的 WKT 类似于 POLYGON（571178 6337246，571178 6402217，598061 6402217，598061 6337246，571178 6337246）。
- Layer settings（图层设置）：如使用空间索引、子集索引等；
- Sample data（数据预览）：实时显示读入数据的前 3 行（加上头行），它是在上面设置条件下的实时载入预览。

基于上面的学习，可以成功加载浦东 union.shp，浦东.shp，浦东.png 和街道名称.csv 四个文件，现在需要保存这个项目方便之后再次修改，单击【Project】→【Save】就可将整个项目保存为 qgis 格式的文件，之后双击这个文件或者在

【Project】→【Open】中打开这个文件就可以重现上次的内容。

除了整个项目的保存，预览图也是常会用到的文件，单击【File】→【Save Map as image】，在对话框中设置相关属性即可将当前视图或选择的图层保存为 png 等各种格式的图片。单击【File】→【Save Map as PDF】，在对话框中进行类似设置可以导出 PDF 文件，由于 PDF 支持矢量文件，如果是矢量图形，默认导出的是矢量地图，强制转为栅格图形需要勾选【Rasterize map】选项。

15.4　地理数据格式详解

GIS 的全称是地理信息系统，地理数据是其最大的特点，之前介绍了如何载入数据文件，下面详细介绍具体的地理数据类型。

首先是矢量文件，矢量文件简单来说就是一系列数学上定义的图形对象所构成的组合，通常包括点、线、面。既然是数学定义的对象，也就决定了这些图像在放大缩小的时候不会失真，这个特性对于地图而言非常重要。与普通的矢量图不同的是，地理矢量文件还包含了地理坐标信息，也就是说矢量地图上每一个点都有地理坐标定义。简单来看地理矢量图形就像绘制在坐标系上的图形，事实上很多程序语言正是这样处理地图图形绘制的。地球是一个三维球体，适用于球体的坐标系是经纬度，水平线（或东西线）是等纬度线或纬线，垂直线（或南北线）是等经度线或经线。这些线包围着地球，构成了称为经纬网的格网化网络。位于两极点中间的纬线称为赤道。它定义的是零纬度线。零经度线称为本初子午线。对于绝大多数地理坐标系，本初子午线是指通过英国格林尼治的经线。经纬网的原点（0,0）定义在赤道和本初子午线的交点处。这样，地球就被分为了四个地理象限，它们均基于与原点所成的罗盘方位角。南和北分别位于赤道的下方和上方，而西和东分别位于本初子午线的左侧和右侧。应用最广，也是 QGIS 默认的地理坐标系是 WGS 84，即 EPSG:4326。

地理坐标系尽管非常方便，也可在地球表面上定位确切位置，但两者的测量单位是不同的。只有在赤道上，经度 1° 所表示的距离才约等于纬度 1° 所表示的距离。这是因为，赤道是唯一一条长度与经线相同的纬线。在赤道上方和下方，用来定义纬度线的圆将逐渐变小，直到最终在南极点和北极点处变为一个点，所有经线均在此处相交。由于经线沿极点方向逐渐集中，所以经度 1° 所表示的距离最终将减小为零。在这种情况下，想要精确地计算长度和面积就非常困难。好在地理学中有巧妙的投影方法，能够将地理坐标系转为投影坐标系。QGIS 中内置了很多投影方法，常用的全球投影坐标系如 WGS 84 / NSIDC EASE - Grid 2.0 Global。

地理信息系统除了地理之外，还有信息在其中，信息不仅是地理坐标，还包括众多属性信息，比如人口、GDP、面积、街道数、气温、降雨、发病人数等。关于这些属性信息的更多内容在后续属性表一节会详细介绍。这里仅需要知道，矢量文件是属性信息的良好载体，例如，点矢量文件就可以包含每个点的属性信息。细心的读者可能已经发现，在存放数据文件的文件夹中，不仅有浦东.shp，还有浦东.dbf，这是储存属性表的文件，可以自读，因此直接拖入 Excel 中就可以得到属性表。还有浦东.shx，这是索引文件，用以索引属性数据和地图数据。上面三个数据就构成了常说的 shp 文件，全称 shapefile。此外，在这个目录中还有浦东.prj，可以用记事本打开，这里面记载的是当前地图的投影方式，由于 QGIS 采用的是 EPSG 代码，prj 文件没有强制记录 EPSG 代码，因此 QGIS 软件会自带一个 qpj 文件，作用与 prj 一样，都是记录地图的投影方式。常见的矢量文件还包括.kml、.kmz、.gpx、.gdb、.mdb 等。

除了矢量文件外，地理数据还有栅格文件形式。与矢量文件不同，栅格文件并不清楚自身携带的数据是什么形式，点、线、面对于栅格而言都是统一的格式。事实上，栅格文件可以看成众多正方形面矢量肩并肩排列在一起，构成的平面图形，每个正方形面矢量有特定的颜色，可以是灰度的单通道颜色，也可以是 RGB 的三通道颜色，这些颜色就是栅格文件携带的信息。栅格文件的文件类型正是我们日常所使用的图像文件，但常规的图像文件并不包含坐标信息，如何为图像添加坐标会在后面的内容中详细说明。

关于投影，在这里还需要补充一些内容。QGIS 中内置了 On-the-fly 的投影转换系统，任何地理坐标系的图层加载进入 QGIS 中就被转换成统一的坐标系，默认的坐标系在【Settings】→【Options】中 CRS 页面可以找到，当前是地理坐标系 EPSG：4326→WGS 84，使用者可以自行更换默认的坐标系。此外，单击主视图的 ⊕ EPSG：4326 图标，可以自由更改当前视图的坐标系，比如将其更换为投影坐标系：World _ Azimuthal _ Equidistant，在下面的描述中有 units = m，可以得知当前坐标系的单位已经从经纬度变成长度单位。单击确定后可以发现视图和坐标系的单位都发生了变化。

但是这个操作仅仅提供了视图的坐标系变化，矢量地图的坐标系本身没有发生改变，此时仍然不能用于计算面积等参数，如果需要更改矢量地图的地理坐标系，右击矢量图层，选择【Save As】，将 Format 选择【ESRI shapefile】，CRS 选择需要得到的地理坐标系，即可保存为目标地理坐标系的矢量地图。

15.5　属性表介绍

QGIS 属性表相当于地图数据存储的地方,典型的形式是一个类 Excel 的电子表格。通常意义下,属性表是矢量数据特有的特性,针对不同的矢量数据,属性表对应的特征不尽相同,对于面数据,一个特征就是一个面;对于线数据,特征对应线段。这里我们首先加载浦东.shp,然后右击图层,单击【Open Attribute Table】调出属性表界面。

属性表有编辑模式和非编辑模式,同时每种模式下都有表格和问卷两种模式。打开时默认的是非编辑的表格模式,单击任一单元格或行,右击【zoom to feature】,就可以在 QGIS 视图中查看该属性的实际输出。右击列名可以【Hide】或者【Organization】来隐藏或者显示某一列。在右下角有两个图标,分别可以切换表格模式或是问卷模式。问卷模式默认是以"Name"为"index",详细查看或编辑每一行的内容。不过问卷模式的核心功能是建立各个要素(feature)的"filter",输出筛选过后的属性表。

属性表的更多功能需要在编辑状态下使用,单击第一个按钮 🖉 就可以切换到编辑状态。属性表的功能主要包括修改数据、增删特征、增删字段、创建计算新的字段等:

(1)在编辑模式中,单击每个单元格即可修改该单元格中的数值。

(2)增加一个特征,也就是增加一行单击第五个图标 🗐 即可;删除一行特征需要点击行标来选中一行,然后上方第六个删除图标变亮,代表可以删除该特征。

(3)增加和删除字段的操作更加简单,单击对应图标按照提示进行即可。这里主要介绍增加计算新字段的方法。首先在属性表界面上有快捷的计算窗口 ⊟ 123 Id ▼ = ε ,单击下拉列表可以选择当前存在的字段,单击【Σ】按钮即可修改选中字段为计算字段。创建新的计算字段则需要单击 ▦ 图标。打开创建计算字段的窗口后,先在 Output field name 中输入新字段的名称,再选择新字段的类型,包括整型、浮点型、字符型和日期型。然后在表达式的框中键入"计算表达式"即可完成计算(图 15.4)。

计算表达式包括简单的数值和布尔运算和函数运算。函数运算的功能非常强大,QGIS 在右侧给出了每个函数的说明,读者可以自行尝试学习,这里仅提供几点说明:

- 字段运算,在计算表达式中,通常希望与其他字段有交互,比如计算发病

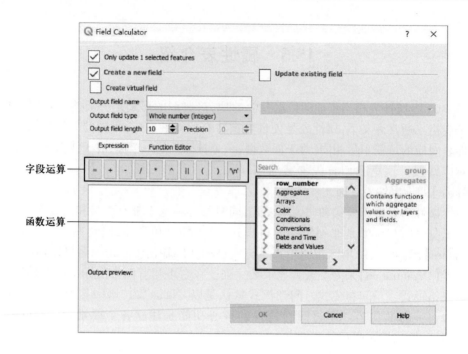

图 15.4　字段计算器的界面

　　率(ratio),是病例数(case)除以风险人口数(population),在 QGIS 中,用双引号包括的字符会解释为字段名称,因此"case/population ∗ 1000"就是每一千人的发病率。

- 双引号是字段名称,单引号表示字符本身。一个简单的例子,希望将地点和发病率构成一个字段,就可以写成 concat("Pinyin", '(', "ratio", ')'),其中"Pinyin"和"ratio"都解释为字段对应的值,而'('和')'仅解释为字符串。
- 以 $ 开头的函数是没有参数的几何函数,这些函数仅能将当前特征作为参数,返回计算结果,例如,$ area 是计算面积的函数,由于当前的地图没有投影,因此计算得到的面积不符合正常使用的规范。
- 在表达式的下面会有结果预览(Output preview),在确认当前结果前,先看一下预览结果是否符合预期。尽管 QGIS 自带了很多函数,但是仍有可能存在一些无法实现的功能,使用 Function Editor 功能能够通过添加 Python 脚本来拓展 QGIS 的计算功能。

　　完成编辑之后单击第一个图标切换为正常状态即可保存编辑结果。如果希望将整个属性表导出在其他软件中使用,右击当前图层,选择【Save as】,在 Format 选项中选择【Comma Separated Value】[CSV],填写保存路径即可将属性表保存为 csv 格式,当然还有很多其他格式可供选择,如 GeoJSON 等。

前面介绍了属性表的基础操作,然而属性表本身能够修改的内容还是有限,现在让我们再深入探索一下属性表。

首先打开属性表,不难发现当前的"year"字段是浮点数,虽然对于计算的影响不大,但可能会造成歧义等,所以应当将其转为整数形式。而这个转换在属性表界面是无法完成的。让我们把视角切换到 Toolbox,单击菜单栏【Processing】→【Processing Toolbox】,在 QGIS 的右侧面板就会出现工具栏面板,在"QGIS geoalgorithms"选项下面找到"Vector table",单击【Refactor fields】(图 15.5),在出现的界面中,可以很清楚地看到"year"字段的类型是浮点数,单击下拉菜单选择【Integer】,然后单击【Run in Background】即可,此时在 Layers 中会多出一个 Refactored,查看它的属性表验证我们的假设。确认无误之后,右击【Save As】,选择【ESRI Shapefile】,将其保存在目录中,覆盖浦东.shp。

此外,属性表中的"Pinyin"字段有一些突兀,毕竟仅通过拼音很难识别出该地区的名称,之前准备的数据中有一个"街道名称.csv"的表格,其中记录了街道的中文名称。下面将介绍如何将另一个数据表的内容连接到当前数据表中。

首先将"街道名称.csv"加载进 QGIS,然后右键浦东矢量图层,选择【Properties】,切换到 Joins 页面,单击加号添加连接,出现连接对话框。首先选择需要连接的图层或文本数据,这里选择"街道名称",然后选连接的唯一字段,"Join field"是街道名称中的连接字段,"Target field"是浦东.shp 属性表中的连接字段,因为这两个属性表的"Id"是相同的,因此选择"Id"作为连接字段,下面会有一些可选项,一般不需要勾选,如果连接的属性表中有很多字段,不希望全部

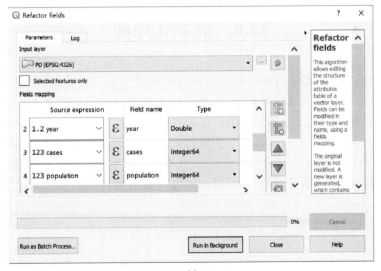

(a)

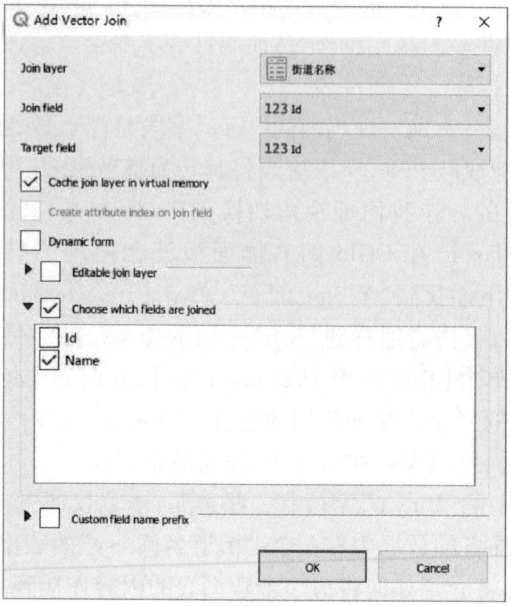

(b)

图 15.5 （a）变量类型变换界面;（b）矢量地图连接其他地图或数据的界面

都连接过来,可以在 Choose which fields are joined 选项中勾选需要的字段。单击确定后就可以在属性表中检查连接的结果了。

15.6 数字化地图

我们准备的数据文件中包括了浦东.shp 和浦东 union.shp,这两个 shp 文件的区别在于前者有县级区域划分,后者没有,仅是浦东地区的轮廓图。由于矢量地图较为稀缺,相比之下栅格地图的来源就广泛得多,无论是图书或是网络上都能找到各式各样的地图。因此,基于栅格地图制作矢量地图,即数字化操作,是 GIS 日常应用中非常重要的一环。例如,在本例中,较为容易获取的"浦东 union.shp"没有县级区域划分,因此需要借助一幅具备县级区域划分的栅格地图来制作"浦东.shp"。

1)地理配准

虽然栅格地图非常常见,但大多数都是单纯的图形文件,并不包含地理坐标信息,因此需要先为这些栅格地图添加坐标信息,这个步骤称为地理配准。地理配准的思想简单来说就是在栅格图形中找一些锚点,与具备地理坐标系统的矢量文件[①]中对应的锚点做配对,经过一些计算,为栅格图形添加对应矢量文件的地理坐标系。

　　QGIS 本身没有地理配准的功能,但具有丰富的插件,地理配准正是 QGIS 的核心插件之一。调用 QGIS 的插件功能单击【Plugins】→【Manage plugins】(图15.6),弹出的对话框是 QGIS 的插件管理界面。更多插件功能在后面章节会提到,这里仅介绍如何加载地理配准插件。选择【Installed】,选中【Georeferencer GDAL】,加载插件之后,插件的访问途径一般可在 Vector、Raster 或者 Plugins 三个菜单栏中找到,"Georeferencer"是针对栅格文件地理配准的插件,因此可在Raster 菜单栏中找到。

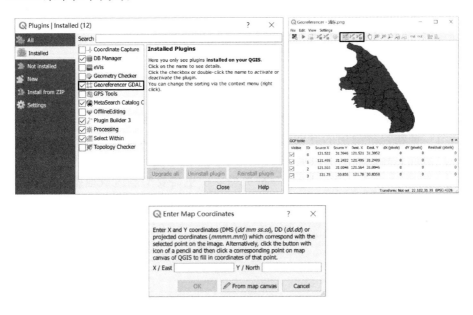

图 15.6　地理配准界面

　　单击【Raster】→【Georeferencer】→【Georeferencer】,弹出的界面便是地理配准的工作界面。首先将需要地理配准的栅格文件加载进来,单击 File→Open Raster 加载栅格文件,此时跳出的对话框是确认栅格文件的地理坐标系统,单击确定,因为加载的栅格文件并没有地理坐标系统。地理配准用到(图 15.6),第一个是添加配准锚点,第二个是删除配准锚点,第三个是移动配准锚点,默认条

---

① 只需要具备地理坐标系的图形文件均可,通常是矢量文件。

件下会自动开启添加配准锚点的功能,这时单击栅格图像上任意位置,会出现一个对话框,要求输入该锚点的地理坐标,通常情况下,我们不会直接输入,而是单击【From map canvas】,此时界面切换到 QGIS 主界面,在带地理坐标系的矢量地图上单击对应点,"Georeferencer"会自动读取该点坐标作为栅格地图上锚点的坐标。在实际操作中,通常会选取边缘比较突出的位置作为锚点,并且尽可能分散取点,点的数量通常在 4~8 个,过多的点对于地理配准的精确度提高不明显。

确认了锚点之后,下一步就是将地理坐标系加入栅格地图中,单击【Settings】→【Transformation Settings】,出现的对话框是地理配准的设置选项,"Transformation type"是配准的方式,常用的是"Polynomial 1-3"。"Target SRS"是选择目标的地理坐标系,选择与之前取坐标点时采用的矢量地图相同的坐标系。"Output Raster"是选择配准后的栅格图片的保存路径。如果勾选【Load in QGIS when done】,则会在转换之后自动加载进入 QGIS。设定好地理配准的方式之后,单击第二个图标(Start Georeferencing)即可完成地理配准的整个流程。

2)数字化栅格图像

(1)创建矢量图层:【Layer】→【Create Layer】→【New Shapefile Layer】(图15.7)。创建矢量图层的界面中,需要填写的信息包括新建图层的保存路径(File name)、新建图层的编码方式(File encoding)、图层的几何类型(Geometry type),包括 point、line 和 polygon 三种类型。这里需要绘制区域地图,因此选择 Polygon。地理坐标系统选择与栅格图层一致的地理坐标系统。New field 部分

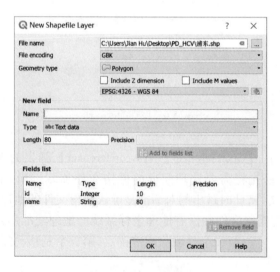

图 15.7 新建矢量图层界面

与新建矢量图层属性表中的字段相关,默认的字段是"id",这是一个自动增加的整数字段,如果需要添加新字段,输入"Name"和其他信息,单击 Add to fields list 按钮即可,这里添加了一个"name"字段来填写每个地区的中文名称。

(2)QGIS 3 添加了很多数字化的高级工具,在工具栏右键可以显示。这里选择【Advanced Digitizing Toolbar】和【Snapping Toolbar】。Advanced Digitizing Toolbar 提供了包括分隔、取环型区域等高级操作,读者可以自行探究。这里主要介绍 Snapping Toolbar 的工具。单击 图标开启"Snapping"功能,吸附功能可以重复利用之前绘图使用的点,在绘制多个邻近的多边形时非常实用。单击 图标可以选择功能的适用范围,一般默认不变,即对所有图层适用。单击 图标选择吸附的对象,"Vertex and Segment"可以最大程度发挥"Snapping"的作用。右侧是吸附功能生效的容忍距离,一般 10~12 像素都可以。单击 图标则开启追踪模式,在这个模式下,单击之前的点,然后顺着边移动,一直到复用边的最后一个节点,单击结束的节点即代表这条边在当前创建的多边形中被复用了,利用这个功能创建无缝隙的多边形地图。

完成数字化之后,单击停止编辑就得到了矢量地图。

15.7 矢量地图可视化

一幅优秀的地图应当生动地展现所包含的数据,下面我们就开始进行地图可视化的步骤。右击浦东图层,【Properties】→【Symbology】:"Symbology"顾名思义就是矢量图形的符号,顶部的下拉框中可以选择无符号(No symbols)、单符号(Single symbol)、分类符号(Categorized)、渐变符号(Graduated)或者是更加复杂的规则符号。

(1)Single symbol:可以在 Symbols in 选项中选择自己喜欢的样式,然后在上部的 Fill 选项中选择喜欢的颜色或是模式。

(2)Categorized:需要首先制定分类依据的列,然后在 Color ramp 选项中选择合适的色谱,单击【Classify】即可给该列的所有值基于值的大小赋予不同的颜色,如果对于颜色分类不满意,单击【delete all】,然后重新选择色谱,单击【Classify】重新分类。

(3)Graduated:同样需要选择渐变色依据的列,与"Categorized"不同的是,"Graduated"将该列值根据一定标准划入不同的大类别中,大类的标准在 Mode 选项中可选,大类的个数在右侧 Classes 选项中可选。如果对于该列值分类模式没有把握,可以借鉴上方 Histogram 的结果。这里选择 Graduated 模式,然后在

Column 选项中选择需要进行分组的字段。之前计算了发病率,这里就选择"发病率",然后选择分组规则和分组数量,这里选择【Equal Interval】和【5】,单击【Classify】即可获得分组结果。分组结果分成三个信息,第一个信息是分组对应颜色,单击【Colormap】可以选择不同的配色方案;第二个信息是分组依据,双击可以手动修改分组的上下限;第三个信息是在图例中显示的标签,在上面 Legend Format 选项中可以选择标签的格式【%1-%2】代表从下限到上限,也可以改成"(%1,%2)"这种形式等,右侧是显示精度,不影响分组依据,仅影响显示效果。

　　用颜色代表了发病率信息之后,我们对发病率较高的几个地区很感兴趣,但是从当前地图无法获知地区的名称,为地图添加文本字段就是 Labels 页面的功能了。QGIS 默认是"No Labels",单击下拉菜单选择【Show labels for this layer】,在出现的 Label with 对话框中选择需要呈现的字段名称,这里选择之前连接的【街道名称_Name】,更多样式的设置在该页面也都可以实现。Labels 可选项中还有"Rule-based labeling",意思就是在当前基础上增加筛选条件,例如,选择发病率大于 0.18 的地区显示标签。经过上述调整,最后的显示效果见图 15.8(d)。

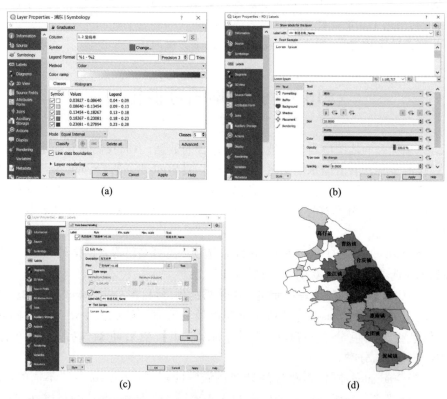

图 15.8　(a)绘图符号界面;(b)绘图标签界面;(c)基于某规则标签的设置界面;(d)地图中仅显示发病率大于 0.18/千人的地区标签

15.8 地图出版物制作

QGIS 提供了将视图保存为 png 和 PDF 等格式的方法,在日常工作中已经足够使用,但更高级别的要求,如出版,就需要更多的图形元素,下面介绍如何在 QGIS 中制作出版级别的地图。

1)新建画板

单击【File】→【New Print Layout】,打开画板界面,新界面可以很直观地理解为画板,而我们要做就是在这个画板上添加各类元素。首先了解一下新界面的基本信息,画板左侧的按钮上添加打印布局项目:当前的 QGIS 地图画布、文本标签、图像、图例、比例尺、基本形状、箭头、属性表和 HTML 框架。在此工具栏中,还可以找到按钮进行导航、放大区域并平移布局上的视图以及按钮以选择任何布局项目并移动地图项目的内容(图 15.9)。

在画布右侧,您会看到两组面板。上面一个包含面板项目和撤消历史,下面包含面板布局和基本属性。

制作一幅地图出版物一般需要以下几个元素:标题、地图、比例尺、指北针以及图例。上述地图元素都可以在 QGIS 中加入。

2)添加标题

单击【Add Item】→【Add Label】。与 Add Map 类似,需要在画板上制定绘制的范围。文本框的内容和字体样式都是在右侧下部面板的 Item Properties 中修改,这里不做赘述。

3)导入地图视图到画板界面

单击【Add Item】→【Add Map】,这时需要鼠标在画板上画出地图的绘制范围,之后当前视图就会自动呈现在画板上,地图元素的大小位置可以继续调整,但是内部地图视图无法在当前操作下进行,需要单击左侧 图标来切换状态才能进行操作。地图显示的是 QGIS 当前的视图,因此在 QGIS 中修改地图的样式后可以在画板界面更新,具体操作是单击右侧下半部面板【Item Properties】中的

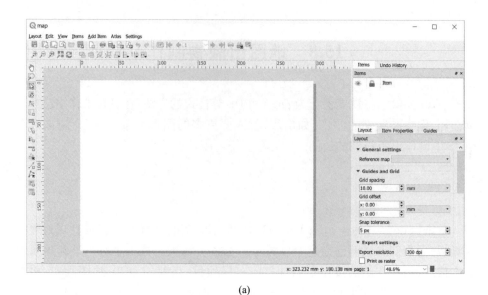

(a)

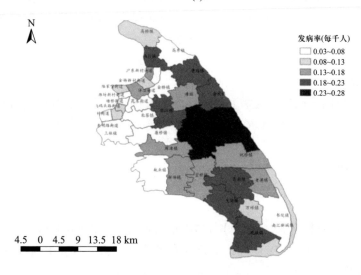

(b)

图 15.9　(a)地图绘制画板界面;(b)浦东地区虚拟的手足口病发病率地图

【Update Preview】。如果需要绘制多年的地图,但是并不想复制多个图层,则需要在【Add Map】之后,单击【Layer】属性中的【Lock Layers】,这样再修改主界面的地图样式后,出版物上的地图也不会发生改变。

4）添加图例和比例尺

添加图例的操作是【Add Item】→【Add Legend】,在画板上绘制图例的范围,即可将当前地图的图例绘制在画板上,图例的标题可以自己定制,修改【Item Properties】中的【Title】即可,但是常常还会有"Group"和"Subgropup"的标题,这两个标题在单个地图中并不常需要,然而删除并不十分容易。首先需要将【Item Properties】中【Legend Items】的【Auto update】取消勾选,然后右键下面显示的图层,选择【Hidden】即可隐藏该图层名称在 Legend 的 group 标题中显示。比例尺的操作是【Add Item】→【Add Scale Bar】,虽然也需要绘制比例尺的绘制区域,但是比例尺不会随着绘制范围而改变大小,调整比例尺的尺寸需要在【Item Properties】中调整【Segments】的相关参数,以及比例尺的单位也是可以在【Item Properties】的【Units】中调整,更多美化的操作留给读者自己探索。值得注意的是,图例和比例尺都是对应于一张地图,如果在同一张画板上有多个地图,就需要给图例和比例尺制定所属的地图,具体操作就是单击【Item Properties】中的【Map】,选择对应的地图。

5）添加指北针

首先单击【Add Item】→【Add Picture】,在画板上选择绘制范围,此时在画板上相当于有一个图像的占位符,在该元素的 Item Properties 选项中,单击【Search Directories】下拉菜单,稍等片刻后呈现 QGIS 自带的 SVG 图标库,在其中就可以找到多种类型的指北针,双击即可将其添加到画板上,由于自带的图形是 SVG 格式,因此还可以在下面的 SVG Parameters 中修改相应样式。

至此,一幅典型的地图就完成了,单击【File】→【Export as PDF】就可以将当前地图保存为 PDF 文件。

15.9　QGIS 的插件功能

QGIS 的功能众多,前面仅介绍了 QGIS 的基础 GIS 功能,然而 QGIS 在近年来成为 GIS 软件中的佼佼者,并不完全依赖于自身功能的强大,对于 QGIS 而言,庞大、活跃的插件开发社区是 QGIS 相较于其他 GIS 最大的特色。QGIS 是一款完全开源的软件,并且很好地结合了 Python 语言。QGIS 的插件开发可以选择 Python 或者 C++,并且官方提供了专门的 Plugin Builder 插件来帮助用户开发插件,只需要很少的编程知识就可以轻易地开发 QGIS 插件,当然这一部分知识并不在本章的内容当中,这里主要介绍如何搜索、安装和使用插件。

QGIS 的插件管理在前文提到过,单击【Plugins】→【Manage and Install Plugin】。QGIS 安装插件可在管理器中搜索"Not installed"并单击【Install Plugin】来完成,也可以在网络上下载安装包,在 Install from ZIP 中选择【ZIP】安装包安装。QGIS 提供这个选项是为了方便开发者调试插件,尽管并不复杂,但常会出现问题,因此大多数情况下都采用第一种方法安装插件。

由于 QGIS 3 和 QGIS 2 的 Python 版本和 Qt 版本并不兼容,导致 QGIS 2 很大一部分插件在 QGIS 3 中无法使用,QGIS 官方正在逐步迁移之前的插件,相信不久之后 QGIS 3 的插件数量就能够恢复到之前水平。

第 16 章

GeoDa

16.1 软 件 简 介

GeoDa 软件是由 Luc Anselin 博士及其实验室团队开发的一款开源、免费、以面数据为主的空间数据分析软件[①]，其交互界面友好且操作简单，对于空间分析初学者来说是一款上手入门快、实用性强的空间分析工具，其可分析的内容包括地图可视化操作、探索性空间数据分析、全局或局部空间自相分析、空间回归等多个方面。

GeoDa 软件自 2002 年 5 月第一次正式推出，用户下载量从最开始的 765 人次到如今已经超过 22.5 万人次，目前中国是全球用户下载量第二高的国家。该软件可在多种操作系统下运行，包括 Mac OS X、Linux、Unix 和 Microsoft Windows，目前最新发布的版本为 1.12（2017 年 4 月 26 日），相关软件、实例数据和文档资料可从官方网站[②]上免费下载。

GeoDa 的界面如图 16.1 所示，包含菜单栏和工具栏两个主要部分，该软件只有在加载文件后窗口才会被激活变得可用。菜单栏包括文件（File）、编辑（Edit）、工具（Tools）、属性表（Table）、地图（Map）、图形探索（Explore）、聚类分析（Clusters）、空间自相关（Space）、时间（Time）、回归分析（Regression）、选项（Option）和帮助（Help）12个菜单，工具栏则显示了菜单栏中常用工具的快捷操作方式。

---

① https://spatial.uchicago.edu/

② https://geodacenter.github.io/

菜单栏　　　　　　　　　　　　　　　　工具栏

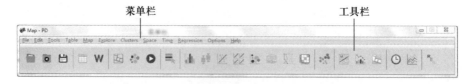

图 16.1　GeoDa 软件的界面

16.2　数据导入和导出

16.2.1　数据格式

GeoDa 软件支持 ESRI Shapefile、ESRI geodatabase、GeoJson、MapInfo、GML、KML 等多种空间数据格式,同时也能读入表格数据(如.csv,.dbf,.xls,.ods),通过指定坐标(X/Y 或者经纬度)来创建点空间数据。

16.2.2　数据导入

在 GeoDa 软件中有三种打开数据的方式:拖拽法、输入文件法和加载历史文件:

- 拖拽法【Drop files here】:是直接将文件拖入【Drop files here】的方框内。
- 输入文件法【Input file】:先选择文件的类型,然后指定路径读入文件。
- 加载历史文件是通过单击右侧窗口的【Recent】记录,沿物理路径读入数据(图 16.2)。

直接将文字拖拽进来　单击选择文件类型　历史文件

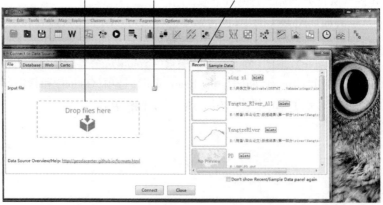

图 16.2　GeoDa 软件三种读入数据的方式

16.2.3 数据导出

在对数据进行编辑操作之后,通过单击【Files】中的【Save As】选项可将数据导出。同数据导入的输入文件法相似,先选定导出的数据类型再指定路径进行导出。

16.3 编辑数据表

这里以.shp 文件为例,介绍数据表的常用操作。先在软件中加载.shp 文件,然后通过单击菜单栏中的【Table】菜单或者工具栏中的▨▨表格按钮打开对应的 dbf 文件。

16.3.1 数据查看

双击变量名可对变量进行排序,右击【Selection Tool】可以设置要求对数据进行筛选(图 16.3)。

(a)

选择数据　　合并方式：横向/纵向

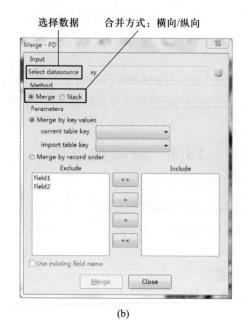

(b)

图 16.3　(a)数据筛选窗口；(b)数据合并窗口

16.3.2　数据合并

在软件中右击数据表空白处选择【Merge】选项可以实现数据的合并，合并的方式有纵向合并【Stack】（增加个案数目）和横向合并【Merge】（增加变量数）两种。

16.3.3　字段更改与计算

字段更改包括【Add variables】、【Delete variables】和【Rename variables】。

字段计算：右击属性表，选择【Add Variable】选项，对变量的属性、名字、类型、长度、插入位置进行定义；然后，在属性表任意位置右击，选择【Calculator】进行计算，计算的方式和内容包括：

- Special：以某一特定分布计算变量值；
- Univariate：针对单变量进行加减乘除等数学运算；
- Bivariate：数据中两个变量间计算；
- Spatial lag：计算空间滞后值（用于空间回归和空间自相关分析）；

- Rate：对数据以一定的方式进行调整计算（如经验贝叶斯平滑）。

此处利用数据中的病例数和人口数计算患病率为例进行演示（图16.4）。

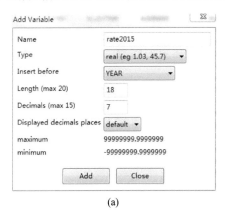

(a)

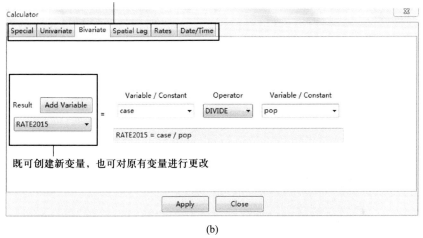

(b)

图16.4 创建变量并定义变量属性后选择Bivariate进行计算

16.3.4 编辑数据属性

此操作可以通过右击【Edit Variable Properties】实现，可进行的操作包括更改数据的类型（real、integer、string、date、time、datetime）、数据长度、显示的位数等属性。

16.4　地　图　展　示

地图(Map)菜单功能包括基本地图显示、变量加权修正显示等,功能一览见图 16.5a。

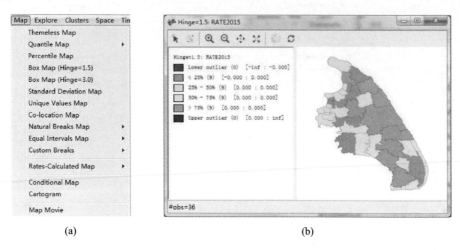

(a)　　　　　　　　　　　　　　　　(b)

图 16.5　(a)地图菜单所包含的功能选项;(b)箱式地图(hinge=1.5)

16.4.1　地图基本展示

该功能是以颜色深浅显示某个变量在地图上的变化,包括以四分位数(Quantile)、百分位数(Percentile)、标准差(Std Dev)作为级距制图,Box 箱式地图(hinge 有 1.5 和 3 两种选择)以及 Cartogram 粒状图等。例如,以患病率为变量绘制 hinge=1.5 的箱式地图见图 16.5b。

16.4.2　变量加权平滑

在【Map】菜单中选择【Rate Calculated Map】,该功能是指定第二个变量作为加权的基础对变量进行平滑,一共有五种方法:Raw Rate、Excess Rate、Empirical Bayes、Spatial Rate 和 Spatial Empirical Bayes。

- Raw Rate:以第二变量为分母计算率,例如第一变量是病例数,第二变量是人口,则计算的 Raw Rate 就是患病率;

- Excess Rate：以每个研究区域的 Raw Rate 与其对应期望值的比值为指标进行绘制的地图（直译为超额率比，实际上是标准化率的概念，与相对危险度 RR 的概念不同）；
- Empirical Bayes：利用经验贝叶斯平滑方法对变量进行修正；
- Spatial Rate：空间比率平滑，考虑空间单元的邻接关系；
- Spatial Empirical Bayes：相对于一个不变的平均值和方差（EB 平滑），空间 EB 平滑是基于局部变化的参考平均值和方差。

16.5　空间数据处理与操作

16.5.1　创建空间点数据

首先导入含有$(X、Y)$或经纬度信息的数据，然后选择【Tools】中的【Shape】选项，单击【Point from Table】，选定经纬度对应的变量即可在 GeoDa 中成功创建点数据。选择【File】中的【Save As】选项可将数据导出为.shp 格式。

16.5.2　创建泰森多边形

对于读入的点数据.shp 文件，可通过构建泰森多边形的方式将点数据转化为面数据。首先，在空白处右击选择【Thiessen Polygen】选项显示多边形，然后选择【Save Thiessen Polygen】，保存为.shp 文件即可（图 16.6）。

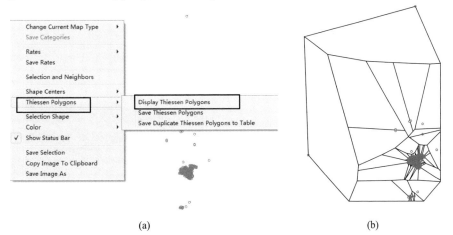

(a)　　　　　　　　　　　　　　(b)

图 16.6　创建泰森多边形操作步骤演示

16.5.3　构建空间权重矩阵

创建或打开邻接矩阵的方式有两种:一种是从菜单栏【Tools】的【Weight Manager】,另一种是直接单击工具栏按钮【W】打开。

须先指定.shp 文件,确定邻近矩阵文件中的区域编号变量,然后定义邻接关系(neighbour),有分别基于邻接关系和基于距离两种不同的邻近定义方法。

- Contiguity Weight:用于创建面数据的空间权重,以两个空间单元是否存在共有点和/或共有边定义两者的邻接关系,即 Queen 和 Rook 方式,生成扩展名为.gal 的文件。Queen 要求两个空间单元存在共有点或者共有边, Rook 则要求两个空间单元存在共有边。
- Distance Weight:用于创建点数据的空间权重,包括以一定距离内定义邻近(Threshold Distance)和 k 阶邻近(k-Nearest Neighbors)两种方式,生成扩展名为.gwt 的文件。

下面以面数据为例,介绍创建空间权重文件的步骤。选择区域编码(Id)和邻接方式(Queen,一阶相邻)后单击创建,完成后会出现权重文件的属性,包括类型、文件名、变量名、几阶相邻等信息。通过单击下方的【Histogram】和【Connectivity map】选项可以查看结果(图 16.7)。

结果中 Histogram 是邻接个数的频数直方图,X 轴表示相邻个数,Y 轴表示频数,Connectivity map 是一个动图,单击任意一个区域即可显示出与之相邻的其他区域。

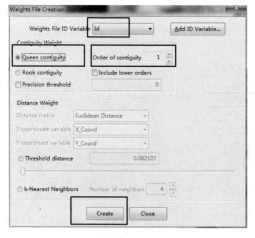
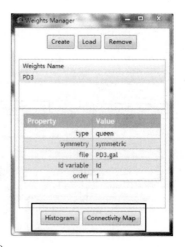

(a)

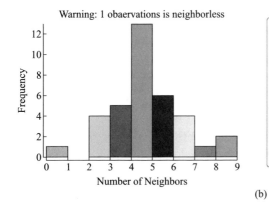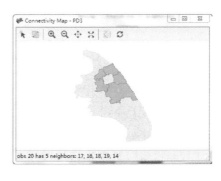

(b)

图 16.7　（a）以 Queen 方式创建空间权重文件的步骤；（b）以 Queen 方式创建空间权重
文件的结果分析图

16.6　探索性数据分析

探索性数据分析是以柱状图、箱式图等统计描述方式对数据的非空间分布
进行可视化处理,单击菜单中的【Explore】可以绘制多种统计图表,包括:
- Histogram:直方图,按照一定组距显示单一变量的频数分布,还可在空白
  处单击选择更改组距【Choose Interval】,查看【View】(显示统计量),保存
  图片【Save Image As】等操作;
- Box Plot:箱式图,对单一变量进行划分,显示均值、第一和第三分位数,超
  过 1.5 倍四分位数间距范围的值为离群值,超出 3 倍四分位数间距范围
  的值为异常值;
- Scatter Plot:可观察两变量之间是否存在线性或相关关系;
- Scatter Plot Matrix:散点图矩阵;
- Bubble Chart:泡泡图,将分析的变量以圆圈泡泡的形式呈现在地图上;
- 3D Scatter Plot:3D 散点图;
- Parallel Coordinate Plot:平行坐标图;
- Conditional Plot:对三个变量进行分析,绘制 3×3 的组图,分为条件地图、
  条件直方图和条件散点图。

16.7　聚 类 分 析

GeoDa 软件提供了主成分分析(PCA)、多维尺度分析(MDS)、K 均值聚类(K-means)、层次聚类(hierarchical)、谱聚类(spectrum clustering)、区域化限制性聚类(regionalization with constrained clustering, REDCAP)、Max$-p$ 聚类 (max-p)、基于移除树边的空间聚类等降维分析方法,单击【Clusters】选项可进行方法选择,此处不进行详细介绍。

16.8　空间自相关分析

空间自相关分析是 GeoDa 软件中的重要功能之一,可以计算全局或局部莫兰指数、Local G 统计量、Geary C 系数、非参数空间自相关等,单击菜单栏中的【Space】选项,可显示相关功能。

16.8.1　全局莫兰指数

全局莫兰指数包括:
- Univariate Moran's I:单变量全局莫兰指数;
- Bivariate Moran's I:双变量莫兰指数,同时考虑两个变量来检测全局自相关性;
- Differential Moran's I:检测空间聚集性随时间的变化;
- Moran's I with EB:单变量莫兰指数,经过 EB 方法校正;

此处以单变量全局莫兰指数分析为例介绍具体的操作步骤(图 16.8)。

单击【Univariate Moran' I】选项,确定欲分析的指标并选择空间权重文件,单击 OK 按钮完成操作。分析结果显示的是莫兰散点图,X 轴为变量标化后的值,Y 轴为计算出的空间滞后值,结果同时给出了全局莫兰指数值。

在莫兰散点图空白处右击,可对结果和图片进行保存,也可通过单击设置随机重排次数(Randomization)获得相关的统计学检验结果。GeoDa 对莫兰指数的推断是基于随机重排,多次重新计算统计量产生一个参考分布,得到的统计量与参考分析相比较,获得统计推断 P 值,它取决于特定的随机序列,因此不同次的计算结果之间稍有不同。

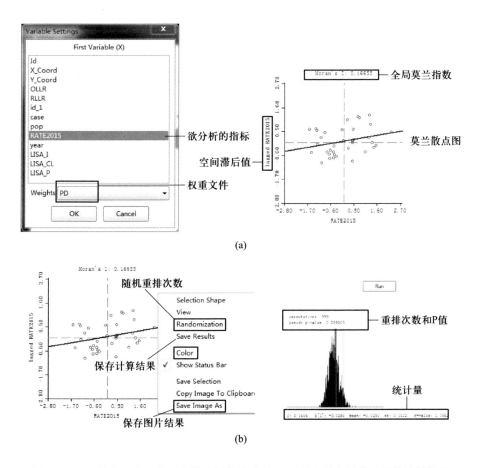

图 16.8 （a）单变量全局莫兰指数分析操作步骤；（b）单变量全局莫兰指数结果操作

16.8.2 局部莫兰指数

同全局莫兰指数一样，局部莫兰指数（LISA 指标）分为单变量、双变量、微分和经过 EB 校正的局部莫兰指数计算，此处以单变量局部莫兰指数为例介绍具体操作步骤（图 16.9）。

单击【Univariate Local Moran' I】选项，确定分析的指标并选择空间权重文件，单击 OK 按钮完成操作。此时界面会弹出结果显示的选择窗口，可选内容包括【Significant Map】、【Cluster Map】和【Moran Scatter Plot】。局部莫兰指数可以获得 high-high，low-low，high-low，low-high 四种"cluster"、每一个空间单元的莫兰指数值以及对应的 P 值，可通过右击图像选择【Save Results】进行结果保存。

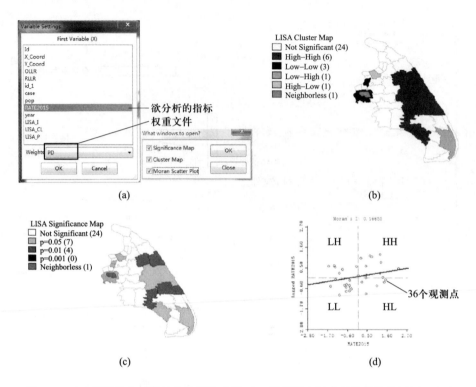

图 16.9　（a）局部单变量莫兰指数操作步骤；（b）局部单变量莫兰指数聚集地图（显示不同聚集类型）；（c）局部单变量莫兰指数显著性地图（按 P 值大小进行分级后显示）；（d）局部单变量莫兰散点图

16.8.3　其他方法

有 Local G 指标，包括 Local G cluster Map 和 Local G^* cluster Map；关联计数法（local joint count）；Local Geary，包括单变量和多变量 Local Geary's C；非参数空间自相关等（nonparametric spatial autocorrelation）。

16.9　空间回归分析

首先将文件加载到 GeoDa 中，选择菜单栏中的【Regression】选项，弹出的界面窗口如图 16.10a 所示；然后选择相应的变量为因变量（Dependent Variable）和自变量（Covariates），并且添加权重文件。GeoDa 中分别有三种可选的回归模型：经典线性回归模型（默认 Classic）、空间滞后模型（Spatial Lag）和空间误差模型（Spatial Error），下方可选择计算预测值和残差、方差协方差矩阵和 White 检验，单击 Run 按钮可以运行。此处以患病率为指标，将经纬度作为协变量，选择以"Classic"模型进行分析，结果如图 16.10b 所示。

　　结果显示了因变量的基本信息，包括均值、标准差、自由度、样本数等；回归模型的相关统计量，包括决定系数、校正决定系数、残差值、方差分析统计量等；回归模型拟合信息表，包括各变量的相关系数、标准误和 P 值等；还包括回归诊断结果和相关系数方差矩阵信息等内容。

　　注意结果运行完成后，回归分析界面的"Save to Table"和"Save to File"选项变得可用，单击可以分别将数据保存至属性表中和将结果保存为其他文本格式文件。

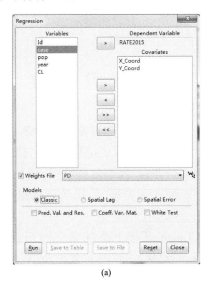

(a)

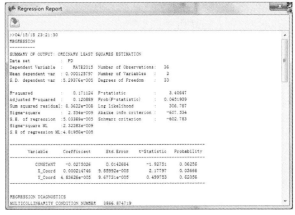

(b)

图 16.10　(a)空间回归分析界面；(b)经典空间回归分析的结果

第 17 章

SaTScan/FleXScan

17.1 软 件 简 介

SaTScan 是由 Martin Kulldorff 博士[①]开发的一款基于 Kulldorff 圆形/椭圆形扫描统计量进行空间、时间和时空分析的免费软件,它既适用于点数据(病例个案),也可针对面数据(如人口普查、疾病监测数据)进行聚集区位置和范围的探测与识别分析,它提供了多种概率模型,使用者可根据不同的分析目的进行选择[②](表 17.1)。

FleXScan 是一款由 Tango 等基于不规则空间扫描统计量(flexible spatial scan statistics)而设计开发的免费软件,它主要采用泊松模型和伯努利模型对面数据进行空间聚集性分析,适用于从空间层面对聚集簇数量少而且非圆形、不规则的热点区域(如地形狭长、疾病沿河流分布)聚集性的探测,但 FleXScan 不能用于疾病聚集性的时间和时空分析[③]。

---

① 现就职于美国哈佛大学医学院。

② 可从 https://www.satscan.org/ 下载获取,同时该网站还提供了样本数据集和使用文档等供学习者下载。

③ 该软件的免费下载地址为:https://sites.google.com/site/flexscansoftware/,使用者同时还可以从网址内下载相应的指导手册。

表 17.1　SaTScan 软件的概率模型介绍

扫描统计量类型	概率模型	使用条件/情况
离散型	Poisson	每个研究区域内病例数服从泊松分布
	Bernoulli	病例组与对照组分析
	Space-Time Permutation	仅需病例信息,无须对照和背景风险人口信息的时空分析
	Multinomial	病例为同一疾病的多种无序分类,如病例中包含不同的糖尿病类型患者
	Ordinal	病例为同一疾病的不同有序分类阶段,如病例为癌症的早中晚不同阶段患者
	Exponential	生存资料分析
	Normal	研究对象的特征为连续型变量,如研究低出生体重儿的聚集
连续型	Poisson	空间位置非离散,病例数服从泊松分布

下面将选择离散型泊松分布模型,以街道/乡镇为分析单位演示如何分析探测 2015 年上海市某区丙肝感染的空间聚集区域。

17.2　SaTScan 软件数据处理与操作

17.2.1　数据准备

使用 Poisson 模型分析需要准备三个文件:

(1)病例文件(.cas):包含了区域名称/ID,病例数,年份三列变量,保存为文本格式输入【Case File】中生成可被软件识别读取的.cas 格式(表 17.2),右边的时间精度窗口选择【Year】,时间跨度选择"2015/1/1—2015/12/31",这里的时间精度根据不同的研究对应选择。

(2)人口文件(.pop):与病例文件格式相似,输入后生成.pop 文件(表 17.2)。

(3)坐标文件(.geo):与病例文件格式相似(表 17.2),数据保存为文本. txt 格式读入【Coordinates File】中,单击右侧图标生成.geo 文件(.cas 和.pop 格式文件均可以通过这里的图标导入如 CSV 格式的文件后生成),右侧的坐标选择【Lat/Long】。

表 17.2   SatScan 中 Poisson 模型分析需要的文件格式

病例文件格式			人口文件格式			坐标文件格式		
区域名称/ID	病例数	年份	区域名称/ID	年份	人口数	区域名称/ID	纬度	经度
1	12	2015	1	2015	117667	1	31.23204	121.5127
2	4	2015	2	2015	91437	2	31.21735	121.5227
3	16	2015	3	2015	107607	3	31.22781	121.5578
…	…	…	…	…	…	…	…	…

注意:三个文件的区域名称/ID 这一变量要相同并且保持顺序一致,另外它们的存放路径和结果的输出路径也必须相同。

17.2.2   参数选择

在本例中,选择的分析类型为【Purely Spatial】,概率模型选择【Poisson】模型,根据想要找到研究区域内丙肝高风险街道/乡镇的这一目的,在【Scan For Areas With】中处选择【High Rates】(图 17.1)。在【Advanced】选项中可以设定扫描窗口的大小,默认设置是 50%(即圆形窗口内的人口数不超过总人口数的 50%),在本例中选择窗口比例为 25%。

提前建立一个空白文本并在【Main Results File】中选其作为存储结果的文件,同时可以生成用于绘制聚集区域的 shapefile 文件,后期可结合 GIS 软件进行结果的地图可视化。

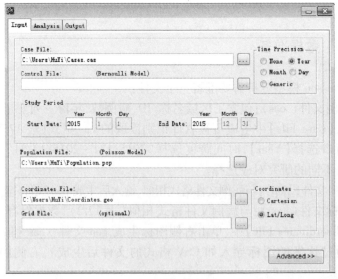

(a)

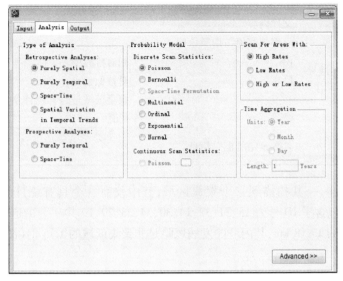

(b)

图 17.1　SaTScan 输入界面(a)和参数界面(b)

17.2.3　结果解释

SaTScan 结果的文本内容主要包括数据汇总、聚集区域探测结果、参数设定三个方面,具体包含的结果信息见表 17.3。

表 17.3　SaTScan 的分析结果内容

文件名	文件内容	意　义
数据汇总 (summary data)	研究时间 研究区域数 总人口数 总病例数 平均发病率	研究数据的基本描述
聚集区域探测结果 (cluster detected)	聚集区域内包含的区域 ID 半径 人口数 病例数 期望病例数 平均发病率	高风险地区 显示聚集区域的范围

续表

文件名	文件内容	意　义
聚集区域探测结果 （cluster detected）	病例观察值与期望值比 RR LLR P 值	 相对危险度 对数似然比 聚集区域是否有统计学意义的检验 P 值
参数设定 （parameter setting）	参数设定的汇总信息	

在本例中，一共扫描到三个聚集区域，其中仅有一个具有统计学意义（P = 0.000024），包含了 ID 号为 15、31、32、14、30、34、33、29、19 共 9 个街道/乡镇，聚集区域的半径为 17.18 km，其丙肝的发病风险是非聚集区域的 1.75 倍（图 17.2）。

CLUSTERS DETECTED

1.Location IDs included.: 15, 31, 32, 14, 30, 34, 33, 29, 19
 Overlap with clusters.: No Overlap
 Coordinates / radius..: (31.071160 N, 121.801050 E) / 17.18 km
 Gini Cluster..........: Yes
 Population............: 687745
 Number of cases.......: 130
 Expected cases........: 87.50
 Annual cases / 100000.: 18.9
 Observed / expected...: 1.49
 Relative risk.........: 1.75
 Log likelihood ratio..: 12.372069
 P-value...............: 0.000024

2.Location IDs included.: 18
 Overlap with clusters.: No Overlap
 Coordinates / radius..: (31.174990 N, 121.623740 E) / 0 km
 Gini Cluster..........: No
 Population............: 78918
 Number of cases.......: 16
 Expected cases........: 10.04
 Annual cases / 100000.: 20.3
 Observed / expected...: 1.59
 Relative risk.........: 1.62
 Log likelihood ratio..: 1.545559
 P-value...............: 0.930

3.Location IDs included.: 17
 Overlap with clusters.: No Overlap
 Coordinates / radius..: (31.269150 N, 121.682370 E) / 0 km
 Gini Cluster..........: No
 Population............: 75628
 Number of cases.......: 15
 Expected cases........: 9.62
 Annual cases / 100000.: 19.8
 Observed / expected...: 1.56
 Relative risk.........: 1.58
 Log likelihood ratio..: 1.322363
 P-value...............: 0.963

图 17.2　SaTScan 输出的聚集区域探测结果

17.3　FleXScan 软件数据处理与操作

本节仍然以上部分的 2015 年上海市某区丙肝的街道/乡镇感染数据为例，简单介绍 FleXScan 软件的操作步骤。

17.3.1　数据准备

根据 FleXScan 软件数据窗口界面的提示(图 17.3)，需要准备坐标文件、邻接矩阵文件和病例文件三个数据文件。

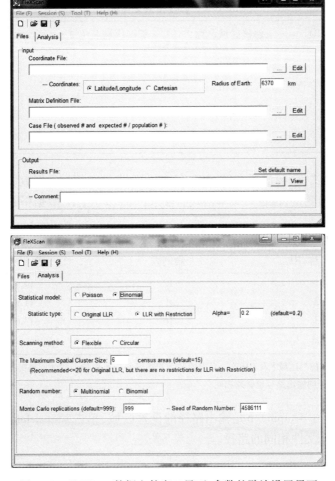

图 17.3　FleXScan 数据文件窗口界面、参数的默认设置界面

（1）坐标文件：数据格式同 SatScan 的坐标文件格式（表 17.2），包含三个列变量分别区域名称/ID、纬度和经度，横向的观测值代表了每一个区域的地理信息。数据保存为文本.txt 格式读入【Coordinate File】中，单击【Edit】可进行数据编辑。

坐标数据如果为经纬度，则"Coordinates"参数选择"Latitude/Longitude"，这里坐标文件也可以是投影后的坐标，此时要选择"Cartesian"。右侧"Radius of Earth"是地球半径，用于将经纬度坐标换算为投影后的平面坐标。

（2）邻接矩阵文件：包含了每一个研究区域与其他区域的地理连接关系的信息，每一个研究区域编号后为与其相邻的区域编号（表 17.4）。邻接关系矩阵可以由 GeoDa 软件生成，邻接方式一般有共点（queen）和共边（rook）两种。将数据储存为文本格式输入【Matrix File】中。

表 17.4　邻接关系文件格式

区域名称/ID	邻接区域名称 2	邻接区域名称 3	邻接区域名称 4
001	002		
002	001	003	004
003	002	004	
…	…	…	…

（3）病例文件：与坐标文件相似，包含了区域名称/ID、病例数、总人口数/期望病例数三列变量，保存为文本格式后输入【Case File】中，数据格式见表 17.5。

表 17.5　病例文件格式

区域名称/ID	病例数	期望病例数
001	12	14.97129
002	4	11.93393
003	16	13.69131
…	…	…

注意：三个文件的区域名称/ID 这一变量的名字和顺序必须要保持一致才能被准确读入，另外它们的存放路径和结果的输出路径也必须相同。

输出设置："Output"下是输出路径的设置区域，单击"Set default name"可自动生成与数据文件相同的路径。

17.3.2 参数选择

FleXSan 软件有两种统计模型可以选择,若病例文件中输入的是观察病例数和期望病例数,选择 Poisson 模型进行分析;若输入的数据为观察病例数和每个区域的人口总数时,则选择 Binomial 模型。在本例中,将选择 Binomial 模型进行分析(本例中准备了人口数和观察病例数,因此可以选择 Binomial 模型)。可选的统计量有 Original LLR 和 LLR with Restriction(RLLR)两类似然比统计量,前者是 Kulldorff 提出的最早的 FleXScan 版本就在使用的统计量,后者是由 Tango 提出的具有一个预设的限制参数(alpha)的统计量,一般选择后者,因为限制性似然比统计量可以避免扩大无意义的聚集范围。扫描的方法分为 Flexible 和 Circular 两种,一般用该软件都是为了选用 Flexible 方法。

另外一个比较重要的参数是空间聚集簇内包含的最大区域的数量(K),默认值设置为 15,使用 Original LLR 建议不超过 20,而 LLR with Restriction 则没有限制。但是参考 Tango 提出的聚集区域内的覆盖数不应该超过总研究区域数的 10%~15% 的建议,可以根据实际情况进行计算,本例中设定 $K=6$(图 17.3)。

此外,还可以设置蒙特卡罗模拟生成随机数(random number),多项式(Multinomial)选项默认所有区域的病例总数固定,可以用于 Poisson 模型和 Binomial 模型两种,而两种模型也可以选择其对应的随机数选项,此时病例总数不是固定的。蒙特卡罗重复数(Monte Carlo replication)用于计算统计检验 p 值,这个数字默认为 999。此外还可以设置在蒙特卡罗模拟中的随机数种子。

所有参数设定好后,单击 图标即可运行。

17.3.3 结果解释

FleXScan 软件的分析结果会根据聚集的可能性(P 值)大小,显示出可能的聚集簇。每个聚集簇的信息包括了聚集的区域名称/ID、最长距离、定量指标相对危险度(RR)、统计量−限制性对数似然比(RLLR)和 P 值。

本例中,我们探测到一个具有统计学意义的聚集簇($P<0.05$),包含 4 个街道/乡镇,ID 分别为 14、17、18 和 19,聚集区的感染风险是非聚集区感染风险的 1.72 倍,这 4 个街道/乡镇是丙肝感染的高风险区域(图 17.4)。

FleXScan 软件还将地理邻接信息和聚集簇分析结果结合起来生成一张可视化的地图,每一个小圆点代表着每个区域的质心,连线则表示区域之间的相邻关系,从图上可以看到聚集簇包含的街道/乡镇的空间位置(图 17.4)。

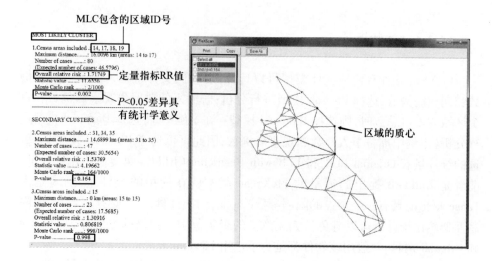

图 17.4　FleXScan 输出的文本结果和 FleXScan 分析探测到的聚集区域可视化结果

第 18 章

CrimeStat

18.1 软件简介

 CrimeStat 软件是由美国国家司法学会(National Institute of Justice)等机构资助、美国 Ned Levine 博士开发的一款免费的空间分析软件,为犯罪事件(或其他点模式数据)提供丰富的空间分析功能,可以用于警察局收集的犯罪事件的分析。虽然 CrimeStat 最初的设计目的是用于分析犯罪事件的数据,但实际上它可用于任何的与点数据有关的分析,例如,车辆事故、救护车的服务点、警察局的位置等。目前,该软件也应用于流行病学等多个领域的研究。

 CrimeStat 只能在 Windows 环境下运行,可以跟多数桌面版的 GIS 软件联合使用,但该软件无法进行地图可视化操作,必须借助其他 GIS 软件来进行结果的可视化显示,最新版本是 IV①。Crimestat 软件不需要安装,直接双击"crimestat.exe"文件即可打开,它包括数据设置、空间描述、空间模型 I、空间模型 II、热点分析、犯罪旅行需求和选项设置 7 个部分。

---

① 下载地址:http://www.nij.gov/topics/technology/maps/documents/crimestat - files/CrimeStat% 20IV% 20program.zip

18.2   主要功能介绍

18.2.1   数据设置

CrimeStat 在输入数据时可以指定主要文件、次要文件和参照文件,可读取 ASCII、dbf 和 shp 格式的数据(图 18.1)。注意,要求数据中必须包含点的位置数据,但位置的坐标 X,Y 既可以是投影坐标也可以是地理坐标,也可以是极坐标(polar coordinate system,较少使用)。

18.2.2   空间描述

对点的空间分布特征进行详细描述(图 18.1)。空间分布中可计算均数中心与标准差圆(mean center and standard distance)、最短距离中心(minimum center distance)、标准差椭圆(standard deviational ellipse)等;空间自相关分析中可计算莫兰指数、Geary's C 统计量、Getis-Ord G 统计量等;用于识别点空间分布是否存在聚集性的距离分析中可计算最邻近分析(nearest neighbor analysis)、Ripley K 函数和距离矩阵演算等。

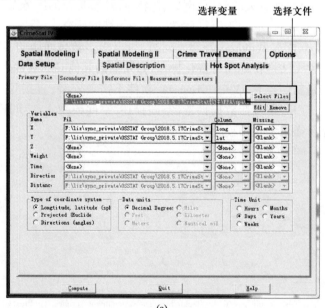

(a)

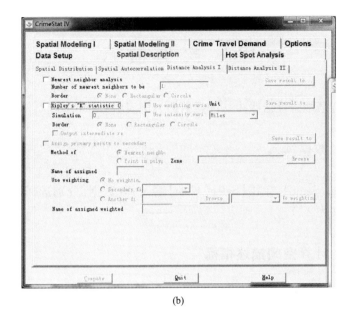

(b)

图 18.1　CrimeStat 数据设置界面(a)和空间描述功能中的距离分析界面(b)

18.2.3　空间模型

空间模型分析包括两个部分：

(1)空间模型Ⅰ(Spatial Modeling Ⅰ)中可进行插值(如：核密度分析、Head-Bang 分析)、时空分析(如 Knox 系数、Mantel 系数计算、时空移动平均等)以及犯罪旅程分析等。

(2)空间模型Ⅱ(Spatial Modeling Ⅱ)中可进行空间和非空间回归分析(应变量既可以是连续型变量,也可以是离散型变量)以及时间序列分析。

18.2.4　热点分析

用于寻找点集中分布的热点区域,包括层次邻近空间聚类分析(nearest neighbor hierarchical spatial cluster)、风险修正的层次邻近分析、k-means 聚类分析、犯罪时空(spatial and temporal analysis of crime, STAC)和局部莫兰指数、局部 Getis-Ord G 以及区域层次邻近空间聚类分析等。

18.3　实 例 演 示

以安徽省某地急性血吸虫病的点数据为例演示 CrimeStat 软件的简单操作。

18.3.1　数据读入

单击【Data Setup】,单击【Select Files】输入 dB 数据,分别选择【long】/【lat】两列变量定义为 X、Y。

18.3.2　计算空间描述指标

单击【Spatial Description】中的【Median center】和【Center of minimum distance】(图 18.2),分别计算研究点的中位数中心和最短距离中心,单击右侧【save result to】按钮可将结果保存为.shp 或.kml 等多种文件格式,也可以在输出的结果下方单击【save to text file】,将运算结果保存为文本方便阅读(图 18.3)。

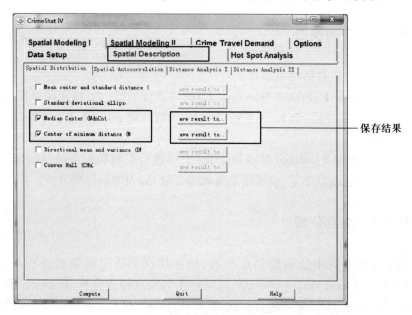

图 18.2　空间描述界面勾选分析指标

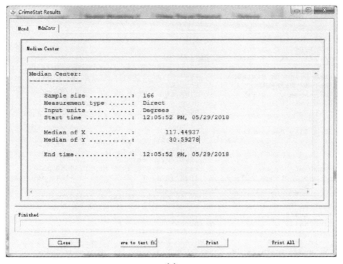

(a)

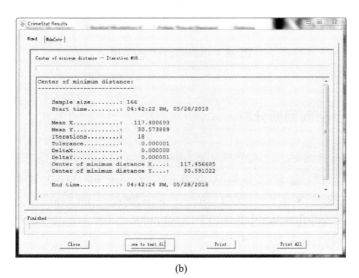

(b)

图 18.3　中位数中心结果(a)和最小距离中心结果(b)

18.3.3　计算最邻近指数值

单击【Spatial Description】中的【Distance Analysis I】,选择【Nearest neighbor analysis】进行分析,结果如图 18.4 所示。最邻近指数值小于 1 则表示研究区域内的数据点呈现聚集分布。

```
Nearest neighbor analysis:
--------------------------

    Sample size........: 166
    Measurement type...: Direct
    Start time.........: 07:32:01 PM, 05/19/2018

    Mean Nearest Neighbor Distance ..:  1147.01 m, 3763.16 ft, 0.71272 mi
    Standard Dev of Nearest
    Neighbor Distance ...............:  1737.64 m, 5700.91 ft, 1.07972 mi
    Minimum Distance ................:  0.00 m, 0.00 ft, 0.00000 mi
    Maximum Distance ................:  71521.37 m, 234650.17 ft, 44.44132 mi

    Based on Bounding Rectangle:
    Area ............................:  3085200212.62 sq m
                                         33208818706.29 sq ft
                                         1191.20246 sq mi
    Mean Random Distance ............:  2155.55 m, 7072.01 ft, 1.33940 mi
    Mean Dispersed Distance .........:  4632.40 m, 15198.17 ft, 2.87844 mi
    Nearest Neighbor Index ..........:  0.5321
    Standard Error ..................:  87.45 m, 286.92 ft, 0.05434 mi
    Test Statistic (Z) ..............:  -11.5324
    p-value (one tail) ..............:  0.0001
    p-value (two tail) ..............:  0.0001


            Mean Nearest            Expected Nearest         Nearest
    Order   Neighbor Distance (m)   Neighbor Distance (m)   Neighbor Index
    *****   *********************   *********************   **************
      1           1147.0102               2155.5477             0.53212
```

图 18.4   最邻近分析的结果

18.3.4   空间回归分析

单击 Spatial Modeling Ⅱ 界面中的【Regression Ⅰ】,并勾选【Calibrate model】,
它将默认地读取前一部分输入设置的"primary file"作为建模数据。以
"casecontrol"变量作为应变量,以"slope""ndvi2004""elevation"作为自变量,选
择【logistic】模型和【MCMC】算法,以"conditional autoregressive function"【CAR】
进行空间自回归计算(图 18.5a)。

单击【compute】运行,结果如图 18.5b,c 所示,选择【save to text file】可将结
果导出阅读。

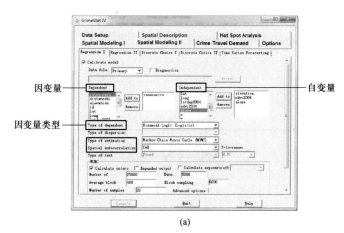

(a)

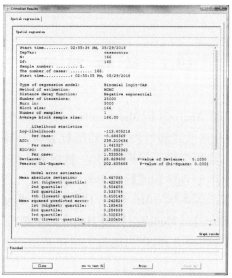

(b)

(c)

图 18.5 （a）空间回归参数设置界面；（b）（c）空间回归分析的结果

第 19 章

SAM

19.1 软件简介

SAM 全称为 Spatial Analysis in Macroecology，即宏观生态学中的空间分析，是一套针对地理空间分布模式和过程的空间统计分析工具，它主要应用于宏观生态学和生物地理学，也可应用于保护生物学、社区和人口生态学、地理学、地质学、人口学、计量经济学、心理学和流行病学等领域。

SAM 的最新版本[①]是 4.0（2010 年 6 月）。SAM 界面简洁，菜单栏包含【File】、【Data】、【Structure】、【Modeling】和【Help】五个部分，快捷工具栏则是包含菜单栏内部分选项的快捷方式，中央的最大窗口是用于数据、地图和分析结果展示的窗口。

19.2 数据读入与导出

SAM 软件可支持的数据类型为.sam（自带格式）、.txt、.shp、.dbf、.xlxs 文件，输入数据之前操作按钮为灰色，依次单击菜单栏中【File】→【Open】→【Open New Main Data File】，选择对应的数据类型和文件路径即可读入数据（图 19.1）。导出通过【Save】或【Save As】完成。

---

① 可从 https://ecoevol.ufg.br/sam/免费下载。单击页面下载链接，填写注册信息后即可下载至本地。

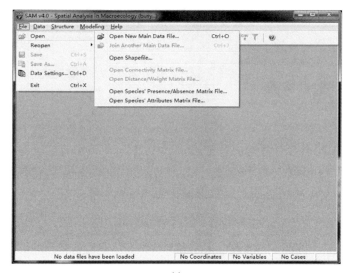

(a)

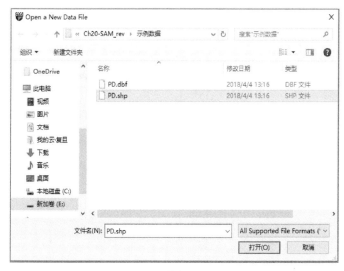

(b)

图 19.1 数据读入操作

19.3   数 据 处 理

19.3.1   数据编辑

数据读入后按钮变亮可选,并自动弹出 Data Setting 窗口(图 19.2),可通过这个窗口的不同内容对数据进行编辑。其中,【Data Matrix】部分可以重新编辑变量名【Edit Variable's Name】,【Connectivity Matrix】用于创建邻接矩阵,【Distance/Weight Matrix】用于点数据创建空间权重矩阵。

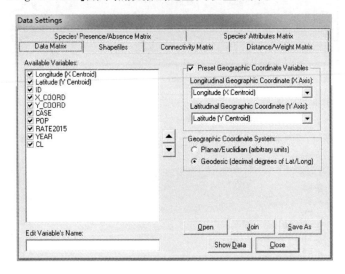

图 19.2   Data Setting 窗口

19.3.2   数据显示

单击 Data Setting 中的【Shapefiles】选项,选择【Show Map】可以显示地图(图 19.3a),右侧窗口上有地图的信息,可以查看并选择显示的变量;在右边窗口空白处右击,可以弹出编辑地图的菜单,根据个人喜好进行设置(图 19.3b)。

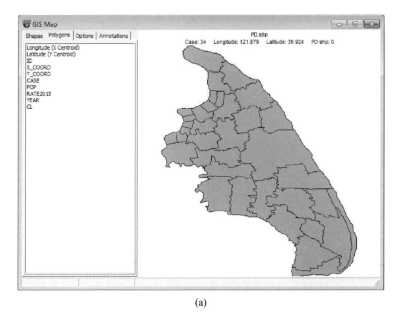

(a)

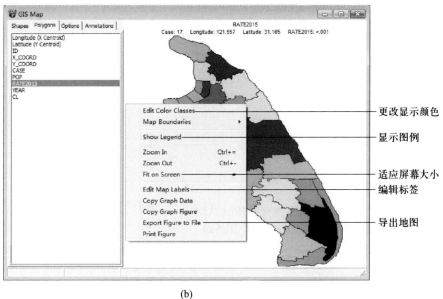

(b)

图 19.3　显示地图和更改地图显示内容

19.3.3　统计描述

单击【Data】→【Basic Statistics】,弹出图 19.4 所示的窗口,默认先打开【Descriptive Statistics】选项。勾选欲分析的变量和统计指标,结果将会在右侧窗口中呈现(图 19.4)。选择【Histogram】可以显示变量的直方图。

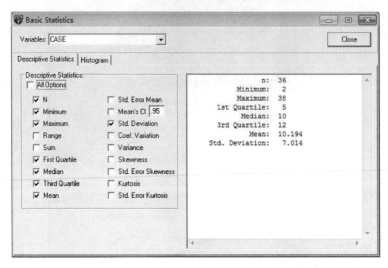

图 19.4　统计描述

19.3.4　制图功能

【Data】菜单下的【Graphs and Maps】可以以统计图的形式呈现变量的特点,包括散点图、残差图、统计地图等(图 19.5a)。

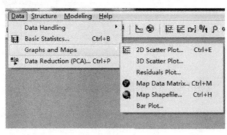

(a)

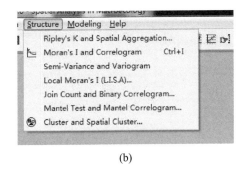

(b)

图 19.5 图形与地图功能和 SAM 包含的空间聚集性分析方法

19.4 空间聚集性分析

SAM 软件对点数据和面数据都可进行相应的空间聚集性分析（【Structure】），方法包括 Ripley' K 函数、全局空间自相关（Moran's I）、局部空间自相关（LISA）、半变异函数（semi-variance and variogram）等方法（图 19.5b）。下面以面数据为例，介绍全局自相关方法的操作步骤。

首先打开【File】→【Data Setting】中的【Connectivity Matrix】，单击【Create】创建空间矩阵，选择定义邻接方式后（此处选择【Relative Neighborhood】）即可创建（图 19.6）。

单击菜单栏【Structure】中的【Moran's I and Correlogram】选项，在左侧窗口加载创建好的空间权重文件（【Settings】→【Use Available Connectivity Matrix】），选择欲分析的变量（Rate2015），右下方可以勾选检验差异性的重排次数和是否显示莫兰散点图（图 19.7）。

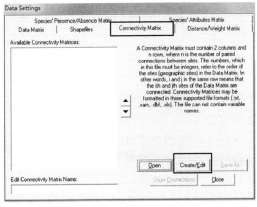

(a)

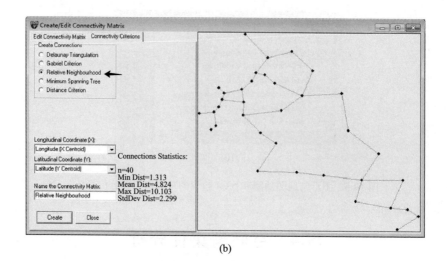

(b)

图 19.6 创建空间权重文件

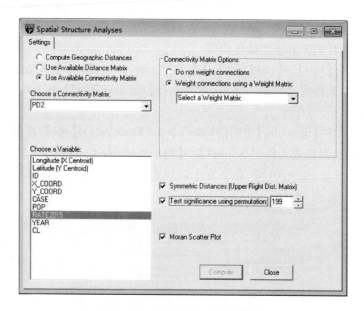

图 19.7 全局空间自相关设置

结果显示 Moran's $I=0.137$,但是 $P>0.05$,尚且不能表明该地在全局范围内存在空间自相关性,莫兰散点图结果见图 19.8 所示。

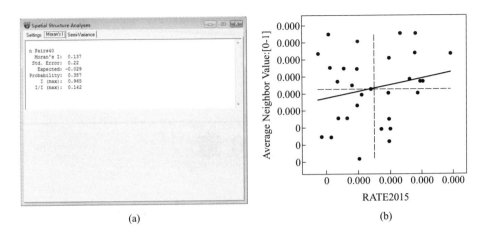

(a)   (b)

图 19.8　全局空间自相关结果

19.5　建　模　分　析

SAM 包含的空间建模分析包括常规的回归分析,如线性回归(Linear Regression Analysis)、Logistic 回归模型(Logistic Regression)、空间相关分析、空间自回归分析、地理加权回归模型和空间特征向量制图(Spatial Eigenvector Mapping, SEVM)等(图 19.9)。

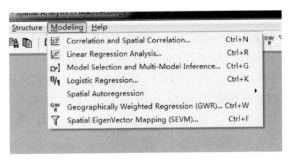

图 19.9　SAM 包含的空间建模分析方法

第 20 章

SEKS-GUI/STAR-BME

20.1 软 件 简 介

贝叶斯最大熵(Bayesian maximum entropy, BME)基于严谨的统计学、数学思维和推导过程来尽可能降低估计误差,由 George Christakos 在 1990 年提出,用于研究随机变量的时空分布模式,被称为现代地理统计学。BME 要求数据呈高斯分布,能利用的信息类型多,还能应用于制图和预测,相对传统的地统计学(如克里格法)效果更好(Christakos and Li,1998; He 2018)。

贝叶斯最大熵模型的实现有两个常用的工具:基于 MATLAB 的工具箱 SEKS-GUI 和基于 QGIS 的工具箱 STAR-BME。时空认知知识合成的图形用户界面(Spatio-temporal Epistematics Knowledge Synthesis Graphical User Interface, SEKS-GUI)是由 Kolovos 等于 2006 年开发的一款基于 MATLAB 的工具箱(Kolovos et al., 2006; Yu et al., 2007),其官方网站提供工具箱、操作手册及示例数据[①],截至目前最新版本为 SEKS-GUI v1.0.3。贝叶斯最大熵的时空分析与渲染工具(Space-Time Analysis and Rendering tool-Bayesian Maximum Entropy, STAR-BME)是由 Yu、Ku 和 Kolovos 等研发的一款基于 QGIS 的工具箱(Yu et al., 2012; Yu et al., 2016),其官方网址提供操作指南和软件下载[②]。

---

① http://homepage.ntu.edu.tw/~hlyu/software/SEKSGUI

② http://homepage.ntu.edu.tw/~hlyu/software/STAR/

20.2　基 本 原 理

BME 以时空随机场(spatio-temporal random field, STRF)、知识库(knowledge base)和最大熵(maximum entropy, ME)作为理论基础。

20.2.1　时空随机场

时空随机场是一个二阶连续随机变量的集合,从随机观点来看,一个随机变量可以完全由概率密度函数(probability density function, PDF)描述,前提是需要掌握该随机变量的统计学特征。

20.2.2　知识库

知识库分为广义知识库(General Knowledge, K_G)和特定知识库(Specific Knowledge, K_S):

(1)广义知识库:一般指用来描述空间随机域的整体特征的数据或知识,例如,一般自然规律、经验知识、基于硬数据任何阶的统计矩(如数学期望、协方差、方差等)。

(2)特定知识库:一般指与空间位置等有关的数据,硬数据是在所研究的范围内可获得的测量精确的数据(如从仪器获得的实际测量值),而软数据是指不确定度较大的数据(如测量仪器的误差等),在实际运用中其不确定度常以分布函数(概率密度函数)形式表示。

总的知识是广义知识和特定知识的总和,即 $K = G \cup S$。根据 BME 的具体应用场景,对数据进行不同的划分,常常取时空半变异函数/协方差、平均趋势作为广义知识,时空半变异函数/协方差体现的是属性数据的时空依赖性,平均趋势体现的是属性随时间的平滑变化趋势。

20.2.3　最大熵

最大熵的概念起源于信息论。Shannon 信息理论认为,越多信息被利用,则信息熵(不确定度)越大。于是,从 Shannon 信息理论推导得出以下结论:当信息熵(不确定度)达到最大时则没有任何信息会被遗漏。换言之,当广义知识信息量要求全被利用时,信息熵(不确定度)达到最大,即最大熵条件(Christakos and Li,1998)。

20.3　实 施 过 程

基于以上理论基础,BME 的实施过程分为三个阶段(图 20.1):先验阶段(prior stage)、中间阶段(pre-posterior stage)和后验阶段(posterior stage)。

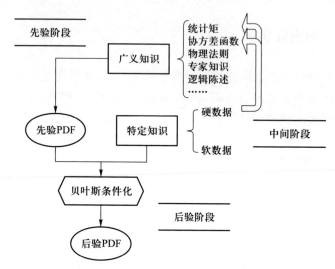

图 20.1　BME 实施过程的三个阶段

20.3.1　先验阶段

在先验阶段中,需要基于最大熵原理获取最大信息量的广义知识(K_G),先验知识以约束条件表示:

$$\overline{g_\alpha} = \int d\chi_{\text{map}} f_\chi(\chi_{\text{map}}) g_\alpha(\chi_{\text{map}}) \tag{20.1}$$

其中,定义空间随机变量 $\chi_{\text{map}} = (\chi_{\text{hard}}, \chi_{\text{soft}}, \chi_0)$,其中 χ_{hard} 表示硬数据值 χ_{soft} 表示软数据值 χ_0 表示待预测位置的未知值,K_G 表示广义知识,K_S 表示特定知识。例如:

取 $g_0(\chi_{\text{map}}) = 1$ 时,公式(20.1)表示正规化约束;

取 $g_\alpha(\chi_i) = \chi_i, \alpha = 1, \cdots, n+1$ 时,公式(20.1)表示与均数相关的约束,n 表示在待测点 χ_0 一定范围内硬数据的个数;

取 $g_\alpha(\chi_i) = (\chi_i - \overline{\chi_l})^2, \alpha = n+2, \cdots, 2(n+1)$ 时,公式(20.1)表示与方差相关的

约束；

取 $g_\alpha(\chi_I, \chi_{i'}) = [\chi_i - \overline{\chi_l}][\chi_{i'} - \overline{\chi_{l'}}], \alpha = n+2, \cdots, (n+1)(n+4)/2$ 时，公式（20.1）表示与协方差相关的约束。

随机变量 χ_{map} 的 PDF 中所含信息定义为（Shannon 信息测度）$\mathrm{Inf}(\chi_{map}) = -\log f_\chi(\chi_{map})$。使 $\mathrm{Inf}(\chi_{map})$ 达到最大值，即在以上约束条件下使公式（20.2）达到最大：

$$L[f_G(\chi_{map})] = -\int f_G(\chi_{map})\log f_G(\chi_{map})\,\mathrm{d}\chi_{map} -$$

$$\sum_{\alpha=1}^{N_c} \mu_\alpha [\int g_\alpha(\chi_{map})f_G(\chi_{map})\,\mathrm{d}\chi_{map}] - E[g_\alpha(\chi_{map})] \qquad (20.2)$$

则有先验 PDF：

$$f_G(\chi_{map}) = \frac{1}{A}\exp\left(\sum_{\alpha=1}^{N_c} \mu_\alpha g_\alpha(\chi_{map})\right) \qquad (20.3)$$

$$A = \int \exp\left(\sum_{\alpha=1}^{N_c} \mu_\alpha g_\alpha(\chi_{map})\right)\mathrm{d}\chi_{map} \qquad (20.4)$$

其中，$f_G(\chi_{map})$ 是基于 K_G 的 PDF；A 是标准化参数，用于归一化；μ_α 是拉格朗日乘数；$g_\alpha(\chi_{map})$ 表示源于 K_G 的关于 χ_{map} 的已知函数，即约束条件；N_c 为条件个数；$E[g_\alpha(\chi_{map})]$ 是均数。

20.3.2　中间阶段

在中间阶段中，收集并处理特定知识（K_S），区分硬数据和软数据以备分析。在时空分布模式中，硬数据表现为四维数组（X, Y, T, Z），X 和 Y 表示平面坐标，T 表示时间坐标，Z 表示确切的观测值；软数据一般表现为五维数组（X, Y, T, A, B），A 和 B 视分布类型而定，即以概率密度函数的参数表示，常见的分布有均匀分布、正态分布、三角分布等，而均匀分布还能以区间呈现，即上限与下限。

20.3.3　后验阶段

在后验阶段中，运用贝叶斯条件化规则将可用的特定知识（K_S）对先验阶段的概率密度函数进行更新，则定义变量中的 χ 在预测位置 χ_0 处的后验 PDF 为：

$$f_K(\chi_0) = f_G(\chi_0 \mid \chi_{soft}, \chi_{hard}) = \frac{f_G(\chi_0, \chi_{hard}, \chi_{soft})}{f_G(\chi_{hard}, \chi_{soft})} \qquad (20.5)$$

BME 法是以知识为中心的方法，使用贝叶斯规则建立框架，以最大熵为前提以期获得最大信息量,形成对充分普遍性的严谨理论支持,从而能整合多源信息,包括不具有地点特异性的广义资料和具有地点特异性的特定知识,考虑到观察值的不确定度的差异,特定知识分为精确获得的硬数据和不确定度较大的软数据。BME 之于克里格插值法,在某种意义上是一般性之于特殊性。与克里格法相比,BME 利用软数据的方式不是将其转变为硬数据(“硬化”)而是应用贝叶斯信息融合法,不受数据分布类型的限制,不以空间分布同质性作为前提,其估计量不严格为线性,能对单变量或多变量进行预测,在预测的准确度上不弱于或者说更胜于克里格插值法。

20.4　软件操作

目前,可用于 BME 模型建模及运行的工具包括基于 MATLAB 的工具箱 SEKS-GUI 和基于 QGIS 的工具箱 STAR-BME,这两个工具箱均可用于空间分析或时空分析,此处主要介绍时空分析过程的操作。

20.4.1　基于 MATLAB 的工具箱 SEKS-GUI

基于 MATLAB 的工具箱 SEKS-GUI 的工作流程(即建模过程)如图 20.2 所示。

20.4.1.1　数据准备

在开始建立 BME 模型前,硬数据、软数据、测试集和目标预测区域等数据需按要求准备好。在时空分析过程中,硬数据、软数据作为建模数据,测试集和目标预测区域是代入建立的模型以进行模型预测的自变量,建模数据是时空坐标及其属性值单值或属性值范围,代入数据是时空坐标(具体形式见数据输入相关内容)。

在工具箱中可以选择要做的任务:BME 时空分析、将输出结果可视化和了解 BMElib 代码(图 20.3)。

20.4.1.2　数据输入

在 BME 模型中需要输入的数据包括硬数据、软数据、测试集和目标预测区域。硬数据、软数据用于建模(模型建立),测试集、目标预测区域用于模型预测。

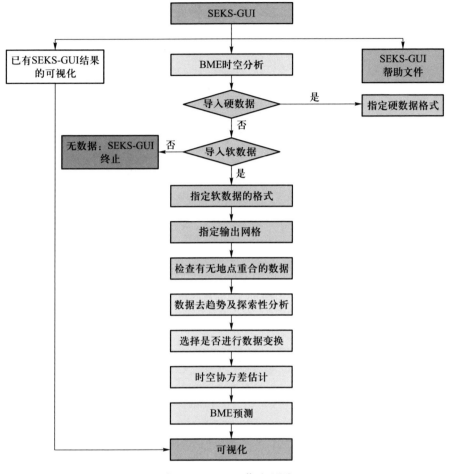

图 20.2 BME 工作流程图

1）输入硬数据

进行时空分析时,硬数据形式为一系列四维数组 $[x, y, t, z]$, x、y 均为空间坐标,t 为时序值,z 为属性值。输入文件格式可以是.txt、.xls 或 GeoEAS 文件（图 20.4）。注意:.txt 要求输入时不能有首行变量名,见案例数据:HD_km.xls。

2）输入软数据

软数据形式根据其设计而定（见案例数据:SD_km.xls）,可以分为以下两类（图 20.5 和表 20.1）。

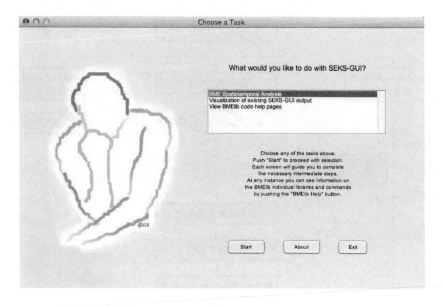

图 20.3　选择任务

(a)

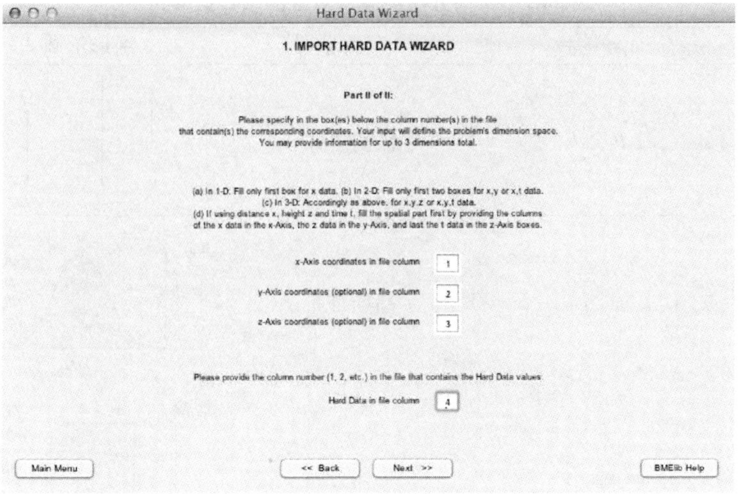

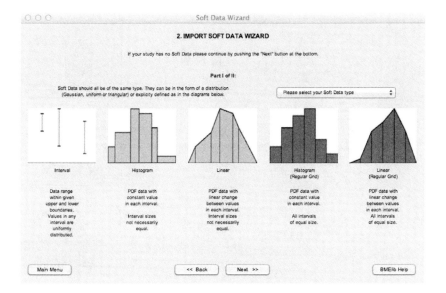

(b)

图 20.4 输入硬数据

图 20.5 输入软数据

表 20.1　不同分布类型所对应的软数据形式

类型	形式	含义	图形示例
区间型	$[x, y, t, lb, ub]$	区间形式	
概率型	$[x, y, t, m, v]$	高斯分布	
	$[x, y, m, v]$	均匀分布	
	$[x, y, t, u_1, m, u_2]$	三角分布	
	$[x, y, z, 3, l_1, l_2, l_3, l_4, p_1, p_2, p_3]$	分阶段均匀分布	
	$[x, y, z, 3, l_1, l_2, l_3, l_4, p_1, p_2, p_3, p_4]$	分阶段箱型分布	
	$[x, y, z, 3, l_1, ds, l_2, p_1, p_2, p_3]$	等距分阶段均匀分布	
	$[x, y, z, 3, l_1, ds, l_2, p_1, p_2, p_3, p_4]$	分阶段箱型分布	

（1）区间型:呈现为 $[x, y, t, lb, ub]$,x、y 和 t 含义同"硬数据",其中 lb、ub 分别为下限和上限。

（2）概率型:数据形式根据分布类型不同而不同。

- 高斯分布:软数据呈现为 $[x, y, t, m, v]$,其中 m、v 分别为均数、方差;
- 均匀分布:软数据呈现为 $[x, y, m, v]$,其中 m、v 分别为均数和方差,进行时空分析时 x、y 分别是空间、时间坐标,进行空间分析时 x、y 均为空间坐标(均匀分布也可以用区间型表达);
- 三角分布:软数据呈 $[x, y, t, u_1, m, u_2]$,其中 x、y 为空间坐标,t 为时间坐标,u_1、m、u_2 为三角分布的参数,即最小的属性值、频率最高的属性值、最大的属性值;
- 分阶段均匀分布:软数据呈现为 $[x, y, z, 3, l_1, l_2, l_3, l_4, p_1, p_2, p_3]$ 时,表示分为 3 阶段,l_1、l_2、l_3、l_4 分别为 3 阶段的各分割点,p_1、p_2、p_3 分别为各阶段的平均频率;
- 分阶段箱型分布:软数据呈现为 $[x, y, z, 3, l_1, l_2, l_3, l_4, p_1, p_2, p_3, p_4]$,其中 p_1、p_2、p_3、p_4 分别是各分割点处的频率;
- 等距分阶段均匀分布:软数据呈现为 $[x, y, z, 3, l_1, ds, l_2, p_1, p_2, p_3]$,$l_1$、$ds$、$l_2$ 分别为最小属性值、相邻分割点的间距、最大属性值,p_1、p_2、p_3 分别为各阶段的平均频率;
- 等距分阶段箱型分布:软数据呈现为 $[x, y, z, 3, l_1, ds, l_2, p_1, p_2, p_3, p_4]$,表示 p_1、p_2、p_3、p_4 分别是各分割点处的频率。

3）输入预测值与目标预测区域

在时空分析过程中,从研究区收集到的坐标与属性的数据,选取一定比例的样本作为测试集,取其时间空间坐标 $[x, y, t]$ 输入,输入格式可以是.txt 或者.xls 文件格式,见案例数据"grid_km.txt"。

在输入目标预测区域时,有多种方式(图 20.6 和表 20.2)。

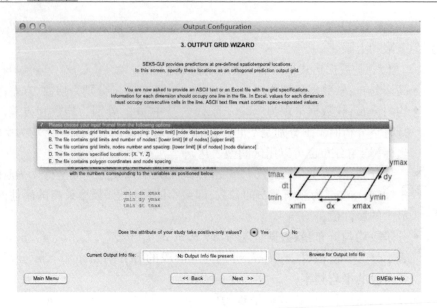

图 20.6　输入目标预测区域

表 20.2　目标预测区域类型及相应输入格式

目标预测区域类型	输入内容格式
各维度的网格上、下限值及节点间距	xmin dx xmax ymin dy ymax tmin dt tmax
各维度的网格上、下限值及节点数量	xmin xmax nx ymin ymax ny tmin tmax nt
各维度的网格下限（原点）、节点数量及节点间距	xmin nx dx ymin ny dy tmin nt dt
一定数量的点的时空坐标	ax ay at bx by bt ……
各维度的多边形顶点的空间坐标及节点间距	p1x　p1y p2x　p2y p3x　p3y p4x　p4y p5x　p5y dx　dy tmin dt tmax

20.4.1.3　BME 分析

1）数据探索性分析

（1）检查重复：检查数据是否存在重复情况。

（2）数据分布与去趋势：BME 模型使用高斯核平滑（Gaussian kernel smoothing）对所有数据计算平均趋势，并去趋势。由于平均趋势只能用单值而不能用区间计算，故在计算平均趋势时，软数据取其区间中点，自行设定高斯核平滑的参数，包括空间最大搜索半径与时间最大搜索半径（SEKS-GUI 默认取建模数据的半径，即最大值和最小值之和的一半）（图 20.7）。

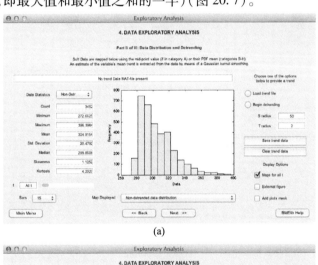

(a)

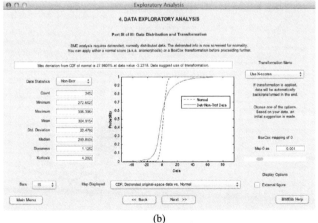

(b)

图 20.7　数据分布与去趋势分析和数据转换

（3）数据分布及转换：可以选择转换类型：

- No transformation
- N-score transformation（"Use N-scores" in the menu）
- Box-Cox transformation（"Use Box-Cox" in the menu）

2）协方差分析

（1）经验协方差：自行设定计算经验协方差的参数包括空间最大相关极差（max s correlation range）和时间最大相关极差（max t correlation range），以及空间滞后（s lag）和时间滞后（t lag）。利用给定的硬软数据，其中软数据处理与"去趋势"同理（图20.8）。

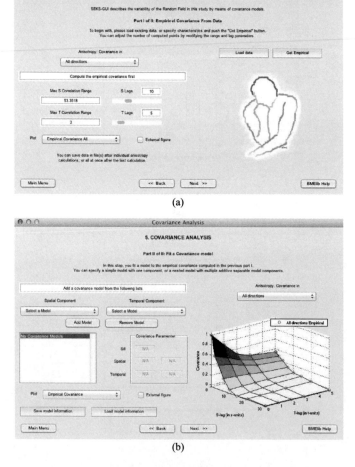

图 20.8　基于数据的经验协方差和拟合协方差模型

（2）拟合协方差模型

自行设定拟合协方差模型的参数，包括至少一个时空嵌套模型，并能得到实验协方差的参数包括基台值（Sill）、空间变程（S Range）和时间变程（T Range）。

20.4.1.4 输出

1）BME 预测

自行设定预测相关参数包括可信区间（CI）的百分比范围（SEKS-GUI 默认CI 的范围是 68%），连同预测时能参考特定时空点邻近的硬数据最大数量及软数据最大数量，以及空间最大搜索范围（max s range）和时间最大搜索范围（max t range），此外关键的参数是时空距离度量参数 δ（s/t metric parameter），是由计算经验协方差的参数空间最大相关极差和时间最大相关极差相除，用于形成复合时空距离 $d_{s,t}$，具体计算公式为：

$$d_{s,t} = d_s + \delta \times d_t \tag{20.6}$$

其中，d_s 表示空间距离，SEKS-GUI 采用欧氏距离 $\sqrt{x^2+y^2}$，d_t 表示时间距离。

输出结果的格式为.mat，选择输出结果类型包括（图 20.9）：

● BME 众数（BME Mode）：每个输出网格节点处的预测后验概率密度函数的众数；

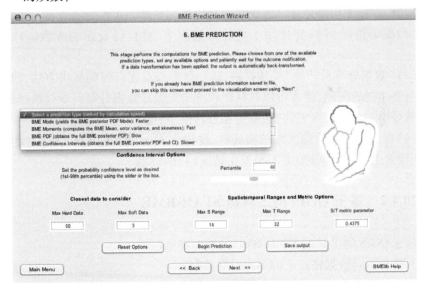

图 20.9　BME 预测输出

- BME 矩(BME Moments):每个输出网格节点处的预测后验概率密度函数的均值(mean)、方差(variance)和偏度(skewness);
- BME 概率密度函数(BME PDF):每个输出网格节点处的完整的预测后验概率密度函数;
- BME 可信区间(BME Confidence Intervals):每个输出节点处的完整的预测后验概率密度函数与用户自定义百分比的可信区间。

上述结果的计算所需时间依次递增,需根据下一步所预期实现的可视化任务来选择输出结果类型(表20.3)。

2) 可视化

导入在"BME 预测"中输出的结果,并选择想要预测的任务,正确操作后将会导出分布图及预测值数据,其中分布图的颜色可以通过比色刻度尺(fixed color scale)来调整。

20.4.1.5 使用经验

(1)按照操作指南(SEKS-GUI v1.0.x Doc),只要将文件格式为.mat 的输出结果在"可视化"界面中进行导入,就能获得相应的预测任务。然而,实际操作中,如果退出 SEKS-GUI 后再重新打开将.mat 文件导入,则常常无法继续获得相应的均值、方差等预测任务。建议每次运行该工具都一次性完成所有工作任务。

(2)鉴于情况(1),在使用工具箱的过程中,对自行设定的参数应该做好记录。

(3)"数据分布及转换"经常报错,这一点暂未发现有效的解决方法,但它不影响主要功能的使用,读者可以在其他软件中先做好数据分布查看与数据转换,这样就可以避免使用这里的"数据分布及转换"功能。

(4)在选择目标预测区域的格式时,使用方式(一系列[x, y, t])会比使用方式(设置上下限及间距)更容易发生情况(1)的问题。

20.4.2 基于 QGIS 的工具箱 STAR-BME

基于 QGIS 的工具箱 STAR-BME 的功能特点包括:
- 整合不同数据格式下的多源时空数据;
- 合并多源不确定度的时空数据;
- 分析时空依赖性(经验和计算的时空模型);
- 空间和时间的预测和作图;

表 20.3 预测任务所需的输出结果类型

所需输出结果种类	预测任务									
	均数（Mean）	众数（Mode）	方差（Variance）	标准差（Standard deviation）	偏度（Skewness）	概率密度函数（PDF）	可信区间的长度（Size of CI）	可信区间下限的作图（Map of lower limit of CI）	可信区间上限的作图（Map of upper limit of CI）	可信区间限值上概率密度函数值的作图（Map of value of PDF at CI limits）
Mode		√								
Moments	√		√	√	√					
PDF	√		√	√	√	√				
Confidence Intervals	√		√	√	√	√	√	√	√	√

- 预测所用模型的交叉验证;
- 输出数据的多种格式。

20.4.2.1　软件安装与界面

在 QGIS 的插件(Plugins)处选择【STAR BME】,单击菜单栏中的【STAR BME】图标,进入主菜单(图 20.10)。

进入主菜单可见从建模到应用的步骤分为 6 步,分别是:

0.设置数据的坐标参考系(coordinate reference system, CRS);

1. 指定数据(添加背景文件);

2. 数据分解,即去趋分析,将数据计算后分为趋势和残差;

3. 对协方差进行估计、拟合并作图;

4. 预测、交叉验证;

5. 指定结果的输出格式;

20.4.2.2　操作步骤

1) 指定软数据和硬数据

- 文件类型为:.txt、.csv、.shp;
- 硬数据:形式同前。
- 软数据:形式同前。STAR-BME 支持高斯分布和均匀分布。
- 增加背景文件(* .shp)

2) 计算趋势和残差

非同源指的是空间,同源指的是时间,为了进一步进行实际的时空预测,有必要进行同源且平稳的过程。为此,有必要将原始过程分解为趋势(即"平均趋势"或"表面趋势",这是粗略的总体平均值,代表着长期变异)和残差(过程的同源且平稳的成分,代表着研究关注的尺度上的时空变异)。这一步即去趋势。随着后面的预测步骤,趋势被保存在预测值中。有两种方法去趋势:

- 核平滑:需要填入 b_s 和 b_t。选择"高斯"或"二次"。
- ST 均值:不需要选择参数。用预装的模型从数据中估计时空趋势。

或者,选择"无趋势",这种选择是建立于所输入的数据是同源且平稳的过程的假设。如果有先验信息,表明数据没有明显的时空趋势,那么这是有效的假设。

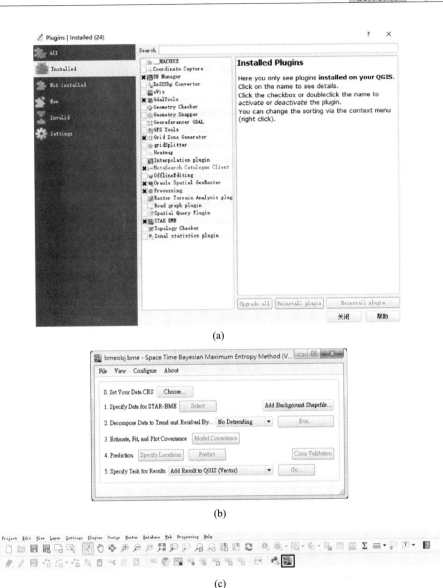

图 20.10　STAR-BME 主菜单

3) 协方差模型

为了预测没有观测值的时空点的属性,必须探索属性值与时空的相关关系。使用去趋势(或零趋势)的残差并进行以下两步:①依序检查以一系列空间和时间距离滞后分隔的数据对,这些间隔中的数据对的协方差产生一系列带有距离的协方差值,同时也是属性值相似性的经验测量。②然后,将一个合适的数学函数拟合到经验协方差,以获取理论模型,描述任意时空距离分隔的数据的行为。这个函数就是协方差模型。

(1)经验协方差估计:在这一步中,从不同时空间隔的成对的时空点的关系中估计经验协方差,主要关注原点附近的情况,在小滞后处准确估计协方差比在大滞后处更重要(图 20.11)。

单击"Model Covariance"按钮,弹出"Covariance Analysis"窗口,在上部从已去趋势的数据中估计检验协方差。所需数据是一组空间的参数和一组时间的参数:

- 距离限制(Spatial Distance Limit):指定寻找数据对的最远时空距离。往往是研究区域最长距离的一半,STAR-BME 中默认是时间、空间最长距离的 2/3。
- 滞后数(Number of Spatial Lags):指定要把距离分解为多少段。由于仅有一个段,实际上是不能从确切成对的距离值中获得协方差的,所以协方差是基于所有分解后的数据对而估计的。滞后数提示 STAR-BME 估计与原点等距离的经验协方差的次数。建议设计分析以获得多个滞后,当仅有数十个数据点时,使用小量滞后从而每个时间滞后有足够的成对点来估计协方差;在大数据集中,这个问题就不存在了,并且能用更大的滞后数。默认滞后数为 8。
- 滞后容许(Spatial Lag Tolerance):表明滞后容许各边的距离。一般取两个连续滞后间距离的一半。STAR−BME 在初始滞后数的基础上提供初始值。

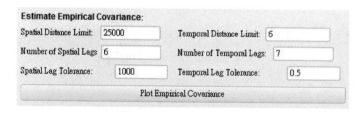

图 20.11　经验协方差估计参数设置

(2)协方差模型拟合:在这一步 STAR-BME 将理论模型拟合到先前一步估计的经验时空协方差函数。使用标题为【Fit Covariance Model】的窗口下部(图20.12)。

可视化地拟合模型,或选择以 STAR-BME 提供的一个拟合方法来自动拟

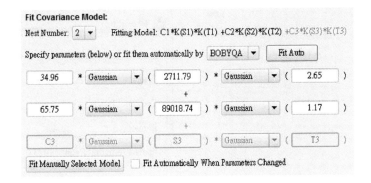

图 20.12　手动拟合协方差

合。可视化拟合的优势在获得整体上更好的拟合,相较于主要用于满足数学标准的纯参数拟合过程而言。在任何情况下,拟合质量都以 AIC 衡量,AIC 是基于模型参数的数字并表现出理论协方差有多好地拟合经验估计量;AIC 值越小,表明拟合越好。

可手动在协方差模型中嵌套 3 个不同的组分以达到更精确的拟合,每个组分应是可允许的协方差模型形式。在 STAR-BME 中,可选择以下协方差形式:Gaussian、Exponential、Spherical、Holecos(用于 cosine hole 效应)和 Nugget(用于块金效应)。块金效应对模型方差有贡献,代表更小尺度上的测量不准确性的变异。

自动拟合协方差模型的方法包括粒子群优化(particle swarm optimization,PSO)和二次近似边界优化(bound optimization by quadratic appoximation,BOBYQA),所得结果为协方差模型的参数和图形。

4) 预测

(1)在预测这一步(图 20.13),可以实现的任务包括:
- 选择【File】:导入预测区域时空坐标(文件格式包括.txt/.csv);
- 选择【Layer】:预装到 QGIS 的图层,可以是多边形或者点;
- 选择【Shape】:选择仍未被载入的 shape 文件(.shp)。但选择了"Shape File(With Time Input)"所选 shape 文件会被简单地载入并且只需要设置时间的最大值和最小值,以及次数。
- 选择【Grid Input】:设置空间范围和时间间隔。
- 选择【Set By Data Boundary】:从特定数据中获取空间和时间界限。

预测特定时空坐标的属性值取决于所考虑的相邻数据的数量和距离,通过指定的协方差模型来找能影响预测值的邻近数据,需要设置相关参数以选择所

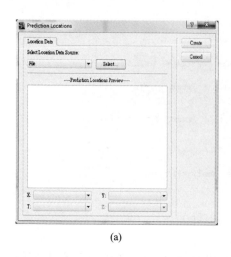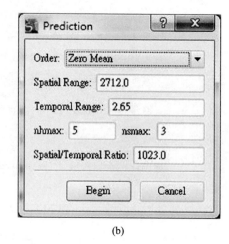

(a)　　　　　　　　　　　　(b)

图 20.13　预测界面

需的最邻近的数据,包括:①指定时间、空间范围的最大半径,作为围绕预测区域坐标点搜寻邻近数据的范围。这些值需要与协方差模型的范围做比较,以使得预测坐标与观察数据有相关。②指定邻近硬数据的最大数量"nhmax"、邻近软数据的最大数量"nsmax"。这些参数用于说明观测数据的空间和时间密度,总体上可使用少量邻近软数据而不会对计算负担产生很大影响,在"nsmax"字段中要求更多邻近软数据可能导致数字问题。

空间/时间比是时空研究中的重要参数,它定义了空间和时间维度在时空连续性上的关联程度,是决定分析的关键。STAR-BME 提供基于整体特征的初始值。

(2)交叉验证:使用均方根误差(RMSE)评价协方差模型的指标,交叉验证的抽样类型可选,选项有:硬软数据、仅硬数据、仅软数据。

样本尺寸表示所抽样的数据能用其他样本以方差模型来估计,样本尺寸不一定是样本总量,若样本尺寸小于样本量则样本将随机抽取用于验证。

"样本边界选取"用于指定想要验证的空间或时间间隔,需要指定 X、Y、T 的最大值和最小值。

运行结果将包括:均方根误差、标准差、中位数、最小值、最大值,以及验证过程所得样本时间和空间各自分布。

(3)输出结果:

在输出过程中,可选:

- 添加矢量数据结果到图层
- 添加栅格数据结果到图层
- 添加有掩膜(mask)的栅格数据结果到图层

• 输出点分隔文本文件(.txt)或逗号分隔文本文件(.csv)
• 输出图片(.png)

20.4.2.3 示例

1) 输入(Input)

• 硬数据、软数据:根据某省 2009—2014 年血吸虫病感染情况数据所得感染率的硬数据和软数据(硬数据和软数据文件分别为:"HD_km.xls","SD_km.xls",分别有 3616 条、6268 条数据)。

• 设置间距:根据大地坐标系以千米为单位设置空间间距,以年为单位设置时间间距,空间上分别取 3 km 为网格间距,范围东西长 189 km、南北长 292 km,时间上取 1 年为网格间距,跨度是 2012—2013 年。

2) 建模(Model)

• 经验协方差:设置空间滞后为 5 km,时间滞后为 5 年,所得结果见文件(empiricalCovST.mat)。

• 拟合协方差模型:设置空间、时间为球模型,所得参数见文件(covSTmodelInfo.txt)。

3) 结果(Results)

• 均值:所得结果见文件(mean y2012.txt/.bmp, mean y2013.txt/.bmp)。

• 标准差:所得结果见文件(var y2012.txt/.bmp, var y2013.txt/.bmp)(表 20.4)。

表 20.4　操作涉及的相关数据与结果的文件说明

步骤	数据	格式	说明
输入	HD_km.xls	$x/y/t/z$（横坐标/纵坐标/时间坐标/观测值）	硬数据
	SD_km.xls	$x/y/t/$lower bound/upper bound（横坐标/纵坐标/时间坐标/观测值下限/观测值上限）	软数据
	grid_km.xls	$x_{min}/\Delta x/x_{max}$ $y_{min}/\Delta y/y_{max}$ $t_{min}/\Delta t/t_{max}$	间距
建模	empiricalCovST.mat		经验协方差的估计
	covSTmodelInfo.txt		模型拟合的协方差
结果	mean y2012.txt，mean y2013.txt	$x/y/t/z$（横坐标/纵坐标/时间坐标/均值预测值）	预测值
	var y2012.txt，var y2013.txt	$x/y/t/z$（横坐标/纵坐标/时间坐标/方差预测值）	预测值的方差

参 考 文 献

Christakos G, Li X. Bayesian maximum entropy analysis and mapping：A farewell to Kriging estimators？［J］. Mathematical Geology,1998,30（4）：435-462.

He J, Kolovos A. Bayesian maximum entropy approach and its applications：A review［J］. Stochastic Environmental Research and Risk Assessment,2018,32（4）：859-877.

Kolovos A, Yu HL, Christakos G. SEKS-GUI v. 0. 6［J］. San Diego, CA：Department of Geography, San Diego State University,2006.

Yu H, Kolovos A, Christakos G, et al. Interactive spatiotemporal modelling of health systems：The SEKS-GUI framework［J］. Stochastic Environmental Research and Risk Assessment, 2007, 21（5）：555-572.

Yu H, Ku S, Kolovos A. Advanced space-time predictive analysis with STAR-BME［A］. ACM, 2012.

Yu H, Ku S, Kolovos A. A GIS tool for spatiotemporal modeling under a knowledge synthesis framework［J］. Stochastic Environmental Research and Risk Assessment,2016,30（2）：665-679.

第 21 章

Fragstats

21.1 软件简介

Fragstats 是由美国俄勒冈州立大学森林科学系开发的一款可用于计算一系列景观指标的免费软件,在景观生态学研究中应用广泛。Fragstats 是一个用于量化景观结构的空间格局分析程序。

Fragstats 可以在 Windows 环境下运行,可从官方网站上下载软件(最新版本为 4.2)、教程等[①]。如果已经装了 ArcGIS 软件,那么 Fragstats 可以直接使用。下载下来的文件解压缩后,双击便可以使用。注意,ArcGIS 要保持运行的状态。Fragstats 不限制景观分析的比例尺,它的性能随处理器速度和计算机内存而定。

21.2 界面介绍

首先单击【Fragstats Downloads】下载"Fragstats4.2"压缩包文件,右击"frg_setup_4.2.exe"以管理员身份运行,安装完成后打开应用程序;然后单击【New】菜单新建一个工程,显示界面如图 21.1 所示。

菜单栏包括【File】、【Analysis】和【Help】三项,菜单栏下方是 5 个快捷操作按钮;界面左侧为【Input layer】和【Analysis parameter】,可分别加载数据图层和设置分析的参数;右侧上方为三类水平指数,即斑块指数(Patch metrics)、斑块类型指数(Class metrics)、景观指数(Landscape metrics)的选项,以及结果显示(Results);右下方则为活动日志窗口,记录操作过程分析步骤等。

---

① https://www.umass.edu/landeco/research/fragstats/fragstats.html

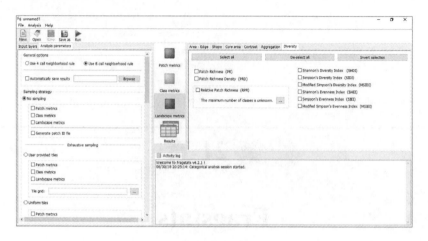

图 21.1　新建工程界面

21.3　实　例　演　示

该软件只能读取栅格文件进行指数计算,本例以 ASCII 格式数据为例导入 Fragstats 软件中计算指数。

(1)单击左侧方【Input layer】中的【Add layer】,在弹出的对话框中以此选择数据类型(此处选择【Raw ASCII grid】)、选择文件路径、手动设置栅格文件信息(图 21.2)。

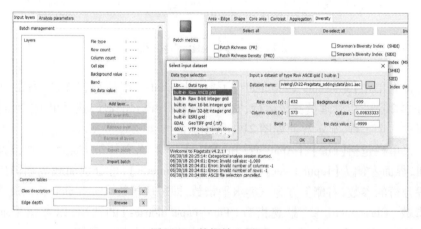

图 21.2　数据输入界面

　　栅格文件信息包括行数、列数、背景值、缺失值、格子大小等,可单击原文件以文本形式打开查看然后手动输入(图 21.3)。注意,图 21.2 中输入的 ASCII 文件不能包含这个头文件信息,应将其删除后再输入软件。

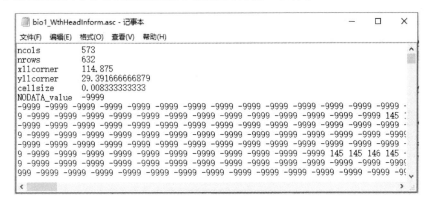

图 21.3　栅格文件的基本信息

在【Analysis parameters】中进行分析中相关参数的设置(图 21.4)。

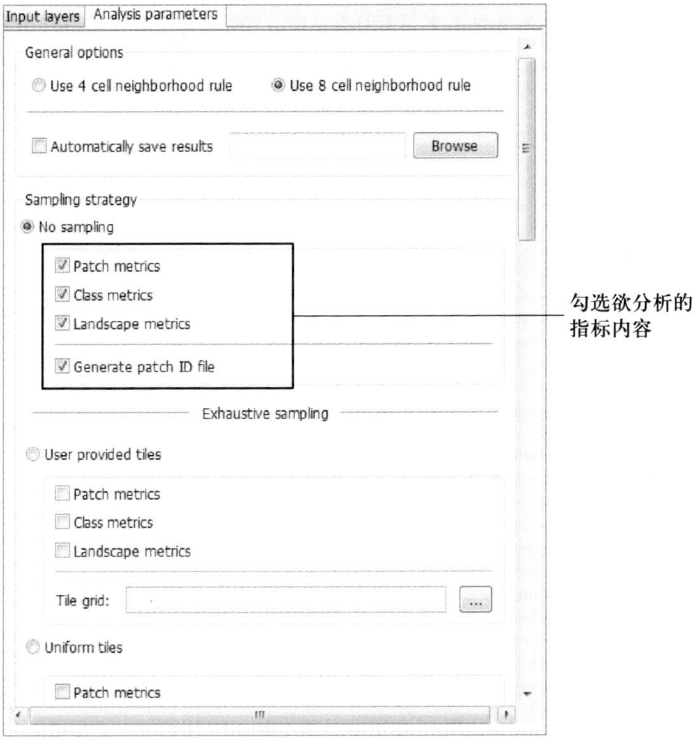

图 21.4　分析参数设置窗口

（2）在右侧窗口选择具体的指标。每一类指标中分别有 Area-Edge、Shape、Core area、Contrast 和 Aggregation 五部分内容，其中 Landscape 景观指标下还额外多一项 Diversity 指标（图 21.5）。

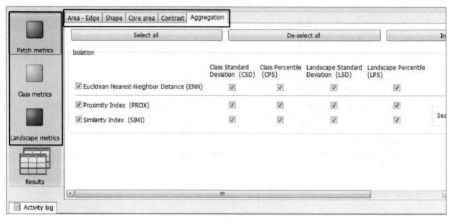

图 21.5　指标选择对话框

（3）选定分析的指标之后单击工具栏中的【Run】按钮或者【Analysis】下拉菜单中的【Run】选项，然后单击【Runnning】对话框下面的【Proceed】按钮，即可运行（图 21.6）。

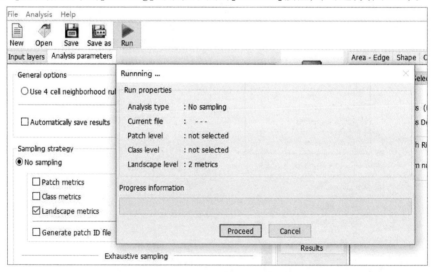

图 21.6　Run 运行对话框

（4）指数计算完成后单击【Results】选项可查看结果，单击【Save run as】可将结果保存，之后可以选择使用 Excel 打开查看或编辑。

第 22 章

Maxent/GARP/DIVA-GIS

22.1 软件简介

ENM 指生态位模型(ecological niche model),它是一系列模型的总称,不同模型的实现方法不同,使用的软件也不同,本章将介绍 Maxent、GARP 和 DIVA-GIS 三款比较常用的生态位模型分析软件。

Maxent 是一款利用最大熵模型(maximum entropy model),通过已知的物种分布地信息和多种环境数据预测物种的可能分布范围的软件[1],它需要 Java 运行环境才能运行[2]。

GARP 是由美国堪萨斯州生物多样性研究中心(Kansas Biodiversity Reasearch Center)和巴西环境信息参考中心(Reference Center for Environmental Imformation)共同开发的可以用于建立遗传算法模型的桌面软件[3]。安装时如果出现"Error downloading file ISScript.Msi"的错误,可进行手动下载并安装相关文件[4]。

DIVA-GIS 是由 Robert J Hijmans 等开发的一款免费的 GIS 软件,具有简单、高效等特点。这里,主要利用它进行 Bioclim 和 Domain 两个生态位模型的构建[5]。

---

[1] http://biodiversityinformatics.amnh.org/open_source/maxent

[2] http://java.sun.com/javase/downloads

[3] http://download.informer.com/win-1193259112-ca784e87-54f42d58/desktopgarpsetup_1_1_6.zip

[4] http://support.installshield.com/kb/files/Q108158/IsScript9.zip

[5] http://www.diva-gis.org/download

22.2　Maxent

22.2.1　数据准备

Maxent 的输入文件包括两种类型：

（1）物种分布数据：应包含物种名、经度、纬度三个字段，保存在一个".csv"文件中，分布数据只需要存在点（presence）数据，不需要不存在点（absence）数据。第一行为字段名；从第二行开始每一行为一条记录。注意物种分布数据和环境变量数据的坐标系应该统一（图22.1）。

	A	B	C	D
1	species	longitude	latitude	
2	snail	116.3035	28.66931	
3	snail	116.3084	29.21436	
4	snail	115.9849	29.23763	
5	snail	116.3143	28.78627	
6	snail	116.2908	29.17886	
7	snail	115.9232	29.22878	
8	snail	116.3594	28.78508	

图 22.1　物种分布的数据结构示意图

（2）环境数据/变量：需要与物种分布数据保存在同一文件夹下，格式为 ESRI 的 ASCII 格式，最好以环境变量的名称作为文件名（图22.2）。ESRI 的 ASCII 格式可以通过 GIS 软件由栅格数据转化得到（例如，ArcGIS 中的 ArcToolbox→Conversion Tools→From Raster→Raster to ASCII）。为了保证不同栅格环境数据的覆盖范围完全一致，可先应用研究地理范围的.shp 文件对各个环境数据进行裁剪（例如，ArcGIS 中的 ArcToolbox→Data Management Tools→ Raster→ Raster Procession→Clip）。

22.2.2　操作过程与参数设置

（1）【Sample】对话框：直接读入物种分布数据的"csv"文件即可。

（2）【Environmental layers】对话框：读入环境变量文件，路径找到对应的文件夹即可，它会自动加载该文件夹下所有".asc"格式的图层，然后手动选择参与模型运算的变量，同时设置变量类型"continuous/categorical"。

（3）在设置好物种分布文件、环境变量图层后，可以选择性勾选【Create response curves】（判断各环境变量作用于模型的方式）、【Make pictures of

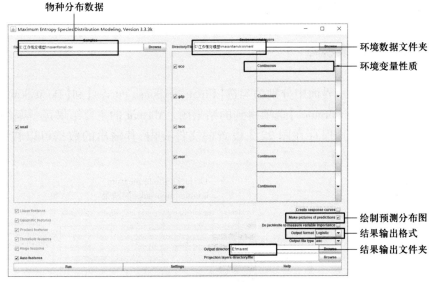

物种分布数据

环境数据文件夹

环境变量性质

绘制预测分布图

结果输出格式

结果输出文件夹

图 22.2 文件读入等设置界面

predictions】(绘制预测图)、【Do jacknife to measure variable importance】(通过刀切法来测试各变量对模型的重要性)选项。

(4)对【Output format】(输出文件的格式)、【Output file type】(输出文件类型)进行设置,用默认设置即可;同时,【Setting】下有模型其他参数的设定:包括测试数据集的设定、任务运行的最大重复次数、收敛阈值等。这里需要设定用于验证的分布数据占总数据的百分比,一般设定为 20%~30%(图 22.3)。

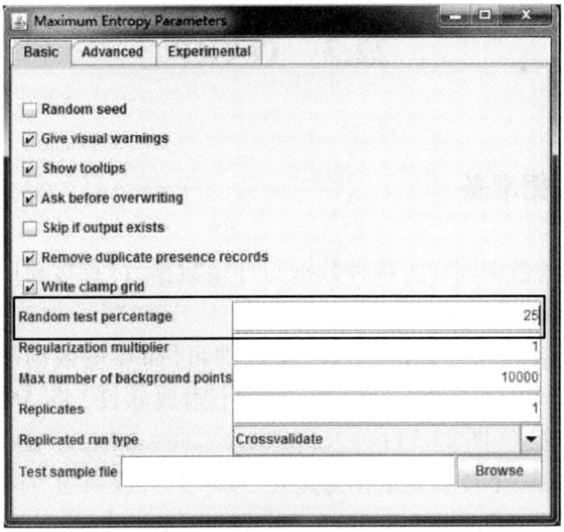

图 22.3 模型参数设置界面

（5）完成设置后，单击【run】运行模型。

22.2.3　结果解释

在图 22.4 所示界面中分别为勾选【Create response curves】和【Do jacknife to measure variable importance】选项得到的结果图。Maxent 的主要结果是一幅结果预测图，所有结果均保存在图 22.3 设置的文件夹内，其输出的数据可以在 GIS 软件中做进一步操作。

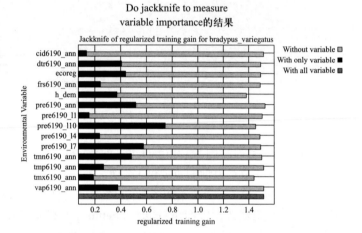

图 22.4　Maxent 的输出结果图

22.3　GARP

22.3.1　数据准备

GARP 所需的数据同样为物种数据与环境数据，可直接利用上述 Maxent 软件处理得到的数据进行加工运用。

物种数据直接利用上述的".csv"文件即可，而环境数据需要运用 Dataset Manager 软件（GARP 安装时一起安装的一个附属软件）将 ASCII 文件转换为 GARP 可以用的格式（图 22.5）：

（1）复制任意一个环境变量作为掩膜（Mask），并改名为"mask.asc"；

（2）通过【Load Layers→from ASCII Raster grids】可以选择导入上述的".asc"环境数据文件，选择一个导入即可自动将该文件夹下的所有".asc"文件全部导入。

（3）完善【Dataset Info】下的信息，主要是【Identifier】和【Title】，然后通过【File→Save】保存创建一个自定义数据集。

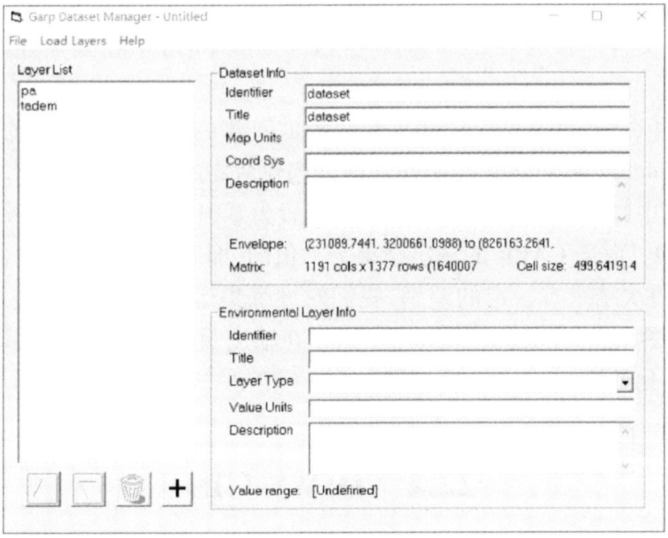

(a)

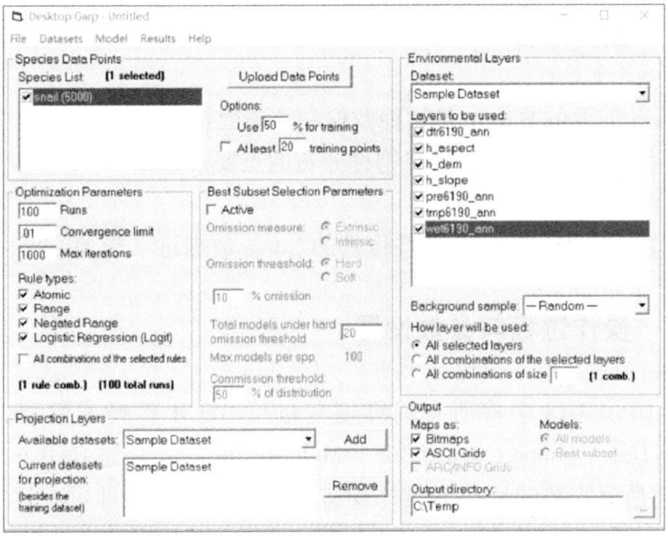

(b)

图 22.5　Dataset Manager 和 GARP 软件设置界面

22.3.2　操作过程与参数设置

（1）在【Species Data Points】数据框中单击【Upload Data Point】，导入物种分布的".csv"文件。接着在【Datasets → Scan Directory】中找到上述的自定义数据集。

（2）在【Projection Layers】中读入上面创建的自定义数据集，并加载至【Environmental Layers】数据框中作为模型构建所需的环境变量图层。

本研究中收敛值（convergence limit）设置为 0.01，最大重复数（max iteration）设置为 1000。由于 GARP 的输出结果为二值图，即 1 代表钉螺适生，0 代表钉螺不适生，且每次结果有一定的差别，我们对训练集运行 100 次，相应地将得到的 100 幅结果图，之后相关的输出结果（保存在输出目录下）可以在 GIS 软件中进行叠加归一化处理。

22.4　DIVA-GIS

22.4.1　数据准备

DIVA-GIS 需要的数据也是物种数据和环境数据：

　• 物种数据：需要中存在研究物种分布的点要素数据，需要在 GIS 软件中生成".shp"文件。

　• 环境数据：利用 Maxent 软件得到的".asc"数据进一步加工可以得到。

22.4.2　操作过程与参数设置

（1）在 DIVA-GIS 中将所有的环境变量从 ASCII 转换成模型构建所需的".grd"格式（Data→ Import to Gridfile→Multiple file），然后选择 Arc ASCII，通过"Add file"将所有需要的环境变量添加进来，单击【Apply】即可。建立一个图栈（Stack→Make Stack），通过【Add Grid】，将之前的".grd"格式文件添加进来，选择保存位置并创建（图 22.6）。

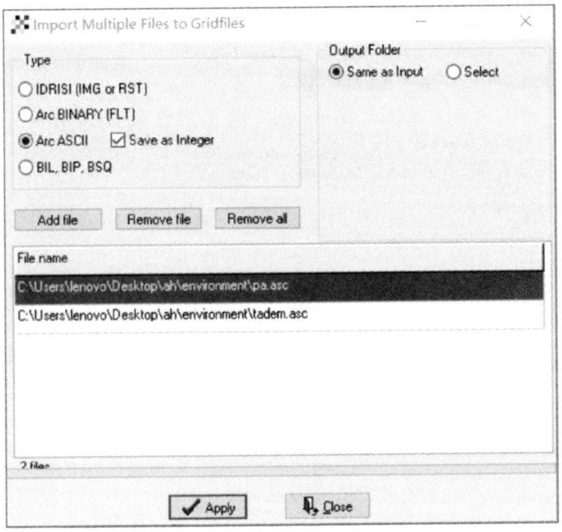

(a)

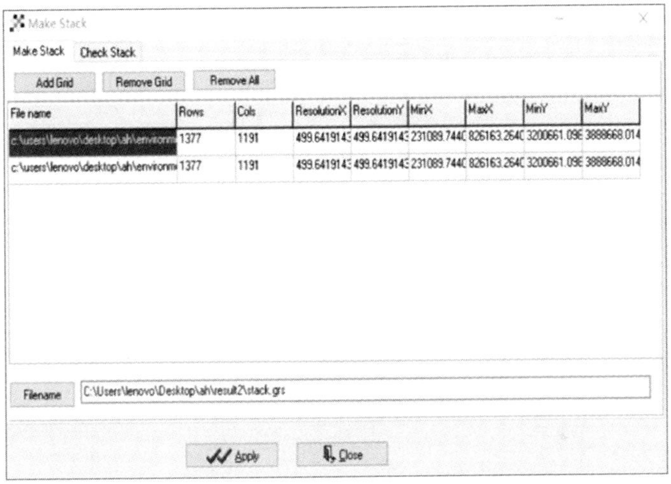

(b)

图 22.6 环境变量格式转换界面

（2）导入物种分布的".shp"文件,选中该图层并打开【Modeling→Bioclim/Domain】界面。在【Input】界面的【Stack】处输入上面建立的图栈,在【Predict】界面中便可显示出所包含的环境变量,在【Type output】处可以选择所运行的模型（Bioclim 或者 Domain）,结果将为".grd"格式的物种分布图（图 22.7）。

为平衡模型的预测误差将两种模型各运行 10 次（即同样的设置分别运行 10 次）,生成的结果图可以进一步在 GIS 软件中叠加取平均值,从而得到各模型的最终预测图。

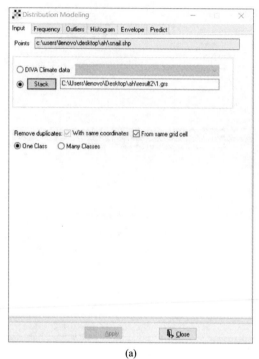

(a)

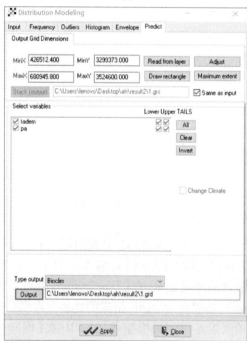

(b)

图 22.7　数据与模型参数设置界面

第 23 章

GWR4

23.1　软　件　简　介

GWR4 软件由 Tomoki Nakaya(日本立命馆大学)、Martin Charlton 和 Paul Lewis (爱尔兰国立大学)、Stewart Fotheringham(英国圣安德鲁斯大学)、Chris Brunsdon(英国利物浦大学)团队开发。GWR4 是用于实现地理加权回归模型、广义地理加权回归模型及半参数地理加权回归模型的软件,目前最新版本为 GWR4.09[①]。

GWR4 软件支持系统为微软 Windows 系统,使用 GWR4_setup.exe 文件进行安装[②]。与 GWR3.x 相比,GWR4 增加了更多核函数和带宽选择标准的选项,并且将软件界面进行了重新设计,使得建模的过程对初学者来说更加直接。同时,开发者不再推荐 GWR3.x 及以下版本的使用。

23.2　界　面　介　绍

GWR4 界面如图 23.1a 所示,菜单栏中的【File】能新建、打开、保存和退出会话窗口,【Help】能提供帮助信息。进行 GWR 分析的 5 个步骤分别在 5 个选项卡中呈现,每完成一个步骤后,就可以单击下一个选项卡,进行下一个步骤。

第一个选项卡为数据导入(图 23.1a)。此界面中,用户可以对会话窗口命名,选择数据的路径、格式和范围,并对即将导入的数据进行预览。

第二个选项卡为模型建立(图 23.1b)。此界面中,用户可选择观察值编号

---

① http://gwr.maynoothuniversity.ie/gwr4-software/

② https://www.dropbox.com/s/xixyn672lm8ph4o/GWR409.ZIP? dl = 0

变量、横纵坐标变量、投影坐标系统还是未投影坐标系统、因变量、全局和局部自变量、模型类型及模型选项。

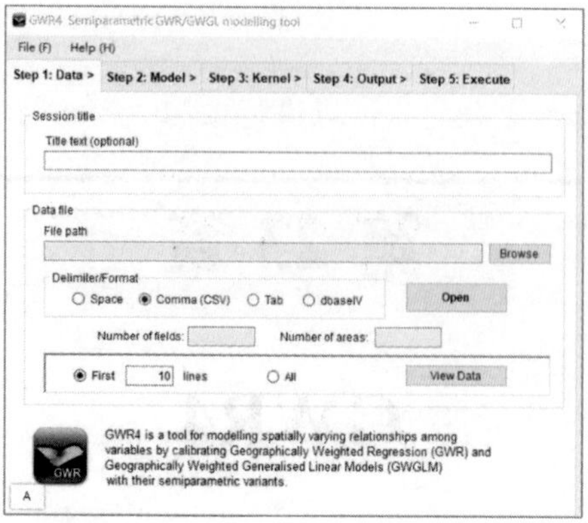

(a)

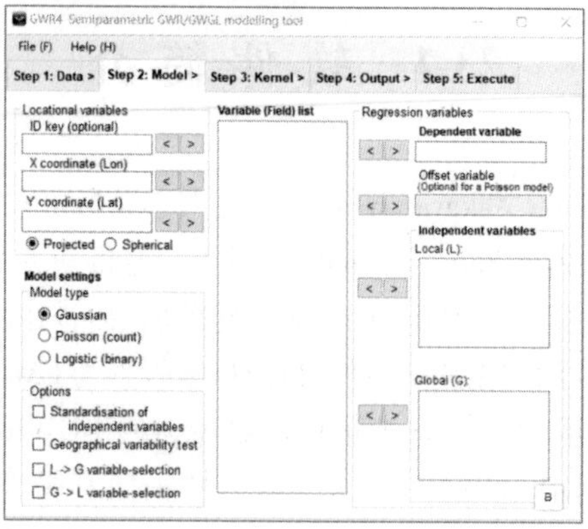

(b)

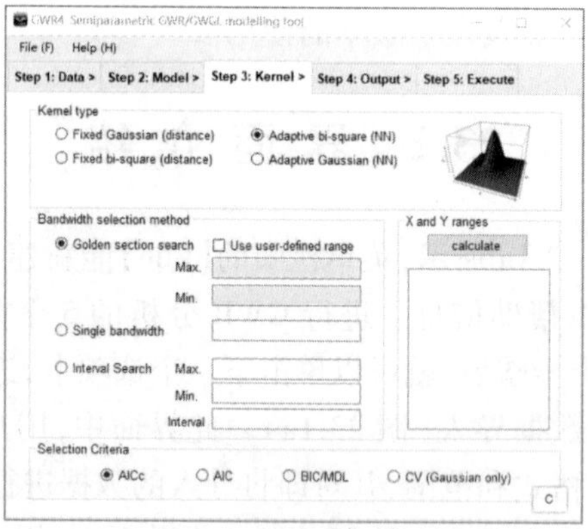

(c)

图 23.1   GWR4 软件数据导入、模型建立和选择核函数界面

第三个选项卡为选择核函数(图 23.1c)。此界面中,可以设置核函数的类型,带宽选择方法及评价的标准。

第四个选项卡为输出文件(图 23.2a)。此界面中,可设置参数设置文件、模型拟合结果的输出文件(模型结果的汇总文件.txt 和基于地理列表的模型拟合结果文件.csv),并且如果需要对其他点进行预测,可导入预测点的数据,并设置预测数据的输出文件。

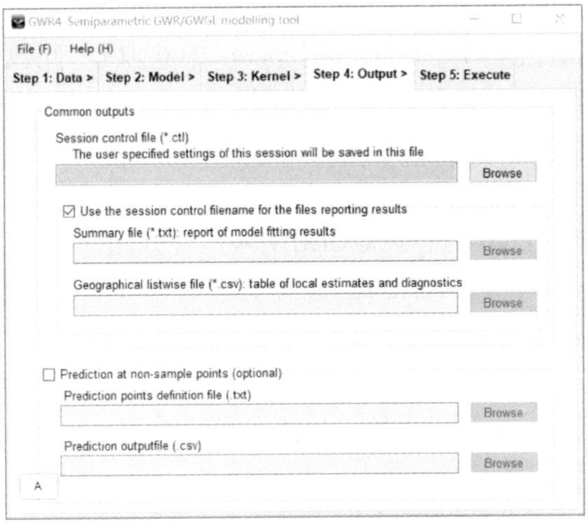

(a)

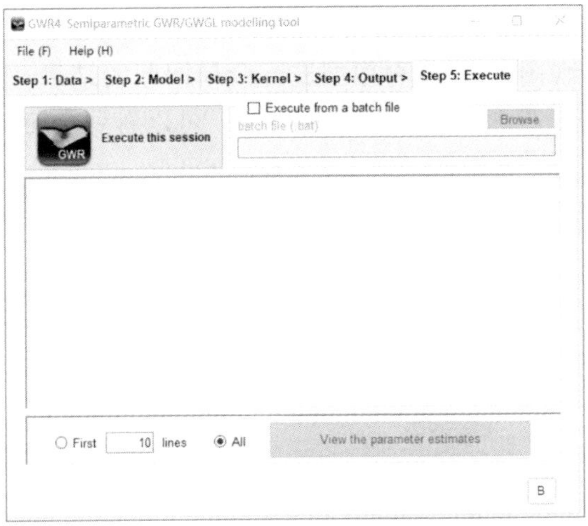

(b)

图 23.2　GWR4 软件输出文件和软件执行界面

第五个选项卡为执行(图 23.2b)。此界面中,单击执行按钮即可执行所建立的模型,也可进行批量执行。执行完成后,会在第五步执行界面显示执行结果,同时将模型概况和各观察值的系数估计等输出到相应路径的文件中。

23.3　实 例 演 示

本章以 GWR4 软件中提到的美国佐治亚州数据为例,进行分析和结果的解读。数据可在 R 软件包"GWmodel"或"spgwr"中获取[①]。此数据为美国佐治亚州中 159 个县的普查数据,包括 13 个变量,AreaKey、ID 为各县编号,Latitude、Longitude 分别为纬度和经度,TotPop90 为 1990 年各县人口数,PctRural 为各县农村人口百分比,PctBach 为各县拥有学士学位的人口百分比,PctEld 为各县 65 岁以上人口百分比,PctFB 为各县他国出生人口百分比,PctPov 为各县贫困人口百分比,PctBlack 为各县黑人百分比,X、Y 为各县横纵坐标。本例中,我们想利用地理加权回归模型,分析拥有学士学位的人口百分比(PctBach)与其他变量之间的关系,并将截距项、PctEld、PctPov 变量设置为局部变系数,PctRural、PctBlack 变量设置为全局固定系数。具体设置见图 23.3。

GWR 软件所输出的结果分为几个部分信息。第一部分(图 23.4)为软件的基本信息、开发者信息及模型执行时间。

结果第二部分(图 23.5)为模型信息,包括数据来源、模型设置、变量设置等,这部分结果记录了第一步到第四步选项卡操作中的选择。

结果第三部分(图 23.6)为对模型进行全局回归的结果。此例中即普通线性回归的结果,包括模型统计量及系数估计。可以看到全局模型的 AICc 值为

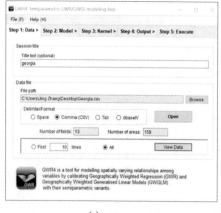
(a)

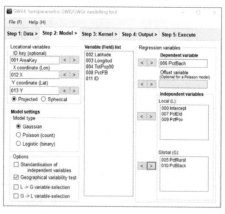
(b)

---

① https://cran.r-project.org/

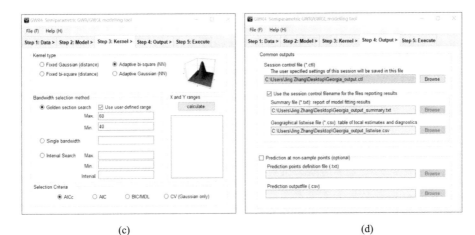

(c)   (d)

图 23.3   示例数据的各界面设置情况

```
********************************************************************
*        Semiparametric Geographically Weighted Regression        *
*                  Release 1.0.90 (GWR 4.0.90)                     *
*                         12 May 2015                              *
*            (Originally coded by T. Nakaya: 1 Nov 2009)           *
*                                                                  *
*        Tomoki Nakaya(1), Martin Charlton(2), Chris Brunsdon (2)  *
*        Paul Lewis (2), Jing Yao (3), A Stewart Fotheringham (4)  *
*                 (c) GWR4 development team                        *
* (1) Ritsumeikan University, (2) National University of Ireland, Maynooth, *
*        (3) University of Glasgow, (4) Arizona State University   *
********************************************************************

Program began at 2018/10/11 15:21:46
```

图 23.4   GWR4 软件结果第一部分

908.896,几个自变量有固定的系数估计,并且老年人口比例、贫困人口比例和农村人口比例与因变量呈负相关,黑人比例与因变量成正相关。

结果第四部分如图 23.7 所示。为带宽选择的记录,此例中,用 Golden section search 方法寻找最佳带宽时,将带宽范围设置在 40~60,软件通过几次尝试后,得到最佳带宽为 44,此时 AICc 为 887.895。

结果第五部分如图 23.8 所示,为 GWR 模型的结果,包括模型使用的带宽值、横纵坐标的极值和范围以及模型统计量。我们注意到,GWR 模型的 AICc 值为 887.895,明显低于普通线性模型 908.896,体现了 GWR 模型更好的拟合。

结果第六部分如图 23.9 所示,为模型的系数估计(Georgia_output_summary. txt 的内容,同结果输出窗口中的内容),包括两个全局变量的固定系数估计和三个局部变量的变系数描述性统计值。两个全局变量的系数估计与全局模型的结果相似,三个局部变量的系数估计极差分别为 26.561,2.657,1.021,且最大值与最小值正负符号相反,说明不同的县,同一自变量对因变量的作用差别较大,甚至作用的方向相反。

```
***************************************************************************
Session: georgia
Session control file: C:\Users\Desktop\Georgia_output.ctl
***************************************************************************
Data filename: C:\Users\Desktop\Georgia.csv
Number of areas/points: 159

Model settings--------------------------------
Model type: Gaussian
Geographic kernel: adaptive bi-square
Method for optimal bandwidth search: Golden section search
Criterion for optimal bandwidth: AICc
Number of varying coefficients: 3
Number of fixed coefficients:   2

Modelling options-----------------------------
Standardisation of independent variables: OFF
Testing geographical variability of local coefficients: OFF
Local to Global Variable selection: OFF
Global to Local Variable selection: OFF
Prediction at non-regression points: OFF

Variable settings-----------------------------
Area key: field1: AreaKey
Easting (x-coord): field12 : X
Northing (y-coord): field13: Y
Cartesian coordinates: Euclidean distance
Dependent variable: field6: PctBach
Offset variable is not specified
Intercept: varying (Local) intercept
Independent variable with varying (Local) coefficient: field7: PctEld
Independent variable with varying (Local) coefficient: field9: PctPov
Independent variable with fixed (Global) coefficient: field5: PctRural
Independent variable with fixed (Global) coefficient: field10: PctBlack
***************************************************************************
```

图 23.5　GWR4 软件结果第二部分

```
***************************************************************************
  Global regression result
***************************************************************************
  < Diagnostic information >
Residual sum of squares:                   2613.393222
Number of parameters:                          5
 (Note: this num does not include an error variance term for a Gaussian model)
ML based global sigma estimate:            4.054187
Unbiased global sigma estimate:            4.119476
-2 log-likelihood:                       896.343039
Classic AIC:                             908.343039
AICc:                                    908.895671
BIC/MDL:                                 926.756464
CV:                                       18.289616
R square:                                  0.490376
Adjusted R square:                         0.473721

Variable           Estimate     Standard Error    t(Est/SE)
------------------ ------------ --------------- ---------------
Intercept           24.743327      1.372394        18.029316
PctEld              -0.173351      0.139604        -1.241735
PctPov              -0.299448      0.079976        -3.744232
PctRural            -0.106062      0.013554        -7.825021
PctBlack             0.053814      0.029363         1.832725

***************************************************************************
```

图 23.6　GWR4 软件结果第三部分

```
*****************************************************************
  GWR (Geographically weighted regression) bandwidth selection
*****************************************************************

Bandwidth search <golden section search>
  Limits: 40, 60
 Golden section search begins...
 Initial values
   pL            Bandwidth:    40.000 Criterion:      888.809
   p1            Bandwidth:    42.918 Criterion:      888.579
   p2            Bandwidth:    44.721 Criterion:      887.895
   pU            Bandwidth:    47.639 Criterion:      889.842
   iter    1 (p2) Bandwidth:   44.721 Criterion:      887.895 Diff:      1.803
   iter    2 (p1) Bandwidth:   44.721 Criterion:      887.895 Diff:      1.115
 Best bandwidth size 44.000
 Minimum AICc      887.895
```

图 23.7　GWR4 软件结果第四部分

```
*****************************************************************
  GWR (Geographically weighted regression) result
*****************************************************************
  Bandwidth and geographic ranges
Bandwidth size:              44.721360
Coordinate          Min             Max            Range
-------------- --------------- --------------- ---------------
X-coord         635964.300000  1059706.000000   423741.700000
Y-coord        3401148.000000  3872640.000000   471492.000000

  Diagnostic information
Residual sum of squares:                    1595.875803
Effective number of parameters (model: trace(S)):            27.496934
Effective number of parameters (variance: trace(S'S)):       20.929163
Degree of freedom (model: n - trace(S)):                    131.503066
Degree of freedom (residual: n - 2trace(S) + trace(S'S)):   124.935295
ML based sigma estimate:           3.168115
Unbiased sigma estimate:           3.574020
-2 log-likelihood:               817.919980
Classic AIC:                     874.913848
AICc:                            887.895351
BIC/MDL:                         962.368208
CV:                               19.222911
R square:                          0.688796
Adjusted R square:                 0.603259
```

图 23.8　GWR4 软件结果第五部分

　　结果第七部分如图 23.10 所示,为 GWR 模型与全局线性模型相比,变异的解释上是否有显著的提高。利用 GWR ANOVA,我们得到 F 值为 2.74,自由度为 29.07 与 124.94,在 R 软件中,利用命令 pf(2.74, 29.07, 124.94, lower.tail = F),可以得到相应的 P 值为 6.045995e−05,即 $P<0.001$,说明此例中,GWR 模型比全局模型有显著的提高。

　　如果在模型设置的第二步中,勾选了左下角 Geographical variability test 选项,则会输出结果的第八部分,如图 23.11 所示。此部分通过 F 检验和模型评价标准的变化,提示模型中的局部系数是否具有空间变化的属性。当 DIFF of

```
*************************************************************
<< Fixed (Global) coefficients >>
*************************************************************
Variable            Estimate        Standard Error   t(Estimate/SE)
--------------      -----------     --------------   --------------
PctRural            -0.114255        0.019261         -5.931919
PctBlack             0.079360        0.057567          1.378573


*************************************************************
<< Geographically varying (Local) coefficients >>
*************************************************************
Estimates of varying coefficients have been saved in the following file.
   Listwise output file: C:\Users\Desktop\Georgia_output_listwise.csv

Summary statistics for varying (Local) coefficients
Variable                  Mean              STD
--------------      ---------------    ---------------
Intercept            25.190706          5.836154
PctEld               -0.384165          0.519930
PctPov               -0.214348          0.184678

Variable                  Min               Max             Range
--------------      ---------------    ---------------   ---------------
Intercept            14.576884         41.137543         26.560660
PctEld               -2.416078          0.240949          2.657027
PctPov               -0.679100          0.342323          1.021424

Variable            Lwr Quartile          Median        Upr Quartile
--------------      ---------------    ---------------   ---------------
Intercept            20.669908         23.614223         29.323731
PctEld               -0.636755         -0.208722         -0.040289
PctPov               -0.321795         -0.239830         -0.114299

Variable            Interquartile R    Robust STD
--------------      ---------------    ---------------
Intercept             8.653823          6.414991
PctEld                0.596466          0.442154
PctPov                0.207496          0.153815
   (Note: Robust STD is given by (interquartile range / 1.349) )
```

图 23.9　GWR4 软件结果第六部分

```
**************************************************************************
 GWR ANOVA Table
**************************************************************************
Source                   SS           DF            MS           F
--------------      ------------   ----------   -------------   ----------
Global Residuals      2613.393      154.000
GWR Improvement       1017.517       29.065       35.009
GWR Residuals         1595.876      124.935       12.774        2.740703

**************************************************************************
Program terminated at 2018/10/11 15:21:47
```

图 23.10　GWR4 软件结果第七部分

Criterion 的值在-2 到 2 之间时,对局部系数空间变化的属性是较弱的支持;当
DIFF of Criterion 小于-2,甚至小于-4 时,是对其空间变化属性的强支持,而 DIFF
of Criterion 大于 2,则无空间变化的属性。在本例中,DIFF of Criterion 强烈支持了
截距项和 PctEld 变量的空间变化属性,相对弱地支持 PctPov 的空间变化属性。另
外,在 R 软件中,分别利用命令 pf(4.836134,6.744,131.503,lower. tail = F),pf
(6.401374,7.660,131.503,lower.tail = F),pf(2.261100,6.837,131.503,lower.tail = F)

```
*****************************************************************
Geographical variability tests of local coefficients
*****************************************************************
Variable            F              DOF for F test  DIFF of Criterion
----------------    -----------    --------------  -----------------
Intercept           4.836134       6.744  131.503  -16.024029
PctEld              6.401374       7.660  131.503  -28.722636
PctPov              2.261100       6.837  131.503    1.783561
----------------    -----------    --------------  -----------------
Note: positive value of diff-Criterion (AICc, AIC, BIC/MDL or CV) suggests
no spatial variability in terms of model selection criteria.
       F test: in case of no spatial variability, the F statistics follows
the F distribution of DOF for F test.

*****************************************************************
```

图 23.11　GWR4 软件结果第八部分

可得到 Intercept, PctEld, PctPov 对应 F 检验的 p 值, 分别为 $<0.001, <0.001,$ 0.034。因而, 总体来说, 此模型的三个局部系数确实是具有空间变化属性的。此外, 每个县局部变量的详细变系数估计存储在"Georgia_output_listwise.csv"文件中, 包括: Area_num(软件自动生成的县序号)、Area_key(第二步模型设置时选择的 ID key)、x_coord/y_coord(x/y 坐标)、est_Intercept/se_Intercept/t_Intercept(局部常数项的估计值、标准误和伪 t 值)、est_PctEld/se_PctEld/t_PctEld(PctEld 的估计值、标准误和伪 t 值)、est_PctPov/se_PctPov/t_PctPov(PctPov 的估计值、标准误和伪 t 值)、y(观察值)、yhat(预测值)、residual/std_residual(残差/学生化残差)、localR2(局部 R^2)、influence(杠杆值)以及 CooksD(库克距离)。注意, 结果中给出的 t 值是伪 t 值(= 系数估计值/标准误)。可以利用该表格中的伪 t 值和 GWR4 软件结果第五部分的 trace(S) 与 trace(S'S) 的值计算相应的自由度, 进一步通过 R 中的 pt 函数, 计算相应局部系数的 P 值(未校正)。然后, 将 P 值作为新的变量添加到 Georgia_output_listwise.csv 中, 代码如下:

```
mydata < read.csv("./Georgia_output_listwise.csv")   #.表示你当前的工作目录
    df<-2*27.496934-20.929163 #自由度=有效参数个数=2*trace(S)-trace(S'S)
    mydata $ p_PctEld <- pt(abs(mydata $ t_PctEld), df, lower.tail=F)*2   #双侧检验
    #p_PctPov 可通过上面同样的方法得到,此处省略
    write.csv(mydata, "./Georgia_output_listwise_Padded.csv")
```

然后, 以 Area_key(第二步模型设置时选择的 ID key)为连接字段, 将"Georgia_output_listwise_Padded.csv"作为属性数据添加到地图文件中(如

shapefile 文件),进而通过 GIS 软件(如 QGIS)进行系数估计值、局部 R^2、局部 P 值等结果的可视化显示。

　　需要注意的是,由于在对各县的局部系数估计时,每次估计都使用了所有数据,只是不同县的权重矩阵不同,因而对局部系数是否为零的检验是多重 t 检验,需要对 P 值进行校正。校正方法多样,具体可通过 R 软件 GWmodel 包中 gwr.t.adjust 函数实现。由于 gwr.t.adjust 函数不能计算部分局部变量、部分全局变量构成的混合 GWR 模型的 P 值,因此这里以全部变量都为局部变量的模型为例,给出计算 P 值的代码:

```
#install.packages("GWmodel")
library("GWmodel")   #加载 GWmodel 包
data(Georgia)   #加载包中的 Georgia 数据
View(Gedu.df)    #查看 Georgia 数据,注意它在 R 中加载后的名字是
Gedu.df
colnames(Gedu.df)   #第 12、13 列是投影后的空间位置坐标 X/Y
#[1]"AreaKey"    "Latitude" "Longitud" "TotPop90" "PctRural"
"PctBach"
#[7]"PctEld"   "PctFB"   "PctPov" "PctBlack" "ID"   "X"
#[13]"Y"
#将 Georgia 数据转换为"sp"包的空间数据,用于 GWR 模型的拟合
spdf <-SpatialPointsDataFrame(Gedu.df[ , 12:13], Gedu.df)
#用 bw.gwr 函数计算模型最佳带宽
bw.gwr.1 <-bw.gwr (PctBach ~ PctEld+PctPov+PctRural+PctBlack, data =
spdf, approach = "AICc", kernel = "bisquare", adaptive = TRUE)
#用 gwr.basic 函数得到拟合的 GWR 模型
gwr.res <-gwr.basic (PctBach ~ PctEld+PctPov+PctRural+PctBlack, data =
spdf, bw = bw.gwr.1, kernel = "bisquare", adaptive = TRUE, F123.test = TRUE)
#用 gwr.t.adjust 函数计算校正的 P 值,并将其存在 tadjust 数据集中
tadjust<-gwr.t.adjust(gwr.res) $ SDF@ data
#结果中依次输出未校正的 P 值、Benjamini-Yekutieli 法校正的 P 值、
Fotheringham-Byrne 法校正的 P 值、Bonferroni 法校正的 P 值以及 Benjamini-
Hochberg 法校正的 P 值,它们分别在变量名后面加 *_p、*_p_by、*_p_fb、*_p
_bo 以及 *_p_bh 表示。
```

```
    #coordinates(gwr.t.adjust(gwr.res)$SDF)    #可获取结果的坐标信息以
核对数据集的顺序是否正确
    #可以将坐标添加到 tadjust 文件中
    tadjust2<-cbind(tadjust, coordinates(gwr.t.adjust(gwr.res)$SDF))
    mydata<-merge(Gedu.df, tadjust2, by.x=c("X","Y"), by.y=
c("X","Y"), all=TRUE)
    write.csv(mydata, "./Georgia_output_listwise_Padjusted.csv")
```

第 24 章

OpenBUGS

24.1 软件简介

1989 年,剑桥大学的 MRC 生物统计组(MRC Biostatistics Unit)为了使用马尔科夫链蒙特卡罗(MCMC)方法对复杂统计模型进行贝叶斯分析,创建了 BUGS (Bayesian inference using Gibbs Sampling)工程。BUGS 工程是 WinBUGS 软件与随后的 OpenBUGS 软件的基石。目前,可进行贝叶斯分析的软件仍然相对较少,较常见的有 WinBUGS、OpenBUGS、JAGS、Stan、NIMBLE 和 MultiBugs 等。OpenBUGS 由于历史悠久,且具备开源、免费、文档较为丰富的特点,目前仍然是进行贝叶斯分析的首选工具软件之一。

OpenBUGS 软件可在其官方网站下载[①]。下载并安装完成后,双击软件安装目录下的"OpenBUGS. exe"即可运行 OpenBUGS 软件。本章基于 Microsoft Windows 平台对 OpenBUGS v3.2.3 进行介绍。

24.2 界面介绍

OpenBUGS 软件主界面比较简单,介绍如下:

---

① http://www.openbugs.net/w/Downloads

- 【Files】菜单主要功能与文件操作相关,主要包括新建、打开、保存、另存为、关闭相关文档。
- 【Edit】菜单主要功能与文档编辑相关,主要包括剪切、删除、粘贴、对象属性、选择、文档编辑偏好设置等。
- 【Attributes】菜单的主要功能与文档内容属性相关,如字体、字号相关的设置等。
- 【Tools】菜单包括与文档内容编辑相关的若干工具,如:插入 OLE 对象(如数学公式对象、幻灯片等)、插入头文件、创建链接、折叠文档等。
- 【Info】菜单主要用于显示 BUGS 运行与状态相关的若干信息,如程序运行的日志的查看、模型节点相关信息的查看与查询、OpenBUGS 载入模块与运行内存占用等信息。
- 【Model】菜单主要包括分析模型载入与编译相关的功能,为常用的菜单之一。
- 【Inference】菜单主要包括模型采样与分析设置,为常用菜单之一。
- 【Doodle】菜单为 OpenBUGS 软件的特色功能之一,可以采用画图的方式,可视化地建立模型,避免直接书写冗长的模型描述代码。
- 【Map】菜单为 GeoBUGS 模块功能菜单,主要包括空间相关的分析与数据处理工具。
- 【Window】菜单与 OpenBUGS 子窗口排列操作的相关,在模型分析过程中可能会同时打开多个窗口,使用【Window】菜单下的工具可以将多个窗口有序排列。
- 【Examples】为 OpenBUGS 自带的实例教学,包括实例数据与模型代码,内容较为丰富,该部分内容也位于 OpenBUGS 安装目录的【Examples】子目录下。
- 【Manuals】为 OpenBUGS 的手册文档,包括 OpenBUGS 各个模块的操作、函数调用说明,该部分内容也位于 OpenBUGS 安装目录的【Manuals】子目录下。
- 【Help】为 OpenBUGS 帮助功能菜单,包括各项统计分布以及函数的参考文档的快速链接和帮助文档的搜索功能。

24.3　BUGS 语言与数据结构介绍

OpenBUGS 采用 BUGS 语言来描述贝叶斯模型。BUGS 将单个数据称为“节点”(node),将数据与数据之间的关系抽象为两种:一种为逻辑(logical)关系,用连接符号"<-"表示,可用来描述节点是其他节点通过什么运算得到的;另一种为随机(stochastic)关系,用连接符号"~"表示,可以用来描述节点符合什么随机分布。BUGS 语言是一种"声明式"(declarative)设计,与一般的程序语言最大的不同是,语句的先后次序基本不会影响模型的描述(除了循环内的语句,循环内的语句始终遵循循环迭代次序)。

因为 OpenBUGS 允许模型描述和数据共存于同一个文件中,因此 BUGS 语言中模型的描述用"model"字样进行标注,并用花括号("{"与"}")包围起来。OpenBUGS 中数据的输入用"list"字样进行标注,并且与 R 软件的线性数据输出格式有一定程度的相似,但一些细节并不一致,所以数据格式并不通用,建议大量的数据一般可处理后使用 R 中 R2OpenBUGS 软件包对应的专门函数进行输出,而不要手工准备大量的数据。

24.4　实例演示 1

本实例研究采用 R 产生简单线性回归模型的模拟数据,并用 OpenBUGS 进行模型拟合。

用于产生模拟数据的 R 代码如下:

```
set.seed(2018)
x <-rnorm(n=30, mean=2, sd=1)
y <- 1.0 + 1.5 * x +rnorm(n=30, mean=0, sd=0.15)
```

简单线性回归的模型记为:
$$Y_i = \beta_0 + \beta_1 \cdot X_i + \varepsilon_i, \ \varepsilon_i \sim \text{i.i.d.} \ N(0, \sigma^2)$$
通过 R 进行最小二乘回归分析,回归系数分别为:
$$\beta_0 = 0.8798$$
$$\beta_1 = 1.5487$$

采用 OpenBUGS 建模分析,其中误差项 $\varepsilon \sim$ i.i.d. $N(0, \tau)$,$\tau = \dfrac{1}{\sigma^2}$ 为数据的精度。

根据经验,β_0、β_1 的先验分布采用平坦(flat)分布,τ 采用 $Gamma(0.1, 0.1)$ 分布,则 BUGS 代码如下:

```
#模型描述:
model {
    for(i in 1:n) {
                y[i] ~ dnorm(mu[i], tau)
                mu[i] <- beta0 + beta1 * x[i]
    }
    beta0 ~ dflat( )
    beta1 ~ dflat( )
    tau ~ dgamma(0.1, 0.1)
    sigma <- 1/sqrt(tau)
}
```

OpenBUGS 输入的数据采用与 R 类似的数据保存格式,用户可以通过在 R 中将所需的数据保存在同一个"list"当中,然后在 R 软件中通过 R2OpenBUGS 软件包的"bugs.data"函数将对应的数据输出成为与 OpenBUGS 兼容的文本格式,并输入 OpenBUGS:

```
bugs.data(list(x=x, y=y, n=n))
#当模型有多个 x 时,如 x1,x2,x3,则程序为:
bugs.data(list(x1=x1, x2=x2, x3=x3, y=y, n=n))
```

使用的初始值为:

```
list(beta0=0, beta1=1, tau=1)
```

在 OpenBUGS 软件中具体的操作如下:

(1)输入模型与数据代码:首先单击【File】菜单,新建文件,将相关的代码复制到编辑器窗口。因为 OpenBUGS 的模型描述输入、数据输入、初始值输入经常位于同一文件,所以需要手工选中文件当中的对应位置来分别进行输入。

(2)检查模型:单击鼠标选中模型描述的【Model】字样,为 OpenBUGS 提示模型描述代码所在位置,然后依次单击【Model】(模型)菜单→【Specification】(模型指定工具),则会弹出【Specification Tool】窗口。在【Specification Tool】窗口单击【check model】（检查模型）按钮以检查模型语法，若模型语法正确，则会给出提示"model is syntactically correct"（模型语法正确），此时【load data】（载入数据）按钮、【compile】编译模型按钮也变为可用状态，如图 24.1 所示。

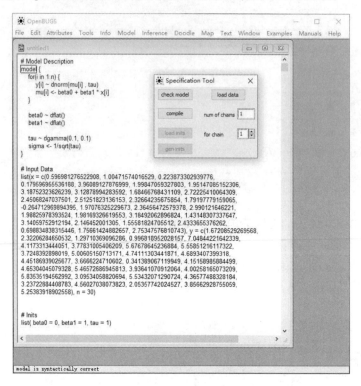

图 24.1　模型检查示意图

（3）载入数据：选中模拟的输入数据部分的"list"字样，单击【Specification Tool】窗口中的【load data】按钮，窗口会提示"data loaded"（数据已载入），同时输入"number of chains"（同时运行链的数目），本例中仅以单条链作为演示。此时单击【compile】（编译模型）按钮，OpenBUGS 窗口会提示"model compiled"（模型已经编译完成）。

（4）载入初始值：OpenBUGS 支持载入自定义初始值或者生成随机初始值。选中初始值部分，并单击"load inits"按钮用于指定初始值，若不想手动指定初始值，则直接单击【gen inits】按钮生成随机初始值。若用户没有提供所有随机节点的初始值，可以先单击【load inits】按钮载入部分的初始值，随后再单击【gen inits】按钮生成剩余部分随机节点的随机初始值。多条链的初始值需要分别指定，具体针对的链以【for chains】文本框中输入的为准。若初始值成功载入，则会提示"model is initialized"。

（5）指定取样变量：依次单击【Inference】菜单→【Samples...】菜单项，会弹出"Sample Monitor Tool"（取样监测工具）（图24.2）。在其中的【node】（节点）文本框中依次输入"beta0""beta1""sigma"并分别单击【set】按钮，完成取样节点的设置。需要注意的是，此窗口中的"thin"参数是指针对已经取样的样本每隔"thin"的长度重新取样用于后续的参数分析，它有助于消除数据的自相关性，若取样之后发现数据自相关性较大，则可以增大此处的"thin"值，例如，beg=1，end=10000，如果设置thin=10，那么仅有1000个样本用于后续的分析，这里的"thin"值是当作除数得到实际用于后续分析的样本数。

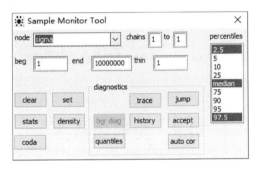

图24.2 取样检测工具界面

（6）模型迭代：随后单击【Model】菜单当中的【Update】菜单项，打开【Update Tool】（模型更新工具），则可以进行若干步的MCMC模拟，本例以5000次迭代作为演示，并指定每10次迭代更新一次显示状态。然后单击【Update】按钮，OpenBUGS会提示"model is updating"。模型迭代完成，则会提示"xxx updates took xxx s"，即本次运行的过程当中，若干次的迭代计算使用了若干秒。此窗口中的"thin"参数是指每迭代计算"thin"次更新一次结果，例如，thin=10，则一共会迭代计算50000次，但更新的次数为5000，有点类似每取一个样本点需要"burn-in"十次的意思（图24.3）。

（7）结果查看：此时再次打开【Sample Monitor Tool】，在【node】文本框中输入"＊"（星号，表示OpenBUGS中设置的所有参数），并在【beg】中输入2501以舍弃前2500次的结果，并单击【stats】按钮，则可输出各个监测节点取样的统计结果，可与最小二乘法拟合的回归直线的结果进行对比。

单击【density】按钮，则可以看到各个监测节点的后验分布的分布图形。

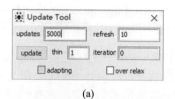

(a)

(b)

图 24.3   模型迭代设置界面和模型参数结果汇总的示意图

24.5   实例演示 2

为了避免冗长的数据集生成过程,本部分采用 OpenBUGS 软件中 GeoBUGS 模块自带的数据集(位于 OpenBUGS 软件目录下"GeoBUGS/Examples/ Scotland1data.html"文件中)演示空间自回归模型的拟合。

该数据集为 1975—1980 年,苏格兰地区 56 个地区的唇癌的数据集,其中 O 表示观测到的发病病例数,E 为基于总人口按年龄、性别分布推算得到的唇癌的期望发病病例数,协变量 x 为某地区从事农业、渔业或林业的人口比例。

该模型可以表示为:

$$O_i \sim Poisson(\mu_i)$$

$$\log\mu_i = \log E_i + \alpha_0 + \alpha_1 \frac{x_i}{10} + b_i$$

其中,α_0 为截距项,表示基线相对危险度的对数。α_1 为协变量 x 的回归系数。b_i 为地区特定的随机效应,通常认为 b_i 代表了其他未观察到的危险因素,假定其符合条件自回归(Conditional Autoregressive,CAR)分布。

```
#模型描述:
model {
    # Likelihood
    for ( i in 1: N) {
```

```
    O[i] ~ dpois(mu[i])
    log(mu[i]) <- log(E[i]) + alpha0 + alpha1 * X[i]/10 + b[i]
    # Area-specific relative risk (for maps)
    RR[i] <- exp(alpha0 + alpha1 * X[i]/10 + b[i])
}
# CAR prior distribution for random effects
b[1:N] ~ car.normal(adj[], weights[], num[], tau)
# Equal weight for neighboring areas
for (k in 1:sumNumNeigh) {
    weights[k] <- 1
}
# Other priors
alpha0 ~ dflat()
alpha1 ~ dnorm(0.0, 1.0E-5)
tau ~ dgamma(0.5, 0.0005)
sigma <- sqrt(1 / tau)
b.mean <- sum(b[])
}
```

需要注意的是, OpenBUGS 计算 car.normal 分布当中需要运用 GeoBUGS 模块来计算参数 adj[]、weights[] 和 num[]:

单击【Map】菜单当中的【Adjacency Tool】, 打开地图邻接地区计算工具, 在【map】下拉菜单中选择【Scotland】地图, 并单击【adj map】按钮, 显示【Scotland】地图后, 【adj matrix】按钮才变为可用状态, 单击【adj matrix】按钮, 即在【Adjacency Matrix】窗口中可得到相关参数的输出, 可以作为数据输入 OpenBUGS 中参与计算(图 24.4)。此外"car.normal"分布的随机效应附带额外的总和为 0 的限制条件, 故需要在模型中加入额外的截距项(模型中为 alpha0), 且该截距项的先验必须符合"dflat"分布。

使用的初始值为:

```
list(tau = 1, alpha0 = 0, alpha1 = 0)
```

剩余的操作步骤参照前文, 运行 MCMC 模拟的结果如图 24.5 所示。

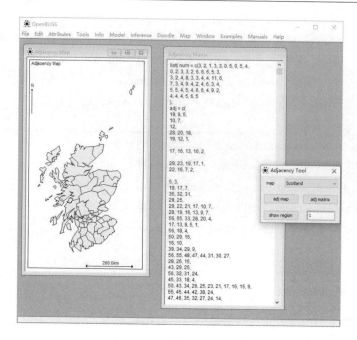

图 24.4　OpenBUGS 模块地图邻接信息计算工具

	mean	sd	MC_error	val2.5pc	median	val97.5pc	start	sample
alpha0	-0.3037	0.1132	0.004216	-0.5268	-0.3033	-0.08652	5001	5000
alpha1	0.4519	0.1192	0.004883	0.2088	0.4532	0.679	5001	5000
sigma	0.6615	0.1167	0.004493	0.4646	0.6491	0.9208	5001	5000

图 24.5　空间自回归模型的拟合结果

　　由于 OpenBUGS 并不直接支持常见的 SHP 格式地图,若需要导入自定义的地图文件,使用自定义地图的信息来计算,则可以使用 R 的相关软件包,将.shp文件转换为 OpenBUGS 支持的 S-Plus 格式。例如,在当前工作目录 MapData 子目录下的“Map.shp”文件,可以使用如下的代码转换为“Map_SPlus.txt”(需要使用“rgdal”和“maptools”两个软件包):

```
thisArea <-rgdal::readOGR( dsn = "MapData" , layer = "Map" )
maptools::sp2WB( thisArea , "./Map_SPlus.txt" )
```

　　随后可以在 OpenBUGS 中打开“Map_SPlus.txt”,并单击【Map】菜单下的【Import Splus】项,将自定义的地图导入进 OpenBUGS。

索 引

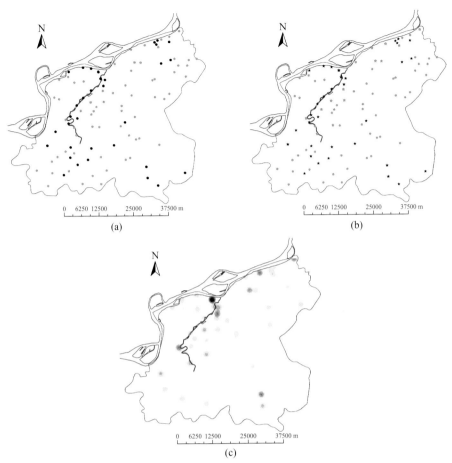

图 4.2　某地区急性血吸虫病病例和对照的点模式数据的三种可视化方法：(a)以不同颜色表示不同的事件；(b)以不同形状表示不同的事件；(c)以核密度估计法表示事件的空间分布

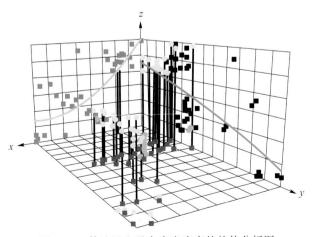

图 4.11　某地区血吸虫病患病率的趋势分析图

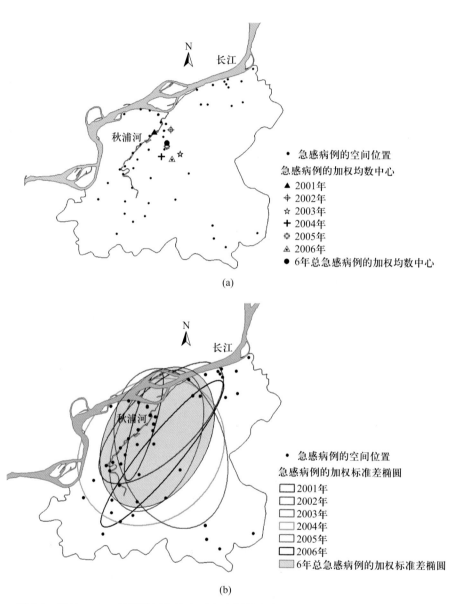

图 8.1 2001—2006 年贵池区急性血吸虫病例的发病中心变化图与离散趋势变化图

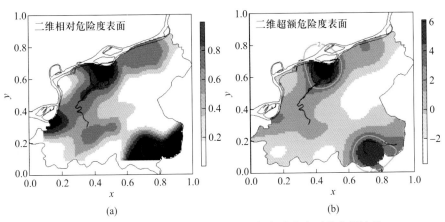

图 8.8 二维相对危险度表面和二维超额危险度表面的分析结果

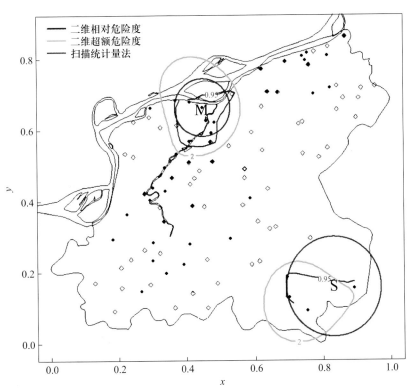

图 8.10 空间动态窗口扫描统计量法与两种核密度法分析结果的叠加图

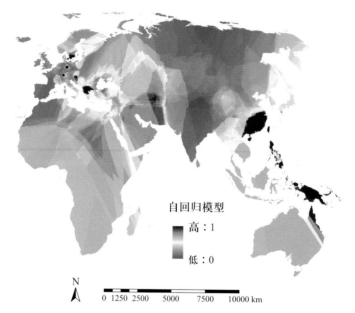

图 9.4　全球 HPAIV H5N1 的空间 Logistic 自回归模型风险概率预测图

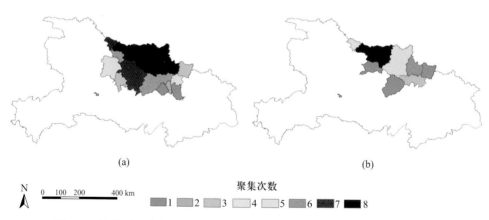

图 10.3　聚集县聚集次数可视化图:(a)两种方法中任意一种方法探测聚集县
聚集次数图;(b)两种方法同时探测聚集县聚集次数图

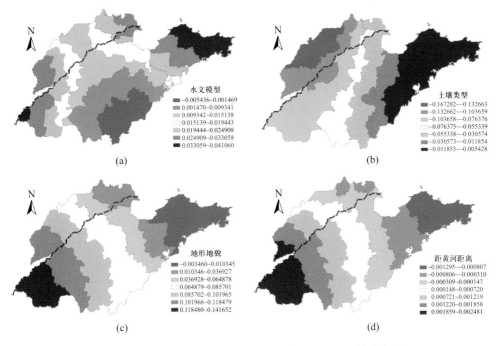

图 11.2　利用地理加权回归模型分析各变量回归系数分布图

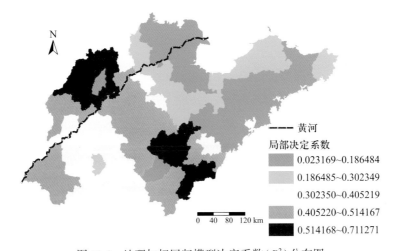

图 11.4　地理加权回归模型决定系数(R^2)分布图

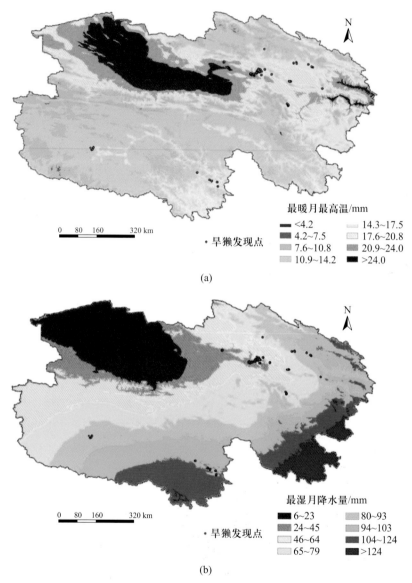

N

最暖月最高温/mm

- <4.2
- 4.2~7.5
- 7.6~10.8
- 10.9~14.2

14.3~17.5
17.6~20.8
20.9~24.0
>24.0

0 80 160   320 km

• 旱獭发现点

(a)

N

最湿月降水量/mm

- 6~23
- 24~45
- 46~64
- 65~79

80~93
94~103
104~124
>124

0 80 160   320 km

• 旱獭发现点

(b)

图 13.3　喜马拉雅旱獭发现点与气候要素叠加分析图：(a)与最暖月最高温叠加
分析图；(b)与最湿月降水量叠加分析图

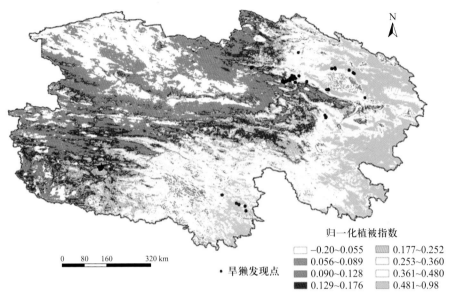

归一化植被指数
- ☐ −0.20~0.055
- ☐ 0.056~0.089
- ☐ 0.090~0.128
- ■ 0.129~0.176
- ▨ 0.177~0.252
- ☐ 0.253~0.360
- ☐ 0.361~0.480
- ▨ 0.481~0.98

0　80　160　　　320 km

• 旱獭发现点

图 13.4　喜马拉雅旱獭发现点与 NDVI 叠加分析图

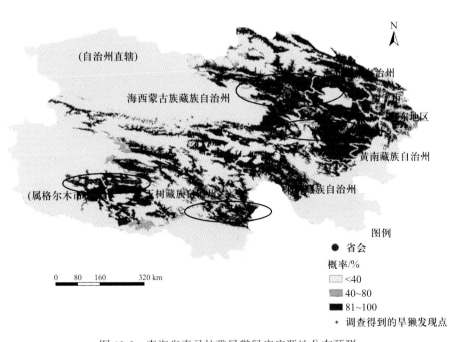

(自治州直辖)

海西蒙古族藏族自治州

治州

海东地区

黄南藏族自治州

(属格尔木市)　玉树藏族自治州

藏族自治州

图例

● 省会

概率/%
- ☐ <40
- ▨ 40~80
- ■ 81~100

• 调查得到的旱獭发现点

0　80　160　　　320 km

图 13.5　青海省喜马拉雅旱獭鼠疫疫源地分布预测

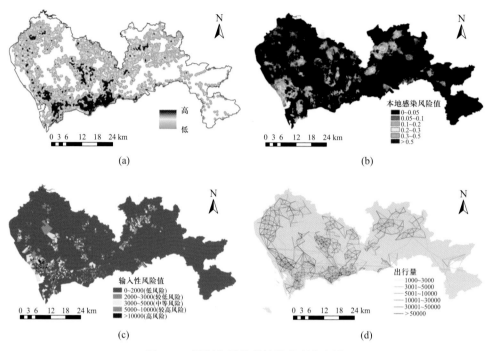

图 14.2　深圳市手机基站核密度分布图

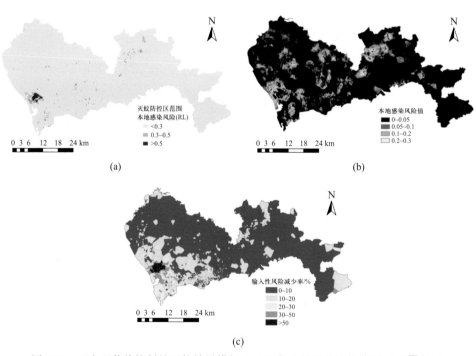

图 14.3　面向登革热控制的灭蚊效果模拟:(a)灭蚊防控区的防控范围;(b)灭蚊后的本地感染风险图;(c)灭蚊后输入性风险减少率